危重烧伤救治新技术体系

Novel Strategies for Critical Burn Care

主编　申传安

编者（以姓氏笔画为序）

马景龙　王淑君　邓虎平　申传安　刘　伟

刘兆兴　刘馨竹　孙天骏　孙佳辰　李大伟

李方容　李东杰　李利根　杨林娜　何　婷

张　文　张博涵　赵虹晴　胡　泉　祝红娟

程文凤　鲁虹言　蔡建华　臧　宇

主编助理：蔡建华

编写秘书：钮跃增　葛小炜　李　杰

编者单位：中国人民解放军总医院第四医学中心

人民卫生出版社

·北　京·

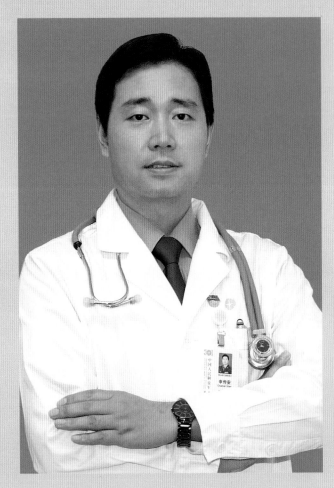

申传安

主编简介

　　申传安, 山东临沂人。主任医师、教授、博士研究生导师,美国哈佛大学博士后,著名烧伤外科专家。现任中国人民解放军总医院第四医学中心党委委员、烧伤整形医学部主任,国家创新团队负责人、国家"万人计划"科技创新领军人才、军队高层次科技创新人才、国家卫生应急处置指导专家、国家重点研发计划重点专项课题负责人、军队后勤科研计划重大项目首席科学家,中国医师协会烧伤科医师分会会长、中华医学会烧伤外科学分会副主任委员、北京医学会烧伤外科学分会主任委员,美国烧伤协会官方杂志 *J Burn Care Res* 编委、《中华烧伤杂志》常务编委、《中华损伤与修复杂志》常务编委等。

　　从医 30 年,成功救治包括烧伤总面积 100%(Ⅲ度 95%)等烧伤、整形、创面修复患者 1 万余例,主刀手术 1 万余台(次),数十次担任国家、军队重大事件医疗保障专家和突发事件伤员救治专家。以第一责任人主持国家自然科学基金课题 5 项及国家重点研发计划重点专项、军队后勤科研计划重大项目、军队后勤科研计划重点项目和北京市自然科学基金重点项目等课题 15 项,以第一作者或通讯作者在 *Advanced Science*、*Biomaterials*、*Surgery*、*Shock*、*Trauma*、*Burns* 等期刊发表论文 90 篇,论文连续被第 15 届、16 届、17 届、18 届、19 届、20 届国际烧伤大会,第 40 届、47 届、51 届、52 届美国烧伤年会和第 18 届、19 届欧洲烧伤年会录用并邀请大会发言。总主编国内外第一部系统讲授烧伤救治的系列音像制品——"十三五"国家重点出版项目/国家出版基金项目《烧伤学》,主编《烧创伤负压治疗》等专著 6 部,副主编 3 部,主译 1 部。获北京市科学技术奖一等奖、军队科技进步奖二等奖等成果 9 项,获得授权国家实用新型专利 15 项,培养博士、硕士研究生 35 名。获国际烧伤学会"Young Investigator Prize"奖、中国科协"求是杰出青年奖"及全国杰出青年岗位能手、原总后勤部爱军精武标兵、首都优秀青年医生等荣誉称号,荣立个人二等功 2 次,个人三等功 2 次。

| 前 言 |

　　我国现代烧伤外科自 1958 年成立以来，经历了 60 余年的风雨历程，几代烧伤科人辛勤耕耘，专科队伍从无到有，专科知识点滴积累，在基础科研、临床救治、人才培养、学科建设等各方面都取得了辉煌的成绩。笔者 1997 年毕业于第三军医大学，有幸加入原中国人民解放军第 304 医院烧伤外科队伍，在孜孜不倦的工作中诠释求真务实、不断创新和救死扶伤的医者情怀，在危重烧伤救治的艰难中领悟"有时治愈，常常帮助，总是安慰"。2015 年，笔者调研了全国 106 家三甲医院烧伤科 2 103 例伤后 6 小时内收住院的大面积烧伤病例，总治愈率为 77.8%，然而，其中 136 例烧伤面积超过 90% 的患者治愈率仅为 36%。每一次治愈都凝聚着临床医师的汗水与智慧，每一声安慰都激励着我们继续前行，探索新的技术和方法，创造成功的希望！

　　在多年临床经验积累和科学研究的基础上，笔者提出了一系列危重烧伤救治的新理念、新技术，比如：烧伤面积估算的"相对值"与"绝对值"、"初始值"与"阶段值"概念；烧伤深度的动态评估，烧伤严重程度分类新标准；老年烧伤严重程度分类标准和糖尿病合并烧伤严重程度分类标准；烧伤急救"十倍法"补液公式；自体皮肤在体构建技术，自、异体邮票状皮片胶连移植技术，保守性－超大面积削痂术，分次性－控制面积切削痂术，弹力加压止血法；全肠内营养技术；伤口张力转移技术等。这些新理念、新技术涵盖了烧伤诊断及评估、休克补液、自体皮肤再造、创面修复、手术方式、止血方法、营养支持和整复重建等烧伤救治的各个环节，初步构成了一个新的技术体系。该体系在临床应用以来，连续四年救治 200 余例重度烧伤患者，治愈率达 100%，其中包括烧伤 100%（Ⅲ度烧伤 95%）、Ⅲ度烧伤 99.5% 合并肾衰竭、Ⅲ度烧伤 97% 合并肾衰竭、Ⅲ度烧伤 96% 合并小肠动脉瘤出血等烧伤总面积超过 90% 的极危重烧伤患者 20 余例。

　　上善若水，厚德载物。烧伤医学的前辈们从无到有的开创、精益求精的拓展、惠及四方的情怀和甘为人梯的风范，激励着后来人传承创新、砥砺前行。本意公诸同好，曲尽其妙，为从事烧创伤、急救、重症领域的同行们提供有益的切磋和参考，无奈知识有限，水平不够，每视此书，皆有未尽如人意之处，希望广大读者批评指正。

2021 年 7 月 31 日

| 目 录 |

第一章

皮肤结构与功能新认识

第一节　皮肤结构与功能的衰老

目前,全球人口老龄化现象日益严重。按照联合国的定义,老龄化指一个地区或国家的人口中有10%以上的人口年龄大于60岁。至2020年11月中国60岁及以上人口为26 402万人,占总人口的18.7%,国内部分地区情况更加严峻,如北京市,老龄人口占比已经超过20%,远超老龄化社会的国际标准。随着老龄人口的增加,老年大面积烧伤患者近年来也明显增多。随年龄增长,机体各种组织和器官的结构和功能逐步出现衰老特征,皮肤结构与功能也不可避免地发生衰老,损伤修复能力明显下降。深入了解老年人皮肤结构与功能的衰老特征与机制,探索有效的干预措施,提高损伤修复能力,对老年烧伤患者的救治有重要意义。

老年人皮肤的衰老特征非常直观,如干燥、粗糙、色素沉着、感觉迟钝及创面愈合延迟等,出现这些特征的原因是皮肤结构和功能的变化。笔者研究团队从病理结构、转录组测序、代谢组学等方面探讨了不同年龄皮肤的差异。

一、皮肤衰老的病理学特征

病理学检测发现,伴随衰老,皮肤结构表现出以下特征:①年轻大鼠背部皮肤的细胞结构正常,排列有序,其全层皮肤厚度从幼年到中年随年龄增长逐渐增厚,中年以后又逐渐降低,且出现细胞形态的畸形与核结构的退化。表皮层厚度也呈现年龄相关性变薄的趋势,老年皮肤中表皮总厚度平均减少约20%,最大可达80%(表1-1)。②在表皮内,表皮干细胞、黑色素细胞、朗格汉斯细胞等减少。真皮内,成纤维细胞的数量减少,胶原纤维束的数量和直径随年龄增长而减少,Ⅰ型胶原蛋白与Ⅲ型胶原蛋白的比例增加。皮下组织内脂肪组织减少。同时,毛囊、皮脂腺等皮肤附属器的数量随年龄增长而逐渐减少。③表皮乳头回缩,基底层细胞绒毛减少,表皮-真皮交界处变平坦,同时表皮-真皮交界处的Ⅳ型胶原蛋白、Ⅶ型胶原蛋白、ⅩⅦ型胶原蛋白、整合素β4、层粘连蛋白332表达减少,表皮-真皮连接变脆弱,表皮抗剪切力的能力降低。④传入神经末梢分布减少,可导致衰老皮肤对外界刺激的感应阈值升高,响应能力降低。⑤皮肤内线粒体等细胞器存在年龄相关性变化:年轻鼠表皮基底部细胞的线粒体维持正常的双层膜结构和形态,而老年鼠表皮基底部细胞的线粒体则表现为变圆、嵴减少或消失(图1-1)。

表1-1　不同年龄大鼠皮肤全层厚度及表皮厚度

年龄/月	1	2	12	22
皮肤全层厚度/μm	590.40±66.82	1 227.00±63.73*	1 896.21±136.60*	1 593.44±140.21*
表皮厚度/μm	78.15±11.65	57.19±9.20#	45.26±0.65#	24.24±2.20#

* 与1月龄小鼠皮肤全层厚度相比差异有统计学意义;# 与1月龄小鼠表皮厚度相比差异有统计学意义。

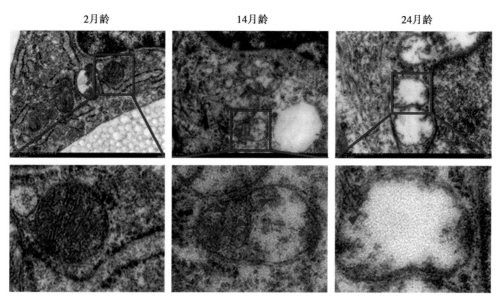

图 1-1 透射电镜观察不同年龄大鼠背部皮肤表皮基底部细胞的线粒体结构变化

▲. 线粒体嵴。

二、皮肤衰老的转录组学特征

转录组测序发现,皮肤随年龄发生显著差异表达的基因达 2 009 个,基因本体论(gene ontology, GO)富集分析显示,差异表达基因主要富集在蛋白质结合、细胞对因子刺激的反应、信号调节、细胞间通信调节、组织发育、细胞黏附等方面(图 1-2,图 1-3)。同时,富集差异表达基因相关通路发现,炎症反应、

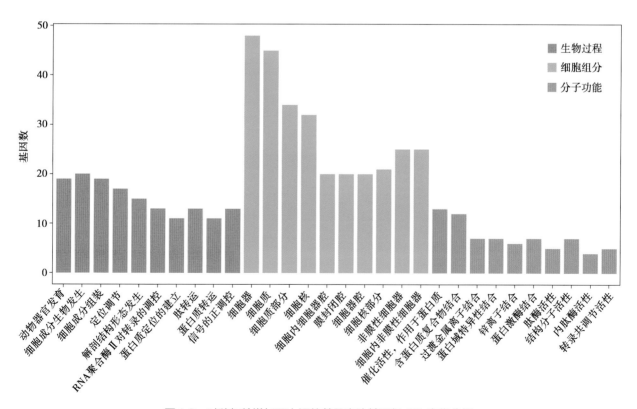

图 1-2 对随年龄增长而上调的差异表达基因行 GO 富集分析

凋亡、氧化应激反应、DNA 损伤反应等通路表达增强，对生长因子的反应、干性维持、细胞增殖、DNA 修复反应等通路的表达下降（图 1-4，图 1-5）。筛选并验证表皮干细胞相关关键差异表达基因发现，表皮生长因子受体（epidermal growth factor receptor，EGFR）和磷脂酰肌醇 3 激酶（phosphoinositide 3-kinase，PI3K）/ 蛋白激酶 B（protein kinase B，PKB/Akt）/ 哺乳动物雷帕霉素靶蛋白（mammalian target of rapamycin，mTOR）通路活性随年龄增长而降低；炎症因子 IL-1β、IL-6、TNF-α 表达随年龄增长而增多，且主要分布在表皮中；凋亡细胞随年龄增长逐渐增多（图 1-6，图 1-7）。

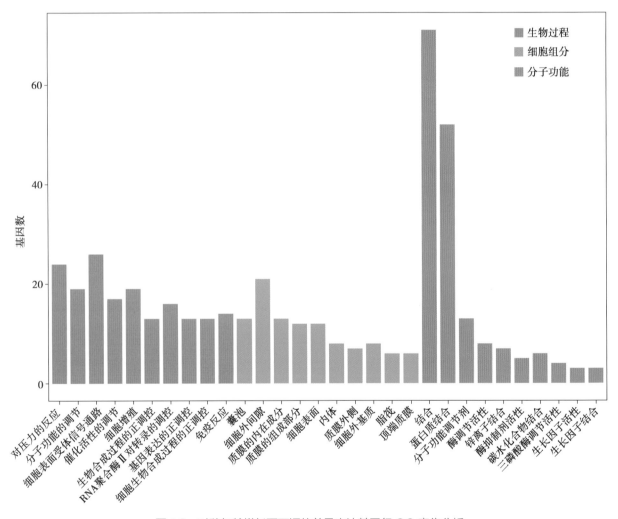

图 1-3　对随年龄增长而下调的差异表达基因行 GO 富集分析

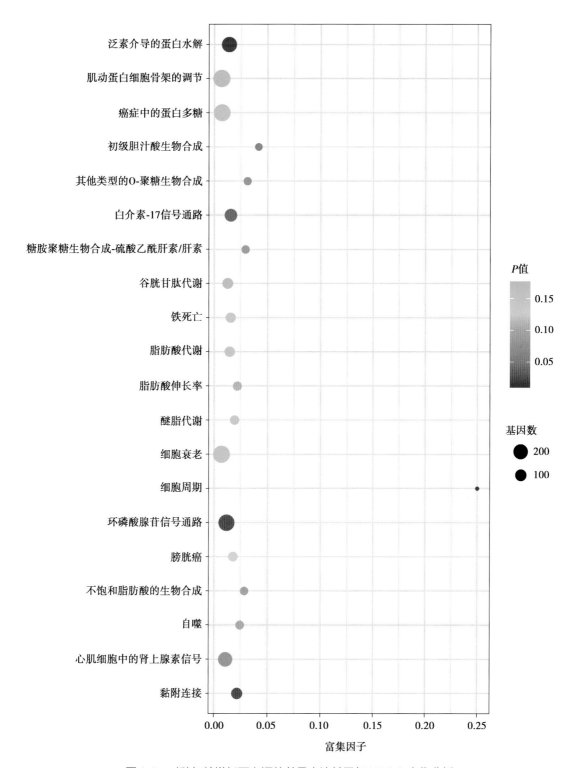

图 1-4　对随年龄增长而上调的差异表达基因行 KEGG 富集分析

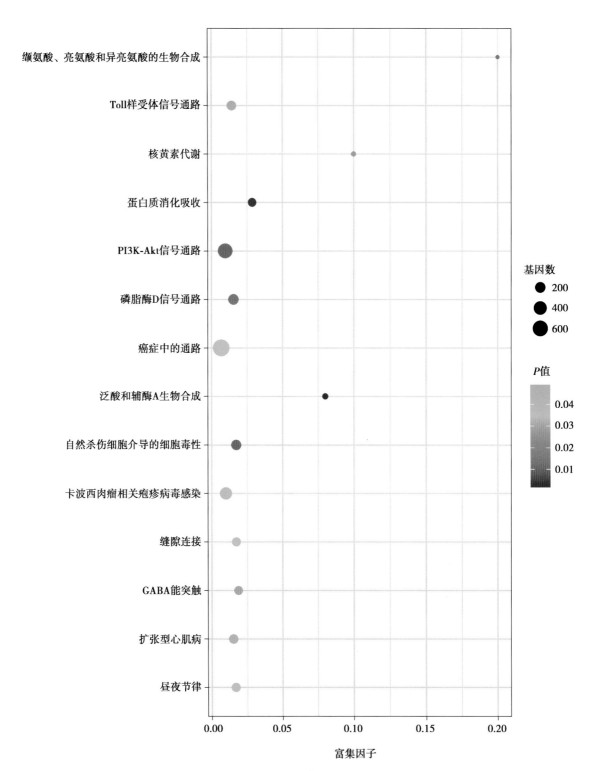

图 1-5　对随年龄增长而下调的差异表达基因行 KEGG 富集分析

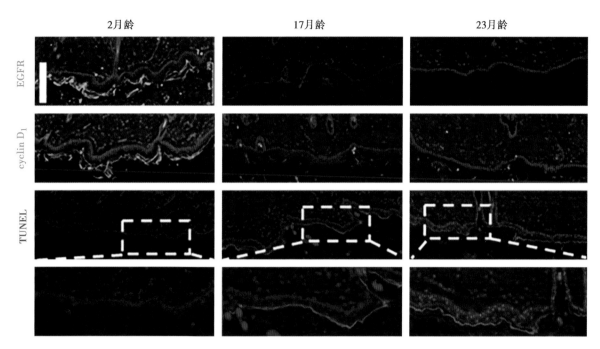

图 1-6　免疫荧光检测 EGFR、细胞周期蛋白 1（cyclin D₁）在不同年龄鼠皮肤中的分布和表达水平变化，经 TUNEL 染色检测不同年龄鼠皮肤中凋亡细胞分布

EGFR. 表皮生长因子受体；cyclin D₁. 细胞周期蛋白 1；TUNEL. 原位末端转移酶标记技术；比例尺 =250μm。

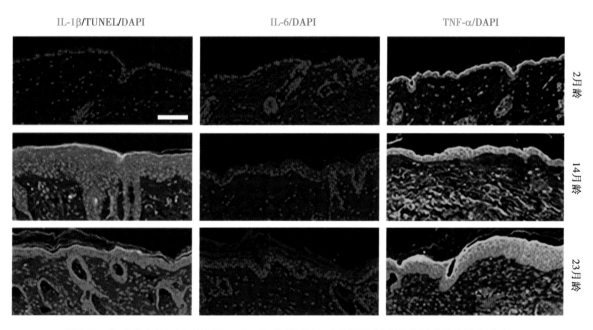

图 1-7　免疫荧光检测炎症因子 IL-1β、IL-6、TNF-α 在不同年龄大鼠皮肤中的表达和分布

TUNEL. 原位末端转移酶标记技术；DAPI.4′,6- 二脒基 -2- 苯基吲哚；比例尺 =200μm。

三、皮肤衰老的代谢组学特征

非靶向代谢组学检测发现,皮肤中随衰老发生变化的代谢物达 1 127 个,主要为氧化应激产物、不饱和醛类和脂类的年龄相关性增加,差异代谢产物富集于能量代谢、氨基酸与脂质代谢、膜转运、信号转导、细胞生长与死亡等通路与功能。丙烯醛是一种高活性的脂质过氧化的不饱和醛产物,能够破坏氧化还原平衡,诱发细胞的氧化损伤,促进炎症发生。经研究发现,鼠皮肤中丙烯醛水平随年龄增长而逐渐增多,在表皮和真皮中均有分布,且主要分布在真皮浅层。体外实验证实,丙烯醛可引发表皮干细胞的凋亡,并诱发线粒体碎片化。使用肼屈嗪清除老年皮肤中随年龄增多的丙烯醛后,皮肤中凋亡细胞比例降低(图 1-8)。

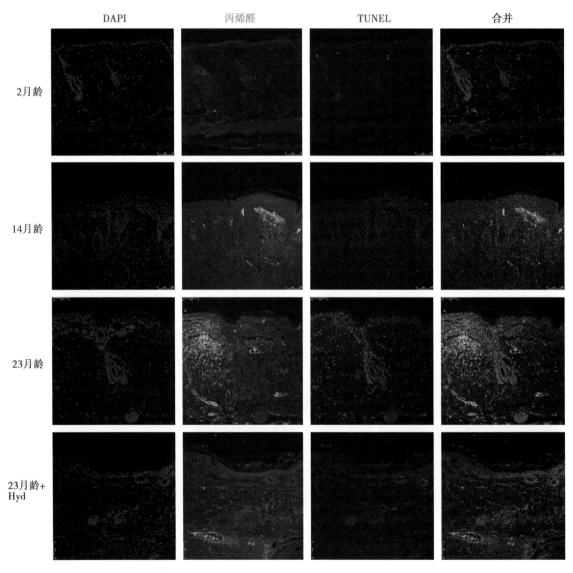

图 1-8　免疫荧光检测不饱和醛类丙烯醛在不同年龄鼠皮肤中的表达水平和分布
TUNEL. 原位末端转移酶标记技术;DAPI.4′,6- 二脒基 -2- 苯基吲哚;Hyd. 肼屈嗪;比例尺 =200μm。

四、老年皮肤的表皮干细胞特征

表皮干细胞是一类具有多向分化能力的慢周期细胞。静息状态下,表皮干细胞可经由不对称分裂在维持自身数量的同时增殖分化形成表皮的全层,表皮干细胞的增殖分化与外层细胞的不断脱落始终保持动态平衡,维持着表皮的正常分层与厚度。随着年龄增加,活性氧与 DNA 损伤不断积累,损伤修复反应不断减弱,衰老的表皮干细胞表现出分裂增殖能力减弱,分化功能紊乱,凋亡增强,细胞异型性增加,细胞极性降低,并伴有色素沉积等。

(一)表皮干细胞分裂、增殖能力的年龄相关性变化

不对称分裂可在保持干细胞数量和功能的同时,产生新的功能不同的子代细胞,这对于表皮干细胞数量与表皮稳态的维持至关重要。生长因子类信号通路下游的 PI3K-Akt 信号通路可通过作用于磷酸肌醇依赖性激酶 1 诱发和维持表皮干细胞的不对称分裂。不对称分裂的衰退会导致表皮干细胞无法继续保持正常的干性、功能与生态位,导致表皮结构的逐渐衰退。有研究表明,细胞半桥粒蛋白 COL17A1 在表皮基底层随年龄增长而表达减少,也会导致表皮干细胞无法继续停留在基底膜上,随年龄增长和细胞逐渐分裂的过程,逐渐步入表皮上层分层中,并最终变为角质层脱落。

表皮干细胞的增殖能力对于表皮厚度和正常结构的维持也至关重要。表皮生长因子(epidermal growth factor,EGF)/EGFR 信号通路是调控表皮干细胞增殖的重要通路。EGF 是由 53 个氨基酸组成的活性多肽,EGFR 是一种主要分布在表皮干细胞膜上的酪氨酸激酶型受体,在表皮内环境稳定和毛发生长中起重要作用。自分泌、旁分泌或内分泌途径产生的 EGF 与 EGFR 结合后可诱导 EGFR 形成二聚体,进而引发自身和下游信号通路的级联磷酸化,促进下游的转录因子进入细胞核影响基因转录与蛋白合成,从而促进表皮干细胞的增殖。EGF/EGFR 下游信号通路主要有:Ras/Raf/MEK/ERK/MAPK 通路、PI3K/Akt/mTOR 通路、PLC-γ/PKC 通路、JAK2/STAT3 通路等,还可直接或间接激活 Wnt 典型和非典型通路及 NF-κB 信号通路,各通路间相互作用、彼此影响。笔者团队研究发现,随年龄增长表皮内 EGFR 表达下降。不同年龄大鼠应用 EGF 治疗后的疗效不一致:EGF 可有效促进年轻大鼠背部皮肤全层缺损创面的愈合,但对老年大鼠创面的疗效不明显(表 1-2)。同时,团队研究发现,给予老年大鼠小分子药物 Tideglusib(糖原合成酶 -3β 抑制剂)治疗后,表皮层 EGFR 表达可部分恢复,联合使用 Tideglusib 和 EGF 可进一步促进老年大鼠创面的愈合(表 1-3)。这提示,EGF/EGFR 信号通路在表皮干细胞内的年龄相关性变化是老年创面再上皮化延迟的原因之一,也是一个潜在的治疗靶点。

(二)表皮干细胞分化能力的年龄相关性变化

表皮干细胞分裂后通过持续不断的分化向上产生角质形成细胞,不断堆积的角质形成细胞依次构成颗粒层、棘细胞层,并最终失去细胞核形成角质细胞构成角质层,发挥屏障功能后逐渐脱落。表皮干细胞的正常分化对于维持表皮的屏障功能至关重要。老年鼠的表皮干细胞表现出分化能力的衰退,这可能与其表皮分层的紊乱相关。同时,表皮干细胞的正常分化对于创面的再上皮化和创面愈合完成后正常上皮

表 1-2　不同年龄 SD 大鼠 EGF 治疗后的创面愈合率

单位：%

	2 月龄		17 月龄		23 月龄	
	对照	EGF	对照	EGF	对照	EGF
3 天	13.78±5.47	20.85±4.51	8.74±7.09	11.57±5.77	6.68±6.80	13.58±4.41
7 天	54.63±3.85	69.81±8.71*	23.98±4.70#	34.63±7.13*	18.76±5.72#	26.74±6.23
10 天	77.09±6.38	92.54±7.23*	41.12±5.94#	52.89±6.41*	34.73±8.96#	45.27±8.45
14 天	85.78±7.72	97.18±2.23*	59.25±6.23#	63.57±5.11	53.19±6.64#	58.16±5.09

*对照组与 EGF 治疗组相比差异有统计学意义；#不同年龄大鼠相比差异有统计学意义。

表 1-3　23 月龄 SD 大鼠应用不同治疗方式后的创面愈合率

单位：%

	对照组	Tideglusib	EGF	Tideglusib+EGF
3 天	5.67±5.83#	11.47±4.87	10.98±8.94	17.43±7.03
7 天	20.16±2.96#	33.43±7.74#*	28.46±6.44#	42.92±5.58
10 天	38.23±4.61#	53.66±3.97#*	47.51±7.64#*	63.47±4.68
14 天	54.29±5.68#	68.06±5.73*	62.24±6.30#	77.20±7.05

*对照组与其他三组相比差异有统计学意义；#Tideglusib 和 EGF 联合用药组与其他三组相比差异有统计学意义。

结构的重塑也至关重要。表皮干细胞向角质细胞分化的过程受多条信号通路的调控，如 EGF/EGFR 信号通路、Wnt 典型和非典型信号通路及 TGF-β1、TNF-α 信号通路等。寻找表皮干细胞分化能力相关基因的年龄相关性变化，对于解决老年创面再上皮化延迟、愈合质量差的问题或有一定帮助。

（三）表皮干细胞凋亡水平的年龄相关性变化

细胞凋亡是机体的一种自我保护机制，用以清除衰老等状态不佳的细胞，避免细胞坏死后细胞内容物逸出引发炎症反应损伤周围正常细胞和组织。伴随着衰老，因表皮内环境紊乱、氧化应激反应增强、DNA 损伤累积等，表皮内凋亡细胞增多。光老化的主要诱因——紫外线，会通过损伤 DNA、增加炎症因子和基质金属蛋白酶等的表达诱发表皮干细胞的凋亡。PI3K/Akt/mTOR 和 Ras/Raf/MEK/ERK 通路参与到表皮干细胞的抗凋亡活动中，在被紫外线照射的早期便开始持续激活。笔者团队研究证实，随年龄增长，表皮内炎症因子如 IL-1β、IL-6、TNF-α 等表达增多，且凋亡细胞增多。过强的凋亡反应可破坏表皮的正常更新与稳态维持。调控表皮干细胞凋亡的信号通路十分复杂，主要有 Wnt/β-catenin 通路、MAPK 通路、JAK2/STAT3 通路、PI3K-Akt 通路、NF-κB 通路及 Notch 通路等。活性氧类物质随年龄增长而出现的过量堆积可直接损害表皮干细胞，导致细胞凋亡。探究表皮干细胞凋亡相关基因和通路的年龄相关性变化，并寻找可清除表皮干细胞内随年龄增多的氧化应激产物或促进 DNA 修复的药物,将有助于部分缓解衰老表皮中增强的凋亡反应。

（四）表皮干细胞损伤修复能力的年龄相关性变化

在受到物理、电、化学、火焰损伤后,皮肤出现缺损或局部失去活力,此时便启动创面修复过程。创面修复是一个高度复杂的过程,主要经过炎症反应期、肉芽形成及组织增生期、伤口收缩及瘢痕形成期等,这3个阶段并不是独立存在的,而是互相有所重叠的动态演变过程。创面愈合能力随年龄增长而逐渐下降,且易受老年人常见的糖尿病、感染、心脑血管疾病、营养不足、内分泌疾病等的影响。相较于年轻创面,老年创面细胞增殖、迁移变慢,炎症反应紊乱,上皮化延迟。笔者团队研究证实,老年大鼠创面修复减慢,新生上皮质量较差。有研究表明,高通量转录组测序发现老年表皮干细胞的损伤响应能力降低:年轻表皮干细胞在创伤后有1 679个基因表达下调,500个基因表达上调,而老年表皮干细胞在创伤后仅有328个基因表达下调,236个基因表达上调。此外,有研究表明,老年患者烧伤创面 EGF 的分泌较年轻患者减少。表皮干细胞对损伤响应能力的年龄相关性下降是老年创面无法有效启动损伤修复反应从而导致再上皮化延迟的原因之一。

老年创面再上皮化延迟的机制复杂,与衰老导致的机体功能下降、内环境紊乱、伴发病症多样等有关,而其本质则是表皮内表皮干细胞的数量减少和功能失调。寻找能增加表皮干细胞数量、改善表皮干细胞状态的药物,将有助于促进老年创面的再上皮化。

第二节　皮肤细胞的转分化现象

细胞转分化(cell transdifferentiation)是指一种类型的分化细胞在结构和功能上转变成另一种类型的分化细胞的过程。2006年日本科学家 Yamanaka K 等首次发现将四个转录因子(Oct4、Sox2、Klf4和c-myc)组合经病毒载体转染,可将终末分化的体细胞逆分化成类似胚胎干细胞(embryonic stem cell,ESC)的一种细胞类型——诱导多能干细胞(induced pluripotent stem cell,iPSC),这一发现颠覆了先前关于终末分化细胞发育路径不可逆转的传统观念。随着研究的不断深入,不同类型细胞之间的转分化现象也相继被报道,如 Kocaefe Y C 等将大鼠脂肪细胞转分化为成肌细胞,Ieda M 等将小鼠心脏及尾尖的成纤维细胞转分化为心肌细胞,Vierbuchen T 等将成纤维细胞转分化为神经细胞,Ambasudhan R 等将新生儿及成人皮肤成纤维细胞转分化为功能性神经细胞,Szabo E 等将人皮肤成纤维细胞转分化为造血祖细胞,Sekiya S 等将小鼠成纤维细胞转分化为肝样细胞等。细胞逆分化与转分化现象的发现为机体组织损伤修复开启了新的视野。

烧伤创面的修复依赖于角质形成细胞的分裂增殖,逐渐融合,重新形成表皮。研究发现,角质形成细胞可由胚胎干细胞(ESC)、诱导多能干细胞(iPSC)、脂肪干细胞(adipose derived stem cell,ASC)、创面驻留间充质细胞(wound resident mesenchymal cell)和成纤维细胞(fibroblast)等转分化获得。Bilousova 等发现通过病毒载体转染 Oct4、Sox2、c-myc 和 Klf4 基因,可使成纤维细胞去分化为iPSC,随后使用含有视黄酸(retinoic acid,RA,维甲酸)的培养液和含有 Bmp4 的培养液先后孵育,可使 iPSC 进一步转分化为角质形成细胞。Chen 等报道转染表达 *P63* 和 *Klf4* 两个基因,可使成纤维细胞直接转分化为角质形成细胞。

利用病毒载体转染基因的方式,虽然可诱导细胞转分化,但由于毒性、致瘤风险,特别是转分化效率低下,该方法很难应用于临床。2019 年,Zhang Fang 等发现了一种新的细胞转分化现象,即成人皮肤成纤维细胞经普通培养液(DMEM 高糖培养基 +10% 血清 + 抗生素)连续孵育 120 天后,细胞形态发生变化,类似角质形成细胞。这种由成纤维细胞转分化来的角质形成样细胞,原有的成纤维细胞特异性标记物波形蛋白(vimentin)和 α-SMA 不表达,而角质形成细胞特异性标志物 CK6、CK17 和 CK19 表达显著上调。

笔者课题组最近研究发现,胎儿皮肤成纤维细胞经普通培养液(DMEM 高糖培养基 +10% 血清 + 抗生素)连续孵育 25 天开始出现细胞转分化现象,部分细胞呈现角质形成细胞特征,至第 40 天后所有成纤维细胞全部自发转分化为角质形成样细胞(图 1-9)。

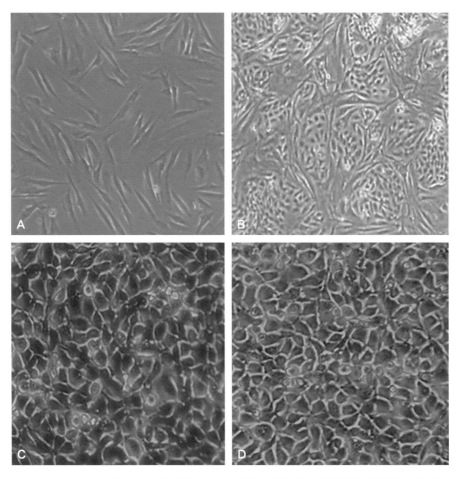

图 1-9　随时间变化胎儿皮肤成纤维细胞向角质形成样细胞自发转分化过程的细胞图像
A. 胎儿皮肤成纤维细胞培养第 1 天,细胞形态呈现典型的梭形;B. 胎儿皮肤成纤维细胞培养第 25 天,部分细胞形态呈现铺路石样的角质形成细胞特征;C. 胎儿皮肤成纤维细胞培养至第 40 天,全部细胞形态呈现铺路石样的角质形成细胞特征,与图 D 展现的成人皮肤角质形成细胞形态特征一样;D. 成人皮肤角质形成细胞呈现典型的铺路石样形态特征。比例尺 =50μm。

进一步分析发现,胎儿皮肤成纤维细胞转分化而来的角质形成样细胞与人皮肤角质形成细胞生物学特征高度相似,角质形成细胞特异性标志物 CK5、CK14、CK19 和整合素 β1 表达水平相似,原有的成纤维细胞特异性相关蛋白 vimentin 和 α-SMA 不表达(图 1-10,图 1-11)。从细胞学行为学角度分析,角质形成样细胞和角质形成细胞也没有明显差异,二者增殖能力均较成纤维细胞强,迁移能力则相反。在动物实验中证实,角质形成样细胞和角质形成细胞都能促进创面愈合(表 1-4),且未发现致瘤现象。通过苏木精 - 伊红染色(HE 染色)、免疫组织化学分析发现,角质形成样细胞和角质形成细胞再上皮化能力相似,形成的上皮厚度和创面所含 CK5 阳性细胞数量一致。为探索该转分化过程的机制,进行了高通量转录组测序,结果提示胎儿皮肤成纤维细胞在培养过程中,细胞内 Wnt/β-catenin 信号通路、细胞黏附、TRP 通路介导的炎症介质调节、过氧化物酶体增殖物激活受体(peroxisome proliferator-activated receptor,PPARγ)信号通路等活性逐渐增强,而细胞外基质 - 受体相互作用、PI3K-Akt 等信号通路活性逐渐降低,可能参与了转分化过程的调控。

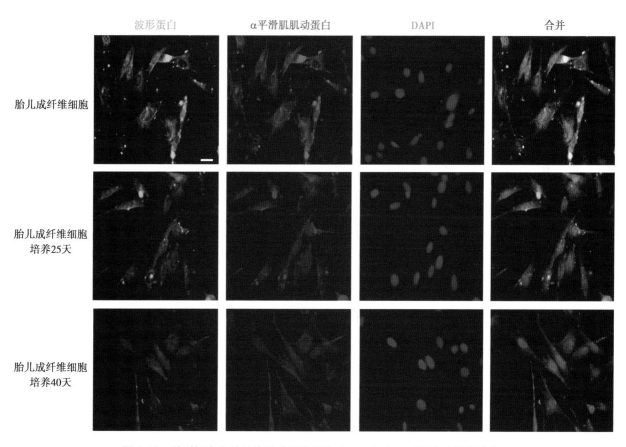

图 1-10　随时间变化胎儿皮肤成纤维细胞 vimentin 和 α-SMA 表达的改变
DAPI.4′,6- 二脒基 -2- 苯基吲哚;比例尺 =20μm。

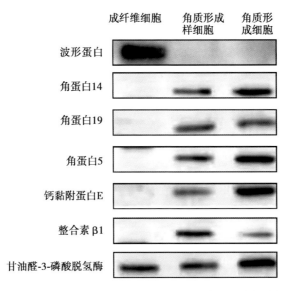

图 1-11　WB 检测成纤维细胞、角质形成样细胞、角质形成细胞标志蛋白

表 1-4　三种类型细胞治疗小鼠创面愈合率

单位：%

时间	成纤维细胞	角质形成样细胞	角质形成细胞
3 天	60.6%±3.05%	72.6%±2.08%*	82.8%±0.17%*
6 天	85.4%±4.55%	92.2%±1.34%*	89%±1.01%*
9 天	92.2%±3.97%	97.4%±3.06%*	96.8%±0.56%*

* 与成纤维细胞组相比差异有统计学意义。

（申传安　刘馨竹　孙佳辰　赵虹晴）

【参考文献】

［1］BO Z,CHUANAN S,JIACHEN S,et al. Developing a Simple Burn Model in Rats of Different Ages［J］. J Burn Care Res,2019,40（5）:639-647.

［2］MATSUMURA H,MOHRI Y,BINH N T,et al. Hair follicle aging is driven by transepidermal elimination of stem cells via COL17A1 proteolysis［J］. Science,2016,351（6273）:aad4395.

［3］KEYES B E,LIU S,ASARE A,et al. Impaired Epidermal to Dendritic T Cell Signaling Slows Wound Repair in Aged Skin［J］. Cell,2016,167（5）:1323-1338.

［4］孙佳辰,刘馨竹,申传安,等 . 小分子药物 Tideglusib 促进大鼠创面愈合的机制研究［J］. 中华损伤与修复杂志（电子版）,2021,16（3）:224-231.

［5］TAKAHASHI K,YAMANAKA S. Induction of pluripotent stem cells from mouse embryonic and adult fibroblast cultures by defined factors［J］. Cell,2006,126（4）:663-676.

［6］IEDA M,FU J D,DELGADO-OLGUIN P,et al. Direct reprogramming of fibroblasts into functional cardiomyocytes by defined factors［J］. Cell,2010,142（3）:375-386.

［7］VIERBUCHEN T,OSTERMEIER A,PANG Z P,et al. Direct conversion of fibroblasts to functional neurons by defined factors［J］. Nature,2010,463（7284）:1035-1041.

［8］SEKIYA S,SUZUKI A. Direct conversion of mouse fibroblasts to hepatocyte-like cells by defined factors［J］. Nature,2011,475（7356）:390-393.

［9］KURITA M,ARAOKA T,HISHIDA T,et al. In vivo reprogramming of wound-resident cells generates skin epithelial tissue［J］. Nature,2018,561（7722）:243-247.

［10］ZHANG F,ZHANG D,CHENG K,et al. Spontaneous evolution of human skin fibroblasts into wound-healing keratinocyte-like cells［J］. Theranostics,2019,9（18）:5200-5205.

第二章

烧伤诊断与严重程度评估新标准

第一节　烧伤面积和深度的估计

一、烧伤面积的"相对值"与"绝对值"

烧伤面积一般是指皮肤烧伤区域占总体表面积的百分数,估计方法多用九分法和手掌法。九分法是按照身体不同部位占总体表面积的比例来计算,比如头部、面部和颈部占比为9%。手掌法是指一个手掌侧的面积大概相当于总体表面积的1%。这种烧伤相对面积被用于临床诊断和严重程度的估计,指导救治措施的制订。

笔者在长期的临床工作中发现,绝对烧伤面积的计算对烧伤救治有着重要的意义,因为年龄、胖瘦对体表面积的影响非常大。比如,同样是烧伤总面积为30% 总体表面积(total body surface area, TBSA),对体重15kg 的3 岁患儿来讲,皮肤烧伤绝对面积约为0.19m^2,而对于体重50kg、身高160cm 的成人和体重100kg、身高180cm 的成人来讲,皮肤烧伤绝对面积分别约为0.45m^2 和0.67m^2,差别很大。皮肤烧伤绝对面积对于估算创面液体丢失、能量消耗、自体皮肤移植和生物敷料的使用量等有很重要的指导意义。鉴于此,笔者设计了新的烧伤面积及深度诊断图(图2-1)。

二、烧伤面积的"初始值"与"阶段值"

烧伤诊断提及的烧伤面积一般是指皮肤烧伤区域的总和占总体表面积的百分数,用于评估烧伤严重程度、休克期补液量、液体消耗量、热量消耗数和营养补充量的估算等,对烧伤救治非常重要。但在临床工作中,随着救治的进展,浅度创面逐渐愈合,深度创面也经植皮逐步修复,患者创面的实际总面积在不断变化,与此对应,患者的液体消耗量、热量消耗数和营养补充量也发生变化,初始诊断烧伤面积值已经不再符合实际需要。据此,笔者提出了"烧伤面积初始值"和"烧伤面积阶段值"的概念,将烧伤后2 周、3 周、4 周、5 周创面实际面积列为烧伤面积阶段值,用于指导不同阶段精准治疗措施的制订。

三、烧伤面积的"个体化"估计

烧伤面积的估算,无论是九分法还是手掌法都源于对中青年普通人群的体表面积分析,对一般患者具有很好的临床指导意义,但对于一些特殊患者,如特别肥胖、伤前截肢等,九分法和手掌法就需要调整,以矫正局部皮肤面积比例的变化,更加精准地指导临床估算。大面积烧伤患者,切痂前和切痂后体表面积也会发生很大变化,注意区别计算,有利于指导生物敷料用量的准确估算。

四、烧伤深度的动态评估

烧伤深度的准确估计是指导烧伤后续救治和评判预后的根本。但在实际工作中,烧伤后早期,浅Ⅱ度和深Ⅱ度创面、偏深的深Ⅱ度和Ⅲ度创面都非常难鉴别,有学者以抛硬币来比喻判断上述创面深度的准确

患者姓名 _____   病案号 _____

烧伤原因 _____   烧伤时间 _____年__月__日__时   入院时间 _____年__月__日__时

身高（cm）_____   体重（kg）_____   体表面积（m²）_____

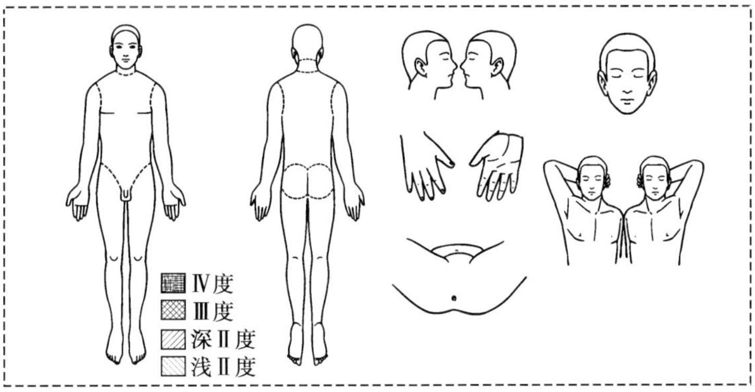

表1 中国九分法体表面积

部位		面积/%
头部	头	3
	面	3
	颈	3
躯干	前躯干	13
	后躯干	13
	会阴	1
双上肢	上臂	7
	前臂	6
	手	5
双下肢	臀	5
	大腿	21
	小腿	13
	足	7
	合计	100

表2 烧伤相对面积（%）

部位	浅Ⅱ度	深Ⅱ度	Ⅲ度	Ⅳ度
头				
面				
颈				
前躯干				
后躯干				
会阴				
上臂				
前臂				
手				
臀				
大腿				
小腿				
足				
合计				
总面积				

表3 烧伤绝对面积（m²）

部位	浅Ⅱ度	深Ⅱ度	Ⅲ度	Ⅳ度
头				
面				
颈				
前躯干				
后躯干				
会阴				
上臂				
前臂				
手				
臀				
大腿				
小腿				
足				
合计				
总面积				

图 2-1 烧伤面积与深度诊断图

1. 小儿头部面积（%）= 9+(12- 年龄)，小儿双下肢的体表面积（%）= 46-(12- 年龄)；2. >12岁患者，体表面积（m²）=0.006 1× 身高（cm）+0.012 8× 体重（kg）-0.152 9；3. ≤12 岁患儿，体表面积（m²）= 体重（kg）×0.035+0.1(体重≤30kg)或体表面积（m²）=［体重（kg）-30］×0.02+1.05(体重 >30kg)。

概率。笔者以为,在临床工作中,随着救治进程,创面的特征展现得更充分,应予进一步鉴别调整诊断。此外,烧伤创面深度也不是一成不变的,实际救治过程中,创面加深现象非常普遍,需及时根据情况调整。

第二节　烧伤严重程度分类

烧伤病情严重程度的评估对指导临床救治方案的制订,如护理等级、监护措施、重视程度、是否后送和预后评估等,有着重要意义。随着治疗水平的不断提高,救治措施的不断更新,反映烧伤严重程度的指标不断增加,烧伤专科队伍建设的不断加强,大面积烧伤治愈率的明显提高,对烧伤严重程度的分类标准也应适应各种因素的变化进行修订。

一、烧伤总面积与烧伤严重程度分类

笔者通过对国内 106 家三甲医院烧伤科在伤后 6 小时收治的 2 103 例大面积烧伤患者的救治情况分析发现,烧伤总面积为 30%~39%TBSA 与 40%~49%TBSA 的患者救治成功率均约为 85%,50%~59%TBSA 与 60%~69%TBSA 的患者救治成功率均约为 75%,70%~79%TBSA 与 80%~89%TBSA 的患者救治成功率均约为 60%,当烧伤总面积超过 90% 时,救治成功率骤降至 40% 以下(表 2-1)。据此,笔者团队提出了烧伤严重程度分类的修订方案,重度烧伤为烧伤总面积为 30%~49%TBSA,特重度烧伤为 50%~69%TBSA,大面积烧伤为 70%~89%TBSA,极大面积烧伤为 90%~100%TBSA,以便更好地指导临床救治(表 2-2)。通过层次分析可以发现,虽然中青年人群烧伤总面积为 30%~49%TBSA 的病例治愈率达 90%,但是老年人群仅为 55%,因此,笔者认为重度烧伤的标准应该还是从 30% 起步,比较符合实际救治水平。

表 2-1　106 家单位 2 103 例大面积烧伤治愈率分析表

烧伤面积 /(%TBSA)	合计(n=2 103)		
	总例数	治愈例数	治愈率
30~39	916	801	87.45%
40~49	390	322	82.56%
50~59	251	187	74.50%
60~69	165	129	78.18%
70~79	135	86	63.70%
80~89	110	63	57.27%
90~100	136	49	36.03%

TBSA. total body surface area,总体表面积。

表 2-2　106 家单位 2 103 例大面积烧伤治愈率分析表

烧伤面积 /(%TBSA)	合计（n=2 103）		
	总例数	治愈例数	治愈率
30~49	1 306	1 123	85.99%
50~69	416	316	75.96%
70~89	245	149	60.82%
90~100	136	49	36.03%

TBSA. total body surface area,总体表面积。

二、烧伤指数与烧伤严重程度分类

对于大面积烧伤患者,创面深浅不同,救治难度也截然不同,因此有学者用烧伤指数(burn index, BI)来表示烧伤的严重程度。大宗病例分析显示,患者病死率随 BI 增加而上升,患者病死率由 BI 为 (15~24) 组的 0.18% 上升至(25~34) 组的 2.39%、(35~44) 组的 9.18%,当 BI≥75 时,患者病死率高达 71.15%。Kaplan-Meier 生存曲线显示不同 BI 组患者生存率差异明显(log rank test, x^2=1 097.430,P<0.01) (图 2-2)。

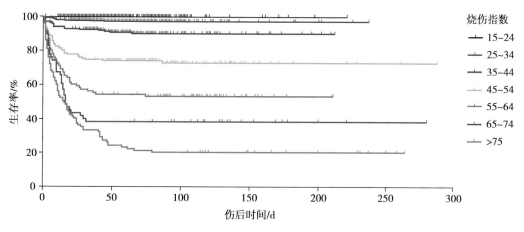

图 2-2　不同烧伤指数组患者 Kaplan-Meier 生存曲线

为进一步分析 BI 与救治结局之间的关系,采用受试者操作特征(receiver operator characteristic curve,ROC)曲线,计算每一个 BI 作为切割点时预测预后的灵敏度、特异度,结果显示,当 BI=41 时,患者病死率显著升高,用 BI 评估预后的约登指数最大为 0.76,此时灵敏度和特异度分别为 0.90、0.86(图 2-3)。

ROC 曲线分析显示,AUC=0.94(95%CI=0.93~0.95),表明 BI 可作为预测大面积烧伤患者救治结局的一项指标(图 2-4)。进一步多因素 Logistic 回归分析对患者性别、年龄、伤后入院时间、院前急救处理、烧伤原因、吸入性损伤进行校正,结果显示,BI≥41 患者死亡风险为 BI<41 患者的 10.93 倍。

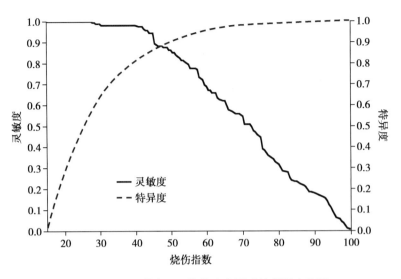

图 2-3　BI 评估大面积烧伤患者预后的截断点分析

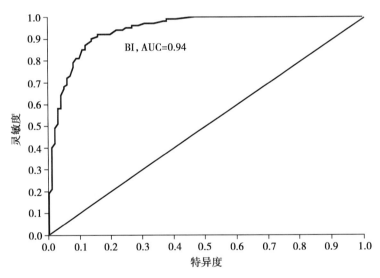

图 2-4　BI 评估大面积烧伤患者预后的受试者操作特征曲线
BI. 烧伤指数；AUC. 曲线下面积。

三、老年烧伤严重程度分类

　　随着社会老龄化现象的持续加重,危重老年烧伤患者也逐渐增多。随着机体组织和器官的衰老,生理功能减退,储备功能下降,加之患者伤前已有的慢性疾病或未显现的亚临床疾病,多种因素的共同作用使得老年烧伤患者的伤后表现、病情转归及治疗呈现与中青年伤员不同的特点。20 世纪 80 年代,有学者曾经用年龄加上Ⅲ度烧伤面积来估计病死率,充分反映了年龄对严重烧伤患者预后的重要影响。从表 2-3 统计结果可以看出,老年人烧伤面积在 30%~49%TBSA 的治愈率(55%)低于中青年人群 70%~89%TBSA 的治愈率(69%),12 例烧伤面积大于 90%TBSA 的老年患者病死率达 100%。根据统计数据,笔者提出老年烧伤严重程度分类标准:30%~49%TBSA 为大面积烧伤,≥50%TBSA 为极大面积烧伤。

表2-3　106家单位2 103例大面积烧伤不同年龄组治愈率分析表

烧伤面积 / (%TBSA)	≤14岁 (n=485)			15~59岁 (n=1 673)			≥60岁 (n=325)		
	总例数	治愈例数	治愈率	总例数	治愈例数	治愈率	总例数	治愈例数	治愈率
30~49	369	323	87.53%	791	719	90.90%	146	81	55.48%
50~69	50	37	74.00%	307	252	82.08%	59	27	45.76%
70~89	10	5	50.00%	194	134	69.07%	41	10	24.39%
90~100	6	2	33.33%	118	47	39.83%	12	0	0.00%

TBSA. total body surface area,总体表面积。

四、糖尿病与烧伤严重程度分类

临床工作中发现,糖尿病患者发生大面积烧伤时,救治难度会大大增加。分析来自106家三甲医院烧伤科的2 103例大面积烧伤患者发现,其中101例合并糖尿病的患者治愈率显著低于相同烧伤面积区域的非糖尿病患者,与高一级烧伤面积区域的非糖尿病患者基本一致(表2-4)。据此,笔者以为合并糖尿病的大面积烧伤患者的严重程度分类,应有别于普通患者,才能更好地反映病情:30%~49%TBSA为特重度烧伤,50%~79%TBSA为大面积烧伤,大于80%TBSA为极大面积烧伤。

表2-4　106家医院101例大面积烧伤糖尿病患者治愈率法分析

烧伤面积 (%TBSA)	糖尿病患者 (n=101)			非糖尿病患者 (n=2 002)			合计 (n=2 103)		
	总例数	治愈例数	治愈率	总例数	治愈例数	治愈率	总例数	治愈例数	治愈率
30~49	51	37	72.55%	1 255	1 086	86.53%	1 306	1 123	85.99%
50~69	22	13	59.09%	394	303	76.90%	416	316	75.96%
70~89	20	7	35.00%	225	142	63.11%	245	149	60.82%
90~100	8	0	0.00%	128	49	38.28%	136	49	36.03%

TBSA. total body surface area,总体表面积。

五、降钙素原与烧伤严重程度分类

降钙素原(procalcitonin,PCT)是降钙素的前肽物质,由116个氨基酸组成,分子量约为13kD,包括N端84个氨基酸、降钙素和抗钙素三部分。生理条件下,PCT主要由甲状腺C细胞产生,并通过特异蛋白水解酶裂解出降钙素,继而在机体钙代谢中发挥作用,故健康人血浆中PCT含量极低(<0.01ng/ml)。严重细菌感染时,机体先天性免疫系统识别病原体表面脂多糖中携带的病原体相关分子模式

(pathogen associated molecular pattern, PAMP),引起全身炎症反应。在内毒素及炎性细胞因子的刺激下,甲状腺以外的多种组织细胞中降钙素基因的表达上调,产生大量 PCT。然而,这些组织器官因缺乏特异蛋白水解酶不能裂解 PCT,未裂解的 PCT 大量释放,导致血浆中 PCT 浓度显著升高。线粒体在进化方面与细菌的相似程度很高,是细胞内除了细胞核外,唯一具有 DNA 的细胞器。严重创伤、休克、大手术等非感染情况下,大量崩解、坏死的组织细胞中的线粒体破裂,释放出与 PAMP 具有相似宿主反应的损伤相关分子模块(damage-associated molecular pattern, DAMP),也能被免疫细胞表面的模块识别受体识别,引起类似严重感染的全身炎症反应,导致 PCT 的升高。

大面积烧伤后 48 小时内,也称为休克期,一般尚未出现严重感染,但血清 PCT 水平的显著升高在临床实践中较为常见。笔者课题组回顾性分析 139 例特重度烧伤(≥50%TBSA)患者的病例资料,探讨了休克期 PCT 水平升高的影响因素及临床意义。分析显示,72 名(51.8%)患者在休克期表现出 PCT 水平的显著升高(≥2ng/ml),然而根据临床表现和检验结果,这些患者并无明显的感染征象,提示伤后早期 PCT 水平的升高不是由感染因素引起的。相关性分析显示,血清 PCT 水平与烧伤面积($r=0.440$, $P<0.001$)、烧伤指数($r=0.463$, $P<0.001$)成正相关,但并不完全平行。同时,休克期 PCT 水平也与年龄、延迟复苏时间、吸入性损伤、急性生理学和慢性健康状况评价 II(acute physiology and chronic health evaluation II, APACHE II)和脓毒症相关性器官功能衰竭评价(sepsis-related organ failure assessment, SOFA)成正相关,提示其升高的程度是由皮肤损伤、休克、应激反应及脏器损伤等多种非感染因素共同导致的,是烧伤严重程度的综合反映(表 2-5)。此外,休克期 PCT 水平与病死率成正相关,PCT 高于 3ng/ml 时,病死率上升至 30%,PCT 高于 5ng/ml 时,病死率可高达 50%。死亡患者休克期 PCT 峰值显著高于生存患者[11.16(3.57~22.95) vs. 1.48(0.64~4.32), $P<0.001$],其预测死亡结局的 ROC 曲线下面积(AUC)为 0.788,最佳阈值为 5.4ng/ml,具有较高的灵敏度(70.4%)和特异度(81.3%)(表 2-6,图 2-5)。

休克期过后,创面肉芽屏障尚未形成,全身系统器官功能也未从严重的休克打击中完全恢复,加之创面存在大量坏死组织和渗出物,适于细菌繁殖,极易发生感染,病程进入感染期。分析显示,感染期出现 PCT 水平显著升高(≥2ng/ml)的患者中,有一半以上(51.5%)发生全身性的严重感染,说明感染期 PCT 水平一方面与损伤程度相关,另一方面是由全身感染导致的。死亡患者感染期 PCT 峰值显著高于生存患者[22.29(9.34~64.23) vs. 1.59(0.77~4.43), $P<0.001$],AUC=0.93,评估预后的最佳阈值为 8.5ng/ml,此时灵敏度和特异度分别为 85.2%、88.4%(表 2-6,图 2-5)。

进一步通过多因素 Logistic 回归分析校正了影响预后的变量,显示休克期 PCT 峰值 >5.4ng/ml(OR=5.33)和感染期 PCT 峰值 >8.5ng/ml(OR=14.49)均为死亡预测的高风险阈值,提示 PCT 可作为大面积烧伤患者病情严重程度评估和预后判断的有效生物标志物,超出阈值的高 PCT 水平提示不良预后风险增加,临床中应提高警惕并改进治疗方案。

表 2-5　特重度烧伤患者血清 PCT 水平与部分病情严重程度影响因素的相关性分析

参数	PCT-SP		PCT-IP	
	r	P	r	P
年龄	−0.241	0.004	−0.068	0.430
性别（女）	−0.199	0.019	0.239	0.005
致伤原因				
火焰烧伤	0.198	0.019	0.179	0.041
热液烫伤	−0.066	0.437	−0.078	0.297
化学烧伤	0.167	0.086	0.133	0.125
烧冲复合伤	0.211	0.012	0.172	0.055
烧伤总面积	0.440	<0.001	0.452	<0.001
烧伤指数	0.463	<0.001	0.524	<0.001
吸入性损伤程度				
轻度	0.169	0.081	0.124	0.146
中度	0.341	<0.001	0.332	<0.001
重度	0.513	<0.001	0.498	<0.001
延迟复苏时间	0.245	0.004	0.241	0.004
APACHE II	0.349	<0.001	0.339	<0.001
SOFA	0.516	<0.001	0.549	<0.001

PCT-SP. 休克期血清降钙素原峰值；PCT-IP. 感染期血清降钙素原峰值；SOFA. 脓毒症相关性器官功能衰竭评价；APACHE. 急性生理学和慢性健康状况评价。

表 2-6　特重度烧伤患者血清 PCT 水平与病死率的相关性分析

PCT-SP				PCT-IP			
浓度 /(ng·ml⁻¹)	总例数	病死例数	病死率	浓度 /(ng·ml⁻¹)	总例数	病死例数	病死率
<0.50	23	1	4.3%	<0.50	15	0	0
0.50~0.99	23	2	8.7%	0.50~0.99	25	0	0
1.00~1.99	21	1	4.8%	1.00~1.99	31	1	3.2%
2.00~4.99	29	4	13.8%	2.00~4.99	20	2	10.0%
5.00~9.99	16	5	31.3%	5.00~9.99	17	4	23.5%
10.00~19.99	12	6	50.0%	10.00~19.99	9	4	33.3%
≥20.00	15	8	53.3%	≥20.00	22	17	77.3%
r		0.395		r		0.584	
P		<0.001		P		<0.001	

PCT-SP. 休克期血清降钙素原峰值；PCT-IP. 感染期血清降钙素原峰值。

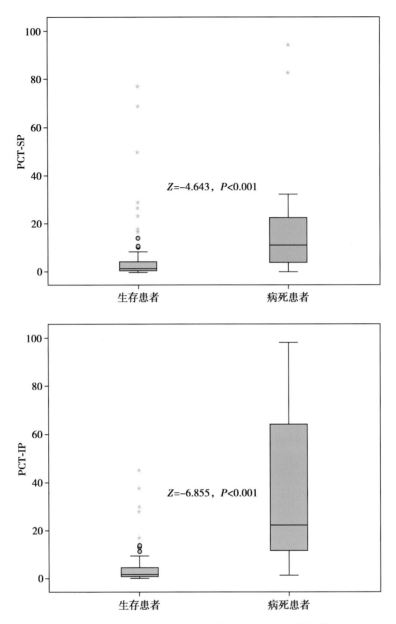

图 2-5　生存患者与病死患者血清 PCT 水平的比较

PCT-SP. 休克期血清降钙素原峰值；PCT-IP. 感染期血清降钙素原峰值。

（申传安　程文凤　刘馨竹　刘兆兴）

【参考文献】

［1］CHENG W F,WANG S J,SHEN C A,et al. Epidemiology of hospitalized burn patients in China：a systematic review［J］. Burns Open,2018,2（1）:8-16.

［2］程文凤. 中国烧伤流行病学研究现状及多中心大面积烧伤患者流行病学调查分析［D］. 北京：中国人民解放军医学院,2017.

［3］程文凤,申传安,赵东旭,等.中国老年烧伤患者流行病学研究现状分析［J］.中华损伤与修复杂志(电子版),
2017,12(1):69-71.

［4］程文凤,赵东旭,申传安,等.14岁以下儿童大面积烧伤的多中心流行病学调查［J］.中华医学杂志,2017,
97(6):462-467.

［5］刘兆兴,张改巾,刘佳颖,等.血清降钙素原用于烧伤脓毒症早期诊断的临床研究［J］.现代生物医学进展,
2019,19(6):1069-1073.

［6］程文凤,申传安,赵东旭,等.我国烧伤流行病学研究文献计量学分析［J］.中华烧伤杂志,2017,33(4):
233-237.

［7］REN B,ZOU G,HUANG Y,et al. Serum levels of HSP70 and other DAMP proteins can aid in
patient diagnosis after traumatic injury［J］. Cell Stress and Chaperones,2016,21(4):677-686.

［8］PARLI S E,TRIVEDI G,WOODWORTH A,et al. Procalcitonin:Usefulness in Acute Care
Surgery and Trauma［J］. Surgical Infections,2018,19(2):131-136.

第三章

烧伤急救与后送的新策略

第一节 现 场 急 救

现场急救是烧伤救治最早的一个关键环节,方法是否得当直接影响后续治疗和预后。特别是突发事件导致的成批烧伤,现场急救的及时、有序非常重要。现场急救的基本原则是尽快终止或脱离致伤源,迅速综合检查和判断伤情,给予伤员适当的急救治疗和做好转运准备。

一、脱离致伤源

尽早脱离致伤源,减少致伤时间是烧伤现场急救的首要措施。除一过性爆燃外,多数烧伤过程,如衣物着火、化学烧伤、电接触烧伤等,均有一定的致伤时间,且烧伤面积与深度往往与致伤时间成正比。特别是意识障碍或局部感觉障碍导致的接触性烫伤,如一氧化碳中毒后炉壁烫伤、暖水袋烫伤等,致伤时间成为烧伤深度的决定性因素。因此,及时脱离致伤源、终止致伤过程可以减轻伤情。

火焰烧伤时,应迅速脱离热源,就地翻滚,靠身体压灭火苗,或跳进附近的水池与河沟内灭火,或用被子、毯子、大衣等覆盖,靠隔绝空气灭火,尽快脱去着火或者被热液或化学物质浸渍的衣物,以免致伤源继续作用,加深创面。电接触伤时,应尽快切断电源,切记在未切断电源前,急救者不要接触伤员,以免自身触电。对于意识障碍或因伤失去移动能力的伤员,使用灭火器灭火急救时,应避免造成伤员窒息。

二、急救措施

脱离致伤源,终止致伤过程后,应尽快综合判断病情,给予伤员适当的急救治疗。

(一) 首先检查生命征及有无危及生命的复合伤

心搏、呼吸停止的伤员应立即行胸外心脏按压和人工呼吸,同时迅速后送至就近医疗单位进行处理。对于呼吸道梗阻导致呼吸困难或窒息的伤员,应尽快建立有效的通气途径,如紧急气管切开或环甲膜穿刺。对大出血、开放性气胸、中毒等严重复合伤伤员,应首先对症处理,然后就近后送。

(二) 吸入性损伤处理

合并严重吸入性损伤的伤员,虽然可能伤后即时没有呼吸道梗阻现象,但是伤后很快就会因呼吸道充血水肿,引发上呼吸道梗阻,危及生命。因此,明确有严重吸入性损伤的伤员,如条件允许,可在现场或就近医院行紧急气管插管,以确保呼吸道通畅。对于吸入性损伤可疑伤员,应密切监护呼吸道通畅情况。

(三) 创面处理

1. 冲洗　化学烧伤创面应尽快使用大量清洁水或就近水源冲洗,尽量冲淡、清除创面残留的化学物质。如条件允许,可采用相应的中和剂冲洗,但切记不能因为等待中和剂而耽误冲洗时机。头面部化学烧伤时,应优先冲洗眼睛,冲洗务必彻底。生石灰烧伤,应首先移去体表石灰粉末再冲洗,以防石灰与水反应生成氢氧化钙的过程产热加重烧伤。

2. 冷疗 冷疗可以防止热力继续加深创面,并可减轻疼痛、减少渗出和减轻水肿。热力烧伤后越早冷疗越好,在患者可以耐受的前提下温度越低越好,常用自来水或加入冰块的冷水冲洗或浸泡,或冷水毛巾湿敷,持续半小时至 1 小时。对于大面积烧伤伤员,禁忌用冷水浸浴,以免加重应激。

3. 包扎 创面现场处理应以简单包扎、防止污染为原则。有条件时采用无菌敷料包扎,或用被单、衣物简单覆盖。忌涂有颜色的药物,如甲紫、红汞等,以便于到达医院后,观察创面,准确判断烧伤深度与伤情。寒冷季节,应注意伤员保暖。

(四) 补液治疗

短时间内大量体液丢失,有效循环血量锐减,脏器发生缺血缺氧性损伤是大面积烧伤早期组织损害的核心原因。因此,烧伤后补液越早越好。

1. 口服补液 急救现场,特别是战时一般不具备输液条件,伤员一般可首先通过口服补充液体。液体可选用烧伤饮料或含盐饮料,如加盐的米汤等,不宜单纯大量口服纯水。但大面积烧伤后缺血缺氧导致胃肠道蠕动减慢,吸收能力下降,短时大量口服液体难以吸收,易引发呕吐。

2. 静脉补液 如果条件允许,应尽快为大面积烧伤伤员建立有效的静脉通道,实施补液。烧伤面积超过 10% TBSA 的小儿或老年伤员,更容易在短时间内发生休克,应尽早静脉补液。

3. 腹腔补液 在战场环境下,严重烧伤后早期现场或转移后送救治阶段常由于环境恶劣、交通破坏、医疗资源匮乏及后送延迟等因素,使常规静脉途径复苏难以开展或及时实施,导致休克和休克后脏器损伤并发症的发生率大大增加。腹腔补液是指通过腹腔穿刺将液体注入腹膜腔内的液体复苏方法,具有穿刺点固定、操作简单、受环境因素影响小、可快速完成液体输注的特点,是静脉输液通道建立困难的情况下,实现快速补液的有效途径。

(五) 复合伤治疗

对合并骨折、颅脑损伤、脊柱损伤或胸腹部损伤的伤员,应及时对症处理,并优先后送至邻近医院,做进一步急救处理。

1. 镇静镇痛 烧伤后,患者一般都有明显的疼痛,大面积烧伤往往伴有恐惧、烦躁等症状,适当的镇静镇痛能够缓解患者痛苦,同时也能减轻过度应激所带来的损害。对于年老体弱、婴幼儿或合并颅脑外伤等严重复合伤的患者,应慎用镇静镇痛药物,剂量小无助于镇痛,剂量大患者昏沉易掩盖病情变化。持续躁动不安者应考虑有休克因素,应加强抗休克措施。

2. 填写表格、记录伤员信息 应及时记录伤员基本信息,填写致伤原因、烧伤面积、深度、复合伤情况和处理措施,为后送途中及住院后进一步治疗提供参考。

第二节 烧伤患者入院早期处理程序

烧伤伤员经过现场急救处理后,应该迅速送至附近医院,开展进一步的抢救治疗,根据医院专科的具体情况,决定是否继续后送。后送途中,注意监护生命体征,开展力所能及的急救治疗,如吸氧、补液等。

一、严重复合伤的抢救治疗

合并危及生命的严重复合伤的患者,如心搏骤停、呼吸停止、大出血、颅脑损伤、胸腹损伤等,应该首选距离最近的医院,分秒必争地赢得抢救时机。患者到达医院后,在开展复合伤急救的同时,对于严重烧伤患者,特别是合并头面部烧伤、吸入性损伤、肢体环形深度烧伤者,应积极联系烧伤专科人员协助治疗,以免因耽搁治疗时机带来不必要的严重并发症。复合伤病情稳定后,根据具体情况转往本院或其他医院烧伤专科治疗。

二、烧伤患者入院早期处理程序

一般伤员,应首选有烧伤专科的当地医院治疗,如当地医院没有烧伤专科,应在急救治疗的同时,联系会诊,使专科技术力量前伸,尽快开展正规的专科治疗,同时指导后送前的准备工作。

(一)轻度烧伤和无休克表现的中度烧伤

1. 进一步判断伤情　计算确切的烧伤面积,重点检查气道是否通畅、有无复合伤或中毒、有无需要切开减张的环形焦痂。

2. 镇静、镇痛　疼痛明显者,应酌情使用镇痛镇静药物,减轻患者痛苦。

3. 创面处理　清洁、消毒和包扎创面,尽量避免创面感染;注意体位引流,减轻创面肿胀。

4. 基础病治疗　对于合并偏瘫、脑卒中、糖尿病等基础病的患者,应重视综合治疗,特别是应加强糖尿病患者的血糖水平调理,以免影响创面愈合,在口服降糖药物效果不佳时,可及时改用胰岛素,待创面愈合后,再改用口服降糖药物。

(二)重度烧伤、特重度烧伤和已有休克表现的中度烧伤

1. "三管"通畅

(1)保持呼吸道通畅:合并吸入性损伤的患者,应密切注意呼吸道的通畅问题,条件许可时,可行纤维支气管镜检查明确诊断、指导治疗措施。

(2)建立有效的输液通道:在外周静脉允许的情况下,尽快建立通道,快速补液;大面积烧伤没有外周静脉可用的情况下,可行颈外静脉、锁骨下静脉或股静脉穿刺,留置静脉导管快速输液。一条静脉输液通道达不到要求时,可"双管齐下",延迟复苏的患者,可静脉注射液体 1 000~2 000ml,以尽快补充血容量。液体注射的顺序是电解质溶液 500ml、5% 葡萄糖溶液 500ml、胶体 500ml,循环交替输入。入院

之初血液制品尚未到位时,先输右旋糖酐或血定安等血浆代用品作为胶体,但原则上应该尽快输注血浆,尽量不用或少用血浆代用品。

(3) 留置尿管:根据尿量调整补液速度,早期根据尿色判断有无肌红蛋白尿。

2. 实验室检查　迅速抽血查血常规、血细胞比容(hematocrit,HCT)、电解质、肌酐、尿素氮、肝功能,有条件者还要查血气、血黏度、渗透压;同时查血型和交叉配血。

3. 复苏补液,抗休克治疗　大面积烧伤早期补液应把握好时机、途径、成分、量、速度等问题。

(1) 补液时机越早越好。

(2) 补液途径:应以静脉为主,口服为辅,早期适量分次口服补液有利于保护胃肠道功能。

(3) 补液成分:晶体:胶体 = 1:1,晶体、胶体和水交替补充,选用晶体溶液应注意电解质平衡,生理盐水含氯离子偏高,可选用平衡盐溶液,胶体最好以血浆为主,可适量使用血浆代用品及人血白蛋白。

(4) 补液量:应在参考补液公式的基础上,根据患者具体情况调整,如气管切开和应用悬浮床的患者应适当增加补液量。

(5) 补液速度:前 8 小时应输入第一个 24 小时总液量的 1/2,依据尿量调整补液速度,维持尿量在 60~80ml/h。婴幼儿和年老体弱患者对循环容量变化的承受能力较差,补液不足时易发生休克,补液过快又易发生肺水肿,因此应重视单位时间内补液速度,及时调整。

4. 早期药物应用

(1) 破伤风抗毒素:烧伤深度较浅、创面较干净、来院就诊较早的伤员,发生破伤风的可能性不大,不需要注射破伤风抗毒素;烧伤创面深、污染重,尤其来自农村或建筑工地的伤员则需要预防性使用破伤风抗毒素,皮试阳性者,实施脱敏法注射。

(2) 抗生素:大面积烧伤创面大,短期内无法封闭创面,感染几乎难以避免。但烧伤后早期缺乏细菌学证据,主要是经验性用药,可参考病房细菌学变迁,选用广谱抗生素。

(3) 碱性药物:大面积烧伤后,血流灌注不足,组织缺血缺氧,乏氧代谢,乳酸堆积,易导致机体代谢性酸中毒,特别是深度烧伤面积较大、有环形深度烧伤或电接触烧伤的患者,宜静脉滴注适量碳酸氢钠(5%碳酸氢钠 125ml,1~2 次),一方面调整血液酸碱平衡,另一方面可碱化尿液,保护肾功能。

(4) 氧自由基清除剂:组织细胞缺血/再灌注,会产生大量氧自由基,加重组织损害。在充分补液的前提下,可选用甘露醇和维生素C等药物清除氧自由基。

(5) 利尿药:延迟复苏患者,在充分补液后,如果尿量仍然较少或无尿,可使用利尿药,如呋塞米 20mg 静脉壶注入。

(6) 脏器保护用药:大面积烧伤是伤在体表,累及全身,伤后早期就会因为灌注不足,导致组织缺血缺氧,而累及脏器组织。早期有针对性地使用药物保护脏器组织,对防治并发症具有重要意义。

5. 创面处理

(1) 环形焦痂:环形深度烧伤,往往会因局部组织水肿,张力过高,导致深部组织坏死和/或远端末梢血供障碍,颈部环形焦痂可能会影响呼吸道通畅,胸部环形焦痂可能会限制呼吸动度,均应尽快切开减张。减张会使伤口出血和渗出液量明显增加,应注意仔细止血,增加液体补充,尽快手术封闭创面。

（2）一般创面处理：在清洁、消毒后，肢体创面一般选择包扎，躯干创面可采用半暴露治疗。呈焦痂状的深度创面可暴露，外涂1%碘酊（2%碘酊与75%酒精按照1∶1比例混合制备），持续热风保持痂皮干燥，等待手术治疗。

6. 营养支持与调理

（1）早期肠内营养：大面积烧伤后早期，由于胃肠道缺血缺氧，吸收和蠕动功能下降，因此适宜分次少量进流食或半流食，如面汤、米汤、鸡汤、酸奶等。早期适当的肠内营养对刺激胃肠道蠕动和防治细菌移位有积极的意义。

（2）全肠内营养：在休克期过后，随着患者胃肠功能逐步恢复，蠕动增强，应逐步增加肠内营养的供给量。肠内营养的供给对于大面积烧伤救治非常重要，在鼓励患者增加经口饮食的同时，应通过鼻饲管供给营养液，如肠内营养混悬液（能全力）、肠内营养粉剂（安素）等。应用鼻饲营养液时，应注意营养液的浓度、温度、滴注速度和时机，根据患者适应情况，逐渐调整。

（3）肠外营养：对于营养供给途径，应以肠内营养为主，尽量避免静脉营养，以减少导管脓毒症的发生。在出现消化道功能严重障碍的情况下，如消化道出血、严重腹胀等，可选择静脉营养。按照糖∶脂肪∶蛋白质＝4∶4∶2的能量比例，计算患者需要量，并根据胃肠道功能恢复情况，尽快向全肠内营养过渡。

（4）营养补给量：严重的创伤和应激在短时间内会导致机体储备能量大量消耗，及时的营养补给对增强机体抵抗力非常重要。应严格量化营养供给量，每日总结口服热量和鼻饲热量，判断补给量是否达到患者需求。

（5）营养调理：大面烧伤后，由于剧烈的创伤应激导致促分解代谢物质，如儿茶酚胺、皮质醇、肿瘤坏死因子 -α 等分泌增加；促合成代谢激素（如胰岛素）分泌相对不足，周围组织敏感性下降，导致机体发生以高分解代谢为特征的代谢紊乱现象。目前，临床上使用生长激素和胰岛素调理代谢，取得了较好的效果。可按照胰岛素∶葡萄糖＝1∶4~1∶6，结合静脉持续泵入的方式，根据血糖水平随时调整胰岛素用量。

第三节　后　　送

目前我国的烧伤中心主要集中在大型城市，中小城市及农村和边远地区的烧伤救治技术力量和设备尚薄弱。因此，及时的专科技术力量前伸和后送是提高大面积烧伤治疗成功率的关键环节。

一、专科技术力量前伸

在当地医院缺少富有救治大面积烧伤经验的专业人才时，应尽快联系会诊，请专家指导早期抢救及后送，可通过视频通话及时实现早期紧急会诊。早期治疗是否及时、妥当，对减少并发症的发生、提高救治成功率非常关键。

二、后送时机

后送时机要根据烧伤的严重程度、患者机体状况、后送距离和运输工具而定。休克期不是大面积烧伤患者后送的禁忌,如果患者没有休克表现,又能在伤后 4~6 小时内到达后送机构,可以在补液抗休克的同时后送。血流动力学不稳定的患者,需要在专科人员的指导下,就地复苏补液抗休克,病情稳定后再后送。

三、后送前准备

1. 运输工具的选择　远程运输以飞机或者高铁最为理想,在飞机上体位宜横放,以防起落时对脑部血供造成不利影响。距离在 500km 以内,可选用直升机或救护车转运,高速公路的快速建设和救护车条件的改进,能满足大部分患者转运需求,包括需要呼吸机支持的患者。

2. 保持有效的静脉通道　保证按计划输液。液体首选塑料袋包装,可在悬挂不方便时,通过加压维持补液。

3. 保持呼吸道畅通　伴有轻度吸入性损伤者,需保持头抬高位,中度吸入性损伤者需气管插管,重度则需行气管切开,避免转送途中发生窒息。

4. 留置尿管　定时观察尿量,维持尿量在 60~80ml/h。①包扎创面,以防途中污染;②伴有复合伤的患者,根据轻重,判断是否需要处理;③备齐转运途中治疗用品;④整理好医疗文件,以利于收容医院了解病情及治疗经过。

四、后送途中注意事项

1. 将输液管道及尿管固定好,保持畅通。

2. 寒季注意保暖。

3. 口渴的患者可少量多次口服烧伤饮料或含盐液体,一次不宜超过 50ml,谨防呕吐。

4. 对于疼痛难忍的患者可少量给予镇静镇痛药,若过量易掩盖病情变化;密切观察病情,监测生命体征,记录尿量,根据临床表现给予对症处理。

五、接诊医院的早期处理程序

1. 病情评估　监测患者生命体征,判断有无危及生命的急症,如休克、呼吸窘迫综合征、急性肾衰竭等,保持呼吸道通畅。

2. 更换创面敷料　计算创面面积和判断创面深度,留取创面细菌培养标本,根据情况处理创面。

3. 抽血行全面化验检查　判断全身炎症反应程度、有无电解质紊乱和低白蛋白血症、分析脏器损害程度。

4. 详细记录受伤过程　记录院前处理措施和转运途中病情变化,全面了解患者既往病史。

5. 根据上述资料确定诊断,以"迅速纠正并发症,尽快封闭创面,加强营养支持与代谢调理,调理免疫,控制感染,保护脏器"为基本原则,制订综合治疗计划。

6. 向患者及其家属说明病情及治疗计划。

第四节　成批烧伤伤员救治的组织

成批烧伤是指同一致伤原因、同一时间引起的多人烧伤,一般情况烧伤患者总数在 10 例以上,或严重烧伤超过 5 例为成批烧伤。

一、成批烧伤的特点

1. **伤员多**　受伤人数众多,现场秩序混乱,伤员难以开展自救互救。

2. **病情复杂**　成批烧伤不仅人数多,且因受伤时奔跑呼喊、踩踏等导致部分伤员会伴有吸入性损伤和复合伤。现场援救人员往往不具备烧伤专科临床工作经验,难以开展大规模有效的补液抗休克治疗,休克发生率高,延迟复苏会导致脏器功能损害、创面感染等并发症的发生率升高,伤情的复杂性和救治难度加大,病死率增加。

3. **救治任务重**　成批烧伤救治过程中,从现场急救、后送到早期处理;从补液抗休克、抗感染到创面处理,以及后勤保障、物资供应等工作,都很繁重,需要大量的人力物力,因此,科学、有序的组织抢救是成批烧伤救治的关键所在。

二、成批烧伤伤员救治的组织

(一)现场抢救的组织

成批烧伤受伤人数众多,现场秩序混乱,伤情复杂,首批到达现场的医务人员,应迅速对伤员进行初次分类,主要找出有休克、呼吸道梗阻、大出血等危及生命并发症的伤员,给予及时的抢救措施,并优先后送。对暂时没有并发症的重伤员,也应优先开始补液抗休克,尽快后送。对轻伤员应及时安抚,依次后送治疗。

(二)成批烧伤患者入院的早期处理程序

分类急救是成批烧伤收容的重要一环。在接诊成批烧伤伤员时,应由高年资烧伤专科医师会同急诊科、脑外科、普通外科、眼科等其他专科医师对患者进行分类,并及时发现危及生命的并发症,尽快处理。伤员一般应分为有并发症的特重伤员、重伤员和轻伤员,分别入住相应的病房。入住病房后,由相应的主管医师进一步评价病情,开展治疗。

(三)成批烧伤患者入院后救治的组织

成批烧伤的早期就地治疗的组织工作,应有统一的领导,有序进行,一般可组建以下机构。①应急指挥组:由当地政府和医院领导组成,负责人员调配、物资保障、运输协调和组织分流的指挥工作。②专家组:由上级医院烧伤专科的专家和其他专科负责人组成,指导治疗。③治疗组:以烧伤科主任为组长,医师和护士根据具体情况分为若干组,必要时组内可补充其他专科医师及护士,负责伤员的治疗工作。如条件允许,1名严重烧伤伤员,可由1名高年资专科医师、1~2名住院医师组成1个特医组,每2名严重烧伤伤员,配备1组护理人员。轻伤员由专人负责治疗,以免忽视病情,由轻变重。④药品器材检查保障组:由药剂科、器械科、血库和辅诊科室的相关人员组成,负责药品、器械、敷料和血制品的采购与供应,以及化验检查、放射检查、B超检查等。⑤后勤组:负责伤员营养供给,调配车辆运输等后勤事务。

(四)成批烧伤的分流后送

1. 正确认识分流的重要性　各级领导和专业人员均要正确认识成批烧伤救治的复杂性和困难性,实事求是地评价当地医院专科的救治水平和技术力量,以抢救伤员为责任,避免本位主义,在条件允许的情况下,尽快组织必要的分流和后送。即使成批烧伤发生在中心城市,首诊单位是烧伤中心,也应客观评价救治能力,可适当分流轻伤员,以便集中力量救治重伤员。

2. 成批烧伤分流后送的组织

(1)分流后送前的准备:伤员应分类并填写伤票,标明伤员的姓名、性别、年龄、诊断、简要治疗过程,以便接收医院查对和参考。

(2)后送:后送工具主要由后送距离、路程特点及具体经济条件决定。中、短距离后送以救护车为佳,长途转运以飞机最为理想。在经飞机长途转运时,应该注意以下事项:陆—空、空—陆衔接要紧密;轻伤员先登机,后离机;重伤员后登机,先离机;成立临时重症监护区,便于途中监护重症患者。伤员横放于机舱,以减少飞机起飞和降落时对血流动力学的影响(图3-1)。

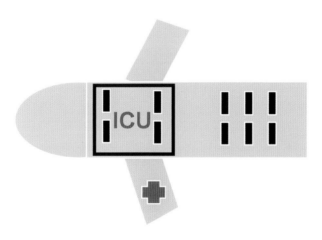

图3-1　成批烧伤空运后送机舱内设置示意图

多年来,中国人民解放军总医院第四医学中心烧伤学科先后收治了来自国内二十多个省(自治区、直辖市)的50余批次成批烧伤伤员,最多一批32名,总共近300余名成批烧伤患者,其中大面积烧伤200余例,面积最大的1例为烧伤总面积100%,其中Ⅲ度烧伤面积达95%TBSA。后送时机跨越了烧伤后的各个时期,救治成功率达98.5%,最大限度地降低了伤残率。

(申传安　李大伟)

第四章

烧伤休克防治新措施

第一节　烧伤休克复苏方案

休克是大面积烧伤患者早期最严重的并发症之一。随着大面积烧伤救治水平的不断提高，休克期病死率显著下降，但休克期度过不平稳，发生延迟复苏、组织缺血缺氧性损伤、脏器功能损害等情况会为后期救治带来很大困难。因此，平稳度过休克期是大面积烧伤救治成功的首个关键环节。

一、烧伤休克补液方案

大面积烧伤会导致机体管控液体的"两个堤坝"严重受损，一是体表皮肤损坏，大量血浆样液体渗出体外丢失；二是血管通透性暂时性升高，大量血管内液体向组织间隙转移。液体的丢失与转移导致有效循环血量快速减少，组织器官灌注减少，引发缺血缺氧性损伤，诱发炎性介质释放，进一步加重组织损伤。

（一）烧伤休克防治关键在"早"

大面积烧伤患者在现场急救或到达医院急诊时，分秒必争地尽早开始补液对平稳度过休克期、减少并发症的发生有重要意义。笔者课题组研究发现，50%TBSA Ⅲ度烧伤小型猪，伤后 0.5 小时 HCT 升高，血液浓缩，心输出量显著下降，组织灌注明显不足，尿量急剧减少，颜色加深，甚至出现肉眼血尿。伤后尽早补充液体，增加有效循环血量，可减轻机体损伤。

（二）烧伤休克补液量

严重烧伤后现场急救早期补液，可以先采用笔者总结的简易急救补液公式，成人"十倍法"［每小时补液量（ml）= 烧伤总面积 %×10］估算成人补液速度（表 4-1），小儿"十倍法"［每小时补液量（ml）= 体重（kg）×10］估算小儿补液速度（表 4-2），随后尽早开展烧伤专科正规化补液。有许多公式可用于烧伤休克补液量的估算，如笔者单位提出的"304 公式"：成人烧伤后第一个 24 小时补液总量按照每 1% 烧伤面积、每千克体重，胶体和晶体溶液各 0.9ml，加以每日所需基础水分 2 000ml 计算，伤后 8 小时补充总量的一半，后 16 小时补入另一半；伤后第二个 24 小时每 1% 烧伤面积、每千克体重补充胶体和电解质溶液各 0.7ml，加以每日所需基础水分 2 000ml。小儿烧伤补液与成人相比，更要注重生理需要量的补充，在此基础上，按照个体反应，调整补液量和速度。影响补液量的因素有很多，如创面深度、延迟复苏、血浆使用、悬浮床、焦痂切开减张、年龄、吸入性损伤等。因此，公式只是指导，具体补液量需要按照个体反应和检测指标来调整。

成人和小儿"十倍法"补液公式，供急救人员使用方便，特别是非烧伤专科医护人员，简单易记，好开展。表格数据显示，根据"十倍法"估算的严重烧伤后每小时补液量（第一个 8 小时）与专科公式计算的结果相差甚微，只有小儿特大面积烧伤需要略做调整。

表 4-1 成人(70kg)烧伤补液速度计算公式比较(第一个 8 小时)

烧伤面积 /(%TBSA)	补液速度 /(ml·h⁻¹)			
	十倍法	304 补液公式	第三军医大学公式	Evans 公式
30	300	360	322	388
50	500	519	453	563
70	700	676	584	738
90	900	834	716	913
比值(十倍法：其他公式)				
30	—	0.83	0.93	0.77
50	—	0.96	1.10	0.89
70	—	1.04	1.20	0.95
90	—	1.08	1.26	0.99

304 补液公式:[%TBSA× 体重(kg)×(0.9+0.9)+2 000]ml;

第三军医大学补液公式:[%TBSA× 体重(kg)×(1.0+0.5)+2 000]ml;

Evans 公式:[%TBSA× 体重(kg)×(1+1)+2 000]ml;

"十倍法"补液公式:(%TBSA×10)ml。

表 4-2 儿童烧伤补液速度计算公式(第一个 8 小时)

年龄 / 岁	体重 /kg	十倍法 /(ml·h⁻¹)	小儿补液公式 /(ml·h⁻¹)			
			30%TBSA	50%TBSA	70%TBSA	90%TBSA
1	10	100	100~131	125~156	150~181	175~206
2	12	120	120~157	150~187	180~218	210~248
5	18	180	115~171	154~210	194~250	233~290
7	22	220	140~209	189~257	237~306	285~354

小儿体重公式(kg):3~12 月龄:[年龄(月)+9]/2;

1~6 岁:年龄(岁)×2+8;

7~12 岁:[年龄(岁)×7-5]/2;

小儿补液公式:2 岁以下:[%TBSA× 体重(kg)×2.0+100~150(ml×kg)]ml;

2 岁以下:[%TBSA× 体重(kg)×1.75+50~100(ml×kg)]ml;

小儿十倍法补液公式:[体重(kg)×10]ml。

(三)烧伤休克复苏辅助药物

要重视烧伤休克复苏辅助药物的应用,例如:清除氧自由基的药物,如维生素 C、甘露醇;减轻水肿的药物,如激素、利尿药;碱化尿液、保护肾小管的药物,如碳酸氢钠溶液;抗感染药物,如抗生素。此外,对于伤前有基础疾病的患者,应注意降压药、抗凝血药、降糖药、甲状腺功能减退药物等的应用。

（四）创面管理

笔者特别强调环形焦痂的及时切开减张，切开减张的过程中要充分止血，必要时需及时补充红细胞。

（五）管道管理

大面积烧伤的早期救治一定要做到有序、无菌，创面的管道管理很重要。如果有外周静脉，可通过留置粗的套管针补液抗休克。动脉有创监测、脉搏指数连续心输出量（pules-indicated continuous cardiac output，PICCO）、Swan-Ganz导管非必要时尽量不用。气管切开的患者，休克期要关注气管套管的固定，随着颈部软组织的肿胀和消退，及时调整固定带的松紧度，谨防脱管。

二、烧伤休克补液监测指标

（一）基本生命体征

救治危重患者，基本生命体征的监测价值不容忽视。烧伤后休克补液亦是如此。烧伤补液过多、过少都会导致患者神志、心率、呼吸的变化，如患者出现烦躁、心率快、呼吸音清楚和尿少，往往提示补液不足，需要加速补液。

（二）尿量

目前，尿量仍然是监测烧伤休克补液的金标准。尿量直接反映肾血流灌注和微循环情况，后者反映的是有效循环血量和心血管动力状态。一般成人每小时尿量维持在 50~80ml 比较合适，特别瘦或胖的患者，可适当增减。在临床工作中可用以下简捷实用的方法计算尿量，供参考：①中青年，每小时尿量（ml）＝体重（kg）×1.0；②老人和儿童，每小时尿量（ml）＝体重（kg）×0.8。尿量过多或过少都需要及时调整补液速度，以免发生肺水肿或肾功能损伤，甚至休克。如果使用了利尿药，尿量增多，则需要谨慎评判补液是否过多。使用利尿药后，如果尿量不增多，要么是肾功能损伤，要么是补液不足，需要引起重视。

（三）血液分析指标

1. 血细胞比容　大面积烧伤后早期，红细胞会破坏消耗，休克期 HCT 的升高，必然提示有效循环血量的减少，如果 HCT 降低，则需要警惕，判断是否是补液过多，抑或有失血情况的发生，常见的是切开减张伤口出血和消化道出血。

2. 血乳酸　血乳酸水平反映的是机体微循环和组织供氧情况，乳酸值高，代表组织灌注不好，细胞有氧代谢受限，往往是补液不足的表现。

（四）有创监测

1. 中心静脉压监测　休克期补液，中心静脉压（central venous pressure，CVP）测量值偏低往往没有参考意义,不能因为 CVP 偏低就认为补液不足,片面追求提升 CVP,容易导致补液过量;CVP 偏高,需要引起重视,要么是补液过量,要么为肺循环阻力增加。

2. 有创血压监测　严重烧伤后由于大量血浆样液体经创面丢失,血管壁通透性升高,大量血管内液体渗出至血管外组织和间隙,导致有效循环血量快速减少,心脏每搏输出量明显下降,HCT 升高,尿量明显减少,但是由于机体代偿调节,成倍上调血管外周阻力,暂时维持了血压正常。因此,烧伤补液时,有创血压监测意义不大,而且存在感染的风险。

3. 肺动脉楔压和每搏输出量　PICCO 和 Swan-Ganz 导管可以更加直接地测量肺动脉楔压、每搏输出量等指标,在重症领域被广泛应用。笔者以为,一般的烧伤患者都可以通过生命体征、尿量、血乳酸等前述指标来很好地指导复苏补液,不需要使用 PICCO 和 Swan-Ganz 导管。只有特殊的特大面积烧伤出现心肺和肾功能障碍,甚至肾衰竭,确实难以准确判断液体负荷的情况下,可选用 PICCO 或 Swan-Ganz 导管,此类患者多预后很差。

（申传安）

第二节　烧伤腹腔补液新途径

【新技术背景】

缺血、缺氧是严重烧伤造成的基本损害,烧伤后产生的应激反应可立即激活或损伤血管内皮细胞,导致微循环障碍、大量液体丧失、血液灌流不足,进而发生缺血、缺氧,并启动全身炎症反应。救治烧伤休克最有效的方法是及时、充足的液体复苏。液体复苏实施得越晚,病死率越高。快速建立有效的循环通路成为烧伤休克早期实施液体复苏的关键环节。但在某些特殊情况下,如战争、突发事件或自然灾害时,常由于环境恶劣、夜间光线不足、交通破坏、后送延迟及医疗资源匮乏等情况,现场和院前救治阶段的常规静脉液体治疗难以实施或延迟实施,导致休克和休克后脏器损伤并发症的发生率大大增加。休克死亡是可预防的,因此,无静脉输液条件下建立简单、快速、有效的液体复苏途径是野战外科和急救医学的重要课题。

腹膜强大的吸收能力是腹腔复苏得以实现的解剖和生理学基础。一方面,腹膜面积大,是人体面积最大的浆膜,其展开面积约为 $1.8m^2$,与体表面积相近,比两个肾脏的总肾小球滤过面积(约 $1.5m^2$)还要大。腹膜密布血管及淋巴管,是物质转运和交换的主要场所,具有较强的转运能力。另一方面,腹膜是由间皮细胞层、间皮下细胞外基质及两层间基底膜组成的一种半透膜,液体和溶质可通过细胞间连接、跨膜通道蛋白、微胞饮小泡等途径被动运输。因此,腹膜吸收能力强,每小时可吸收相当于 3%~8% 体重的液体。在 10~15 分钟注入约 2 000ml 液体,腹膜能够在 20~30 分钟将液体吸收入血。腹腔补液作为补液的一种途径,特别适合静脉穿刺和持续补液存在困难的情况,如野战条件下复苏补液。

（一）动物实验评价

1. 严重烧伤休克小鼠腹腔途径早期液体复苏效果的研究　目前,笔者课题组正积极探索无静脉输液条件下严重烧伤患者腹腔补液复苏的具体方案。前期课题组采用 30%TBSA Ⅲ度严重烧伤小鼠模型开展研究,首先探索了腹腔补液对严重烧伤小鼠死亡率的影响,结果显示:烧伤不补液组小鼠伤后 48 小时全部死亡,伤后 30 分钟通过腹腔补液后,伤后 48 小时生存率可有效提高至 66.7%,是伤后 2 小时补液组的 2 倍(表 4-3),这说明早期腹腔补液是烧伤休克有效的液体复苏途径之一。

表 4-3　腹腔复苏对严重烧伤休克小鼠生存率的影响

组别	补液时间 /min	样本量	48h 生存率
假伤组		15	100.0%
烧伤不补液组		15	0[a]
腹腔补液 A 组	30	15	66.7%[a,b]
腹腔补液 B 组	60	15	53.3%[a,b]
腹腔补液 C 组	120	15	33.3%[a,b]

[a] $P<0.05$,与假伤组比较;[b] $P<0.05$,与烧伤不补液组比较。

课题组进一步对伤后 30 分钟给予不同腹腔补液剂量进行研究。将小鼠随机分为假伤组、烧伤不补液组和不同剂量的腹腔补液组。经腹腔补液各组分别于伤后 30 分钟经腹腔注射 60ml/kg、80ml/kg、100ml/kg 和 120ml/kg 的乳酸钠林格液。采用生理检测仪动态监测小鼠生命征指标,结果显示,80ml/kg 组腹腔复苏后小鼠生命征指标改善效果最佳:伤后 3 小时和 12 小时,能够恢复平均动脉压(mean arterial pressure,MAP)至伤前的 70% [(95.69±2.35)mmHg vs.(66.90±4.52)mmHg] 和 83% [(95.69±2.35)mmHg vs.(79.11±2.56)mmHg],与烧伤不补液组小鼠比较分别提高了约 29% [(51.96±5.76)mmHg vs.(66.90±4.52)mmHg]和 70% [(46.49±2.38)mmHg vs.(79.11±2.56)mmHg]。

研究发现,并非腹腔补液剂量越大复苏效果越好,适中的腹腔补液剂量能够得到更佳的复苏效果。为深入探究腹腔补液剂量差异对严重烧伤小鼠治疗效果影响的机制,课题组在上述实验的基础上,采集小鼠肝、肾、肺和小肠组织,通过观察脏器水肿和病理损伤情况分析腹腔补液剂量与复苏效果的关系,结果显示,80ml/kg 和 100ml/kg 的中等腹腔补液剂量复苏后,严重烧伤小鼠肝、肾、肺和小肠组织湿干重比值和组织病理损伤评分更低(表 4-4,图 4-1)。更大剂量的复苏液体并未带来更为理想的生命体征及生存率,可能由于一次性输入较大剂量液体导致腹压迅速升高,而过高的腹压可引起大血管回流不畅,影响心肺功能,甚至导致腹腔间室综合征。同时,由于烧伤后血管通透性增加,大量液体吸收后加重组织水肿,反而影响组织细胞灌注,加重脏器损伤,进而影响生存率。

上述结果表明,早期、适量的腹腔补液对严重烧伤休克小鼠的复苏效果确切,既能较长时间地维持血压,带来更高的生存率,又不至于引起严重的脏器并发症,显著提高生存率。

2. 严重烧伤休克小型猪腹腔途径早期液体复苏效果的研究　为了深入评估无静脉输液条件下腹腔补液对严重烧伤早期休克复苏的应用价值,课题组进一步采用 50%TBSA Ⅲ度严重烧伤巴马小型猪深

表 4-4 腹腔复苏对严重烧伤休克小鼠脏器组织湿干重比值的影响

组别	肝	肾	肺	小肠
假伤组	3.05±0.14	3.10±0.16	3.20±0.18	3.15±0.20
烧伤不补液组	4.69±0.20 [a]	4.78±0.24 [a]	4.85±0.22 [a]	4.82±0.19 [a]
腹腔补液 A 组	3.86±0.24 [a,b]	3.94±0.17 [a,b]	3.91±0.18 [a,b]	4.01±0.13 [a,b]
腹腔补液 B 组	3.35±0.13 [a,b,c]	3.41±0.14 [a,b,c]	3.45±0.07 [a,b,c]	3.44±0.12 [a,b,c]
腹腔补液 C 组	3.55±0.21 [a,b,c]	3.58±0.15 [a,b,c]	3.63±0.15 [a,b,c]	3.67±0.13 [a,b,c,d]
腹腔补液 D 组	4.34±0.16 [a,b,c,d,e]	4.48±0.17 [a,b,c,d,e]	4.39±0.17 [a,b,c,d,e]	4.46±0.17 [a,b,c,d,e]

[a]$P<0.05$,与假伤组比较;[b]$P<0.05$,与烧伤不补液组比较;[c]$P<0.05$,与腹腔补液 A 组比较;[d]$P<0.05$,与腹腔补液 B 组比较;[e]$P<0.05$,与腹腔补液 C 组比较。

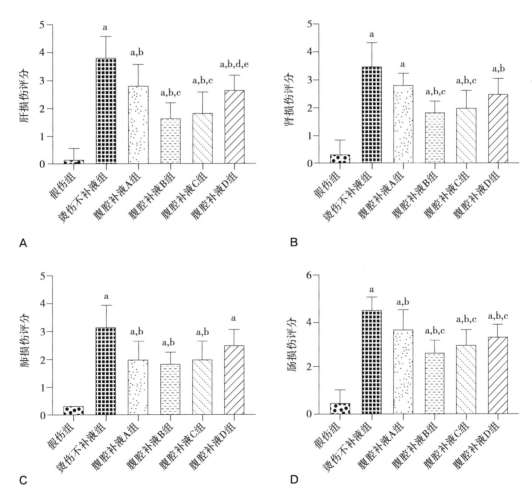

图 4-1 腹腔复苏对严重烧伤休克小鼠脏器组织病理损伤评分的影响

[a] $P<0.05$,与假伤组比较;[b] $P<0.05$,与烧伤不补液组比较;[c] $P<0.05$,与腹腔补液 A 组比较;
[d] $P<0.05$,与腹腔补液 B 组比较;[e] $P<0.05$,与腹腔补液 C 组比较。

入研究,模拟伤后 3 小时内无静脉输注条件的情况下,参照 Parkland 补液公式,计算伤后前 3 小时液体量,采用早期腹腔注射方式一次性给予,并在 3 小时后按烧伤补液公式静脉补液的复苏方案,研究采用 PICCO 监测血流动力学技术观察早期腹腔补液对严重烧伤休克的影响,初步研究结果如下。

(1) 50%TBSA Ⅲ度严重烧伤小型猪在伤后不补液的情况下,伤后早期 MAP 没有出现明显变化,但心输出量迅速下降,伤后 0.5 小时和伤后 1 小时分别下降至伤前的 61%(3.6L/min vs. 2.2L/min)和 50%(3.6L/min vs. 1.8L/min),同时血管外周阻力迅速代偿性升高维持血压变化,分别是伤前的 1.2 倍[2 900(dyn·s)/cm^5 vs. 3 480(dyn·s)/cm^5)] 和 2.3 倍[2 900(dyn·s)/cm^5 vs. 6 670(dyn·s)/cm^5]。但随着时间的延长,体液逐渐丢失,反映机体容量负荷的指标全心舒张末期容积(global end-diastolic volume,GEDV)持续下降,至伤后 3 小时已下降至伤前基线值的约 70%(363ml vs. 254ml),同时心输出量下降至伤前的 40%(3.6L/min vs. 1.4L/min)。此时,尽管外周阻力已升高至伤前的 2.8 倍以上[2 900(dyn·s)/cm^5 vs. 8 150(dyn·s)/cm^5)],但机体血流动力调控发生失代偿,MAP 下降至伤前的 58%(122mmHg vs. 71mmHg)。尿量记录显示,小型猪自伤后 0.5~1 小时开始持续无尿,充分说明烧伤后大量液体丢失导致的血压下降是伤后脏器灌注损伤发生的主要原因。

(2) 早期给予腹腔补液的严重烧伤小型猪,伤后 30 分钟一次性给予腹腔补液(图 4-2),至伤后 3 小时 MAP 仍为伤前基线值的 90%(125mmHg vs. 112mmHg),对应的心输出量、外周阻力和 GEDV 分别为伤前的 72%(3.5L/min vs. 2.5L/min)、1.9 倍[2 860(dyn·s)/cm^5 vs. 5 435(dyn·s)/cm^5]和 88%(375ml vs. 330ml),各项指标均显著优于不补液组。尿量记录结果显示,腹腔补液组小型猪尽管在伤后 0.5~1 小时出现无尿,但经过早期腹腔补液治疗后所有无尿动物在伤后 5~7 小时逐渐恢复尿量至 1~2ml/kg。

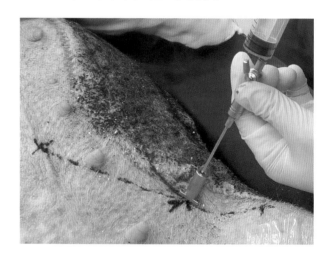

图 4-2 腹腔穿刺针反麦氏点穿刺补液

上述结果表明,早期腹腔补液可显著改善小型猪严重烧伤后高血管通透性所致的血容量损失,改善 MAP、心输出量等血流动力学指标,降低严重烧伤休克导致的急性肾损伤等脏器低灌注性损伤的发生率,提示腹腔途径补液可能是伤病员伤后早期无静脉输液通道的情况下,实现快速补液的有效替代途径。

(二)腹腔补液装置研发

为适应特殊环境下,通过腹腔补液途径,将大量液体快速补充入体内,提高休克复苏效率的需求,课题组设计了一款具有弹簧式安全内芯和可调节固定翼的腹腔补液专用穿刺针。该针从远端到近端依次包括具有锐形针头的外针、具有钝形针头的内针、可调节式固定翼、手柄和补液阀门,以及安装在手柄内的指示块和弹簧,可通过内针进行快速补液。其钝形内针的设计在颠簸环境下有助于避免腹腔穿刺时损伤内部脏器,并可通过可调节固定翼与腹壁固定,具有置入深度可调整、防脱出的特点。

目前课题组已试制了规格为 φ2.5mm×120mm 的腹腔补液穿刺针(图 4-3)。在实际操作过程中,腹腔补液针连接静脉输液器后在不加压情况下可实现 10 分钟输注约 1 000ml 液体,在加压情况下,10 分钟可完成约 1 800ml 的液体输注。

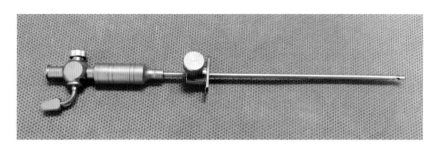

图 4-3 安全无损伤腹腔补液针实物图

(三) 操作流程探索

1. 穿刺点选择 伤员仰卧位时可选择:①左下腹穿刺点(反麦氏点),位于脐部与左髂前上棘连线的中外 1/3 交界处,此处可避免腹壁下动、静脉的损伤,肠管较游离不易损伤(图 4-4);②脐与耻骨联合上缘连线中点上左右旁开各 1.5cm 处,此处无重要的器官,穿刺较安全。伤员侧卧位时可选择:脐平面与腋前线或腋中线的交点处。

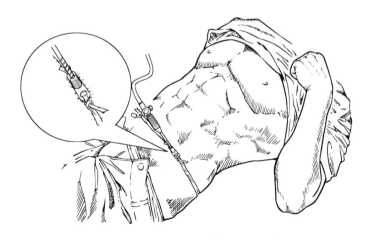

图 4-4 腹腔穿刺专用针穿刺补液示意图

2. 操作流程 首先对穿刺点消毒,握住补液针手柄进行穿刺,穿刺成功后可根据伤员皮肤的不同厚度旋转调节固定翼,使其贴紧伤员皮肤,贴紧后使用手术缝线穿过固定翼上的圆孔将其固定于伤员皮肤上,固定完毕后可连接输液器,旋转补液阀门即可进行腹腔补液。

3. 补液成分选择 可选择等渗液如乳酸林格液,液体使用前注意加温至 36~38℃,有助于避免严重烧伤伤员的低体温。

【讨论】

严重烧伤后血管内液体大量外渗,引起有效循环血量下降,这种低血容量休克导致脏器组织灌注不足,造成缺血缺氧损伤。早期及时的液体复苏是休克救治成功的关键。

腹腔补液是指通过腹腔穿刺的方式将所需输注的液体注入腹膜腔内,经腹膜血管及淋巴管吸收而补液。腹腔补液穿刺点固定,操作简单,可快速建立补液通路,不受光线、颠簸等环境因素的影响,且补液速度快、用时短。

目前笔者团队的研究结果初步证明,在静脉补液难以及时实施的情况下,腹腔补液能够通过提高血容量,明显改善严重烧伤后血流动力学,降低低灌注性脏器急性损伤的发生率,但是未来仍需完善早期腹腔补液与早期静脉补液、延迟静脉补液的动物对照研究,若能达到或接近早期静脉补液的复苏效果,对于灾难、战争等恶劣环境,或小儿大面积烧伤休克后因静脉塌陷等原因无法留置静脉输液条件的伤员,实施紧急替代静脉途径复苏补液,延长生存时间,为后续治疗争取时机,或减轻脏器损伤,改善远期救治治疗,均具有积极意义。因此,腹腔补液复苏有望成为无静脉补液途径的情况下,实现快速、有效补液的替代途径,值得进一步探索研究。

(申传安　李大伟　刘兆兴　臧　宇　张　文　马景龙)

第三节　烧伤休克监测技术的发展

【新技术背景】

目前,休克的定义为氧输送不能满足组织代谢的需要,故复苏的本质是恢复细胞氧代谢,这就需要恢复和调节循环、呼吸和血液等多系统联合作用,烧伤休克复苏的本质亦是如此。由于烧伤早期休克机制的复杂性及临床复苏表象的多样性和滞后性,烧伤后休克的早期症状不明显、不易识别,但某些对缺血敏感的器官已处于缺血状态,如肝脏单核吞噬细胞系统遭到破坏,肠黏膜屏障功能降低,细菌经肠黏膜入血,这对休克血流动力学和氧代谢的检测提出了新的挑战。

有创的血流动力学监测可以追溯到 1958 年 Rev Stephen Hales 采用一根铜管通过颈动脉插管测量动脉血压;1962 年 Wilson 等报道了通过中心静脉压检测容量负荷,目前这一技术仍被广泛应用。20 世纪 70 年代,Swan-Ganz 发表了使用气囊漂浮导管监测 100 例危重症患者的监护结果,使血流动力学监测设备及应用的广度及深度发生了革命性的进步。20 世纪末,一种新型的监测技术,PICCO 监测系统使血流动力学监测迈上一个崭新的台阶,它可以动态连续地监测患者血流动力学指标及患者氧供氧耗变化。

烧伤休克复苏的监测指标

1. 无创监测指标　无创监测指标主要包括血压、神志、心率、尿量和末梢血氧饱和度(oxygen saturation,SpO_2)等,是休克监测的基本指标,操作简单、便捷,详见本章第一节。

2. 有创监测指标

(1) 心输出量:心输出量是左心功能的重要指标。当心输出量显著减少时,表现为组织的低灌注状态,同时可以不伴有低血压。测量心输出量的最简单和准确的方法为热稀释法,同时还有心阻抗血流图法和气管、食管超声多普勒法等。

(2) 氧输量和氧耗量:由于混合静脉血氧饱和度不能直接代表组织的氧供和氧消耗程度,所以将静脉血氧饱和度与动脉血氧饱和度比较后得出的氧耗量可以直接代表组织利用氧的能力,特别在脓毒性休克时,可检测氧利用障碍和氧代谢障碍。

(3) 中心静脉压:中心静脉压是液体复苏最早开展的有创监测指标之一。传统上利用中心静脉压来代表心脏右心房前负荷,现在依然是创伤急救和基层单位的首选。但是其受到血容量、静脉张力和右心功能的影响,不能作为休克复苏的有效指标,需要与血压、尿量等其他临床指标结合进行判断。

(4) 肺动脉楔压(pulmonary arterial wedge pressure,PAWP)和胸腔内血容量指数(intrathoracic blood volume,ITBV):作为心脏前负荷指标,PAWP 可以直接反映左心功能的变化,其升高与左心功能不全、心源性休克、左心室顺应性下降及血容量过多有关;而其降低则仅代表血容量不足。同时,PAWP 受血管顺应性影响较大。ITBV 是指血容量、全心舒张末期容量、肺内大动脉血容量之和其中心腔血容量占 ITBV 的 75%,因此与心脏充盈密切相关。近来,PICCO 监测系统将胸腔内血容量作为心脏前负荷的标志,其结果不受胸腔内压力和心肌顺应性的影响,较传统充盈压指标更加直观准确。

3. PICCO 监测烧伤血流动力学的变化 笔者单位在国内最早应用了 Swan-Ganz 导管监测大面积烧伤休克复苏,2008 年开始又将 PICCO 血流动力学监测系统引入严重烧伤患者的治疗中,笔者应用 PICCO 观察了 35%TBSA Ⅲ度烧伤比格犬模型伤后血流动力学指标的变化(表 4-5)。

表 4-5　35%TBSA Ⅲ度比格犬烧伤后血流动力学检测结果($n=6$)

指标	伤前	伤后时间 /h				
		2	4	6	8	24
MAP/mmHg	126±6	125±16	112±12	113±11	106±9	108±10
CI/(L·min^{-1}·m^{-2})	5.6±1.4	3.1±0.7	3.0±0.9	2.9±0.6	2.8±0.6	2.9±0.7
ITBI/(ml·m^{-2})	441±64	298±34	286±40	249±31	268±74	242±43
dPmx/(mmHg·s^{-1})	1 185±477	1 177±348	916±279	754±321	747±361	683±298
PVPI	3.5±1.1	5.1±2.0	4.9±1.3	4.9±1.0	5.1±1.0	5.8±1.1
SVRI/(dyn·s·cm^{-5}·m^2)	1 377±473	2 846±368	3 073±452	3 262±516	3 035±387	3 187±532

MAP. 平均动脉压;CI. 心排血指数;ITBI. 胸腔内血容量指数;dPmx. 左心室收缩力;PVPI. 肺血管通透性指数;SVRI. 体循环血管阻力指数。

通过动物实验发现,PICCO 可以灵敏地反映烧伤后血流动力学指标的变化。35%TBSA Ⅲ度烧伤犬在未给予静脉补液的条件下,血压没有出现明显变化,但心输出量及胸腔内血容量则在伤后 2 小时显著下降,烧伤后 2 小时分别降至伤前的 55% 和 67%;同时左心室收缩力(maximum of pressure increase in aorton,dpmx)逐渐降低,伤后 24 小时降至伤前的 58%;肺通透性指数于伤后升高达 5;全身血管阻力升高,达伤前的 2 倍以上。

【讨论】

笔者总结 12 例大面积烧伤患者休克期 PICCO 监测结果(表 4-6),发现:①严重烧伤后全身血流动力学出现严重紊乱。②大面积烧伤后心输出量、胸腔内血容量及左心室收缩力等均显著降低,伤后 12 小时可降至正常值低限的 83%、78% 和 36%;与此同时,外周血管阻力显著升高。积极的液体复苏治疗后,伤后 24 小时各项指标基本恢复到正常值范围内。③PICCO 对血管外肺水反应敏感,可为肺水肿的发生提供预警,以便及时调整补液量,避免补液过多。

表 4-6　严重烧伤患者血流动力学监测结果(*n*=12)

指标	烧伤后时间 /h			
	12	24	36	48
MAP/mmHg	80.0±3.63	82.0±2.83	94.5±9.20	95.5±4.90
CI/(L·min^{-1}·m^{-2})	2.91±0.69	3.68±0.92	5.29±0.89	4.74±1.49
ITBI/(ml·m^{-2})	666±91	745±119	796±35	837±114
dPmx/(mmHg·s^{-1})	430±386	1 255±467	1 491±419	1 577±527
EVLWI/(ml·kg^{-1})	5.0±0.5	4.5±0.7	4.5±0.7	4.2±0.4
SVRI/(dyn·s·cm^{-5}·m^{2})	2 068±294	1 716±263	1 460±339	1 524±441

MAP. 平均动脉压;CI. 心排血指数;ITBI. 胸腔内血容量指数;dPmx. 左心室收缩力;EVLWI. 血管外肺水指数;SVRI. 体循环血管阻力指数。

PICCO 虽然具有稳定、可靠、安全、可连续性测定、数据更为全面等诸多优点,但是这种技术仍然是一种有创操作,置管本身对动、静脉有一定损伤,大面积烧伤患者创面较大,正常皮肤少,动静脉置管感染的风险大,每次注射冰生理盐水增加心肌应激反应,影响心功能。基于此,大面积烧伤休克复苏使用PICCO 应严控适应证:①PICCO 技术是大面积烧伤休克复苏的一项监测技术,而不是调整补液速度与量的关键指标。笔者单位的研究和国内外多篇 PICCO 应用于烧伤休克复苏的报道中,均显示烧伤休克期无法立即恢复患者的心输出量和胸腔内血容量,随着液体复苏治疗的进展,伤后 24~36 小时,基本血流动力学指标趋于正常范围,所以不建议将 PICCO 的容量参数作为复苏的目标。②当患者伴有脏器并发症,心、肺、肾出现功能异常,复苏补液的调控出现困难时,可适宜采用 PICCO 进行监测,指导休克液体复苏。③伴有严重吸入性损伤的大面积烧伤患者,经过正规的液体复苏治疗后,如果肺通气功能改善不明显,可选择 PICCO 评估肺血管通透性和肺水,对鉴别肺部感染与肺水肿有帮助。④采用 PICCO 指导特重度烧伤患者休克复苏治疗,笔者以为可循序渐进地恢复血流动力学参数到正常范围,比如,心输出量指数和胸腔内血容量指数在烧伤后 8 小时(补液后 4 小时)恢复至正常底线的 60%,烧伤后 12 小时(补液后 8 小时)恢复到 80%,烧伤后 24 小时恢复到正常范围即可;烧伤面积大于 95%TBSA 的患者,可放宽血流动力学监测标准,例如,心输出量指数和胸腔内血容量指数在烧伤后 8 小时(补液后 4 小时)恢复至正常底线的 50%,烧伤后 12 小时(补液后 8 小时)恢复到 60%~70%,烧伤后 24 小时恢复到 80% 以上,烧伤后 36 小时恢复到正常范围即可。

(胡　泉)

【参考文献】

[1] RAE L,FIDLER P,GIBRAN N. The physiologic basis of burn shock and the need for aggressive fluid resuscitation [J]. Crit Care Clin,2016,32(4):491-505.

[2] JUNG A D,FRIEND L A,STEVENS-TOPIE S,et al. Direct peritoneal resuscitation improves survival in a murine model of combined hemorrhage and burn injury [J]. Mil Med,2020,185 (9/10):e1528-e1535.

[3] GARRISON R N,ZAKARIAEL R. Peritoneal resuscitation [J]. Am J Surg,2005,190(2):181-185.

[4] DUBICK M A. Current concepts in fluid resuscitation for prehospital care of combat casualties [J]. US Army Med Dep J,2011,Apr-Jun:18-24.

[5] HU Q,CHAI J K,HU S,et al. Oral hypertonic electrolyte-glucose/mosapride complex solution for resuscitation of burn shock in dog [J]. J Burn Care Res,2012,33(2):e63-e69.

[6] CARUSO D M,MATTHEWS M R. Monitoring End Points of Burn Resuscitation [J]. Crit Care Clin,2016,32(4):525-537.

[7] HARRINGTON D T. Complicated Burn Resuscitation [J]. Crit Care Clin,2016,32(4):577-586.

[8] HODGMAN E I,SUBRAMANIAN M,ARNOLDO B D,et al. Future Therapies in Burn Resuscitation [J]. Crit Care Clin,2016,32(4):611-619.

[9] SHAH A,PEDRAZA I,MITCHELL C,et al. Fluid volumes infused during burn resuscitation 1980-2015:A quantitative review Burns [J]. Burns,2020,46(1):52-57.

[10] CARTOTTO R,CALLUM J. A review on the use of plasma during acute burn resuscitation[J]. J Burn Care Res,2020,41(2):433-440.

第五章

烧伤创面处理新技术

第一节　自体皮肤的在体构建

【新技术背景】

大面积烧伤救治困难的根本原因是自体皮肤的极度匮乏。如何高效地用好残存的自体皮肤一直是烧伤外科亟待解决的核心问题。微粒皮移植术、自异体皮混合移植术、米克植皮术、邮票状皮片移植术等各种各样的微型皮片移植技术，以及网状植皮术都是以较小面积的自体皮肤移植覆盖较大面积的创面为目标，其中，效率比最高的是微粒皮移植术，自体皮肤面积：创面面积可达到 1∶10~1∶15，其次是米克植皮术，扩展比可达 1∶6~1∶9。分析全国 106 家三甲医院烧伤中心的 2 103 例大面积烧伤患者救治结局，结果显示，当患者烧伤总面积超过 90%TBSA 时，治愈率仅为 36%。治愈率如此低，究其原因还是残存的自体皮肤过于捉襟见肘，仅通过上述皮肤移植术来解决问题，非常困难。

巧妇也需米下炊，"制造足量的新皮肤"无疑是解决大面积烧伤救治困难的根本措施。体外细胞培养技术的发展，实现了自体表皮细胞膜片的制备和临床应用，在欧美发达国家曾经盛极一时，但终因细胞膜片培养周期长、成本昂贵、膜片菲薄，且移植后容易感染，后期效果差，已较少被使用。笔者借助米克植皮术，提出了自体皮肤在体构建的新理念及技术，解决了特大面积烧伤自体皮肤匮乏的问题，取得了很好的临床效果。

【技术实施方案】

1. 米克皮片的制备　以电动取皮机从患者残余健康皮肤切取刃厚皮片（厚度为 0.3mm），将所取皮片用生理盐水清洗 3 遍后，制备成 1∶4 扩展比的米克皮片备用。

2. 自体皮肤的在体构建

（1）皮肤移植：通过切削痂术，彻底去除四肢坏死组织至真皮层或深筋膜层（图 5-1A）；将制备好的米克皮片移植于上肢屈侧或小腿后侧肌肉丰富的新鲜创面上（图 5-1B）。

（2）新构建自体皮肤：术后常规更换敷料，10 天左右，米克皮片扩展成片，覆盖创面，形成完整的新构建自体皮肤（图 5-1C）。

（3）自体皮肤的再构建：以电动取皮机切取上肢屈侧新构建的自体皮肤（图 5-1D），取 1/4 面积的皮片，制备 1∶4 扩展比的米克皮片，回植覆盖上肢屈侧供皮区创面，其余 1/4 面积的皮片留作备用。

（4）新构建皮肤的应用：通过各种微型皮片移植技术，如微粒皮移植术、自异体皮混合移植术、米克植皮术、邮票状皮片移植术等，使用新构建的自体皮肤皮片修复创面。

3. 注意事项　自体皮肤构建部位选择在上肢屈侧和小腿后侧切痂后肌肉丰富的部位，以确保移植的米克皮片能够在短时间内顺利扩展，覆盖创面，形成完整的新构建自体皮肤。自体皮肤的构建部位也可以选择削痂后有真皮存留的成片创面。

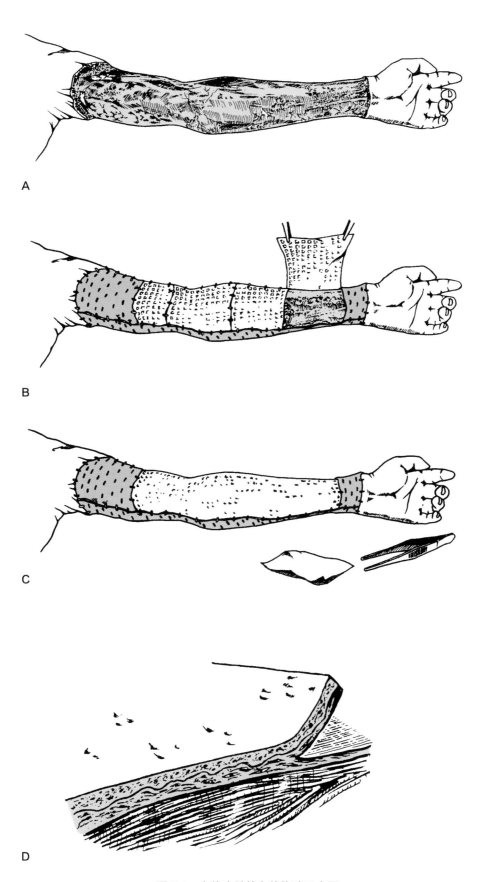

A

B

C

D

图 5-1　自体皮肤的在体构建及应用

【典型病例】

患者,男性,51 岁。

主诉:全身多处火焰烧伤后 2 小时。

病史:患者被油罐车爆炸形成的火焰烧伤全身多处,伤后 2 小时,送至当地医院救治,给予气管切开、补液、四肢和胸腹焦痂切开减张、抗感染等治疗。伤后当天发生肾衰竭,无尿,给予血液透析治疗。伤后第 3 天,笔者受邀会诊,并担任救治组组长。

诊断:①烧伤 99.5%,Ⅲ度,全身多处;②吸入性烧伤并气管切开术后;③肾衰竭。

专科查体:查体见患者腰带覆盖处、双侧腋窝残存少量健康皮肤,面积约 0.5%,其余皮肤包括头皮、会阴部皮肤均烧伤,呈皮革样,可见网状栓塞血管,感觉消失。

自体皮肤的第一次在体构建:伤后第 6 天,行双上肢及左下肢切痂、异体皮移植、米克皮片移植,腋窝和躯干取皮术。用电动取皮机切取腰背部及双侧腋窝刃厚皮片约 140cm²,制备 1∶4 扩展比的米克皮片,全部移植于双上肢切痂后屈侧创面。术后第 10 天,双上肢米克皮片已经基本扩展融合覆盖创面。

第一次构建的新皮肤应用和第二次自体皮肤的在体构建:伤后第 23 天(自体皮肤构建术后第 17 天),行腹部、双大腿根部切痂,自、异体小邮票状皮片胶连大张皮移植,双上肢取皮,双上肢供皮区创面米克植皮术。以电动取皮机切取上肢屈侧新构建的自体皮肤,面积约 560cm²,取 140cm² 皮片,制备 1∶4 扩展比的米克皮片,共计 8 片,回植覆盖上肢屈侧供皮区创面,剩余皮片用轧皮机切割为 0.7cm×0.7cm 大小的邮票状皮片,与 0.7cm×0.7cm 大小的新鲜异体头皮邮票状皮片,混合胶连成大张皮,留作备用。切除腹部、双大腿根部坏死组织至深筋膜层,彻底止血后,使用制备好的胶连大张皮覆盖创面。术后第 10 天,腹部、双大腿根部植皮全部成活。

伤后第 23 天(双上肢屈侧供皮区米克皮片回植术后第 10 天),双上肢屈侧移植的米克皮片已经扩展融合覆盖创面。

第二次构建的新皮肤应用和第三次自体皮肤的在体构建:伤后第 39 天,双上肢屈侧自体皮肤再构建后第 16 天,行双下肢清创、自异体邮票状皮片混合移植,双上肢取皮术。以电动取皮机切取上肢屈侧新构建的自体皮肤,面积约 550cm²,取 140cm² 皮片,制备 1∶4 扩展比的米克皮片,共计 30 片,回植覆盖上肢屈侧供皮区创面,剩余皮片用轧皮机切割为 0.7cm×0.7cm 大小的邮票状皮片,备用。下肢清创,彻底止血后,移植制备好的米克皮片。术后,移植皮片成活良好。术后第 10 天,双上肢屈侧移植的米克皮片已经扩展融合覆盖创面。

第一阶段 35 天的救治过程非常顺利,笔者返回,患者由当地医院继续救治,最终康复(救治过程见图 5-2)。

图 5-2　手术效果

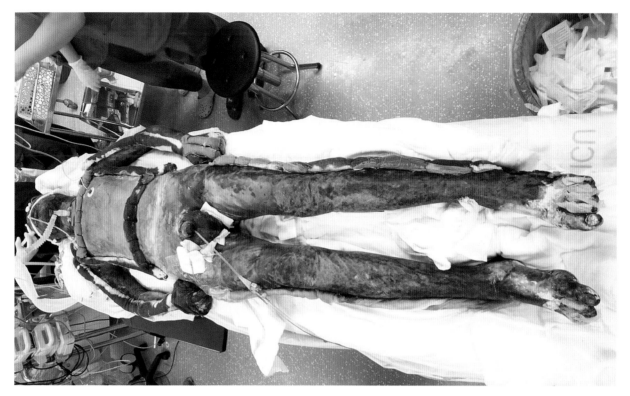

A. 伤后全身情况

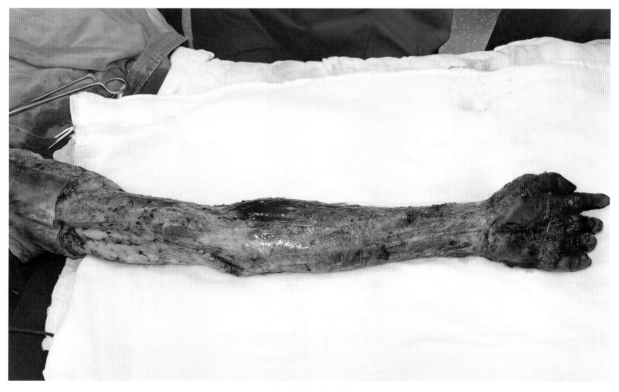

B. 左上肢切痂后情况

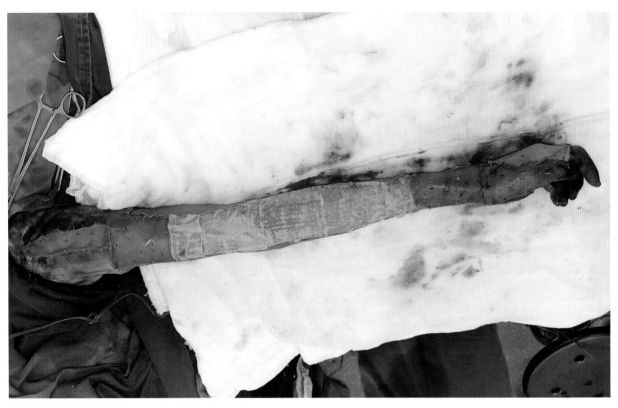

C. 左上肢屈侧切痂创面移植 1∶4 扩展比的米克皮片, 构建自体皮肤

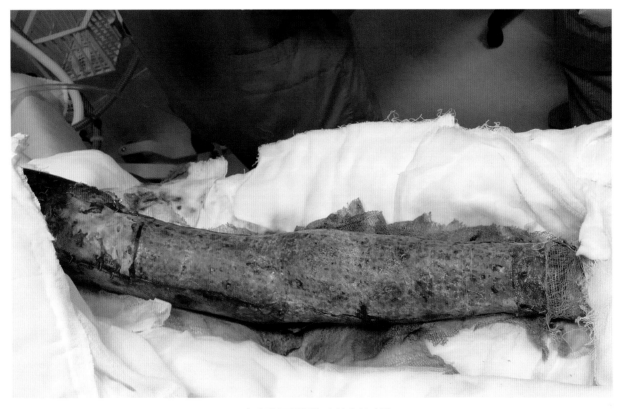

D. 左上肢屈侧新构建的自体皮肤

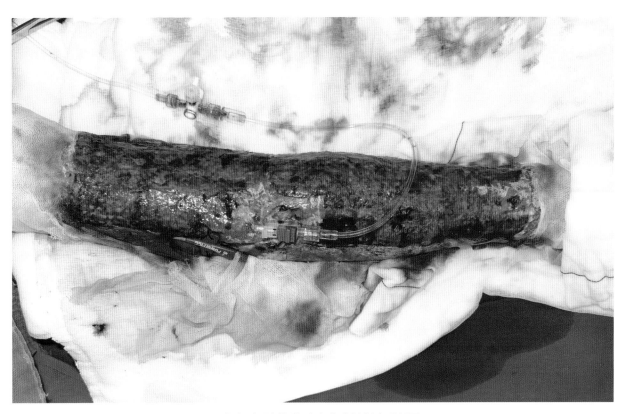

E. 左上肢屈侧新构建自体皮肤供皮后创面

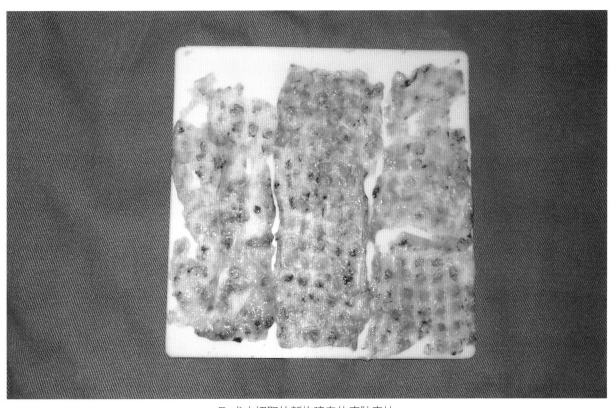

F. 术中切取的新构建自体皮肤皮片

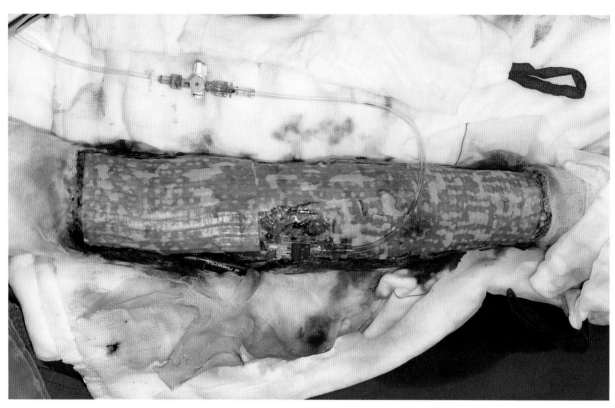

G. 1 : 4 扩展比的米克皮片回植左上肢屈侧供皮区创面,第二次构建自体皮肤

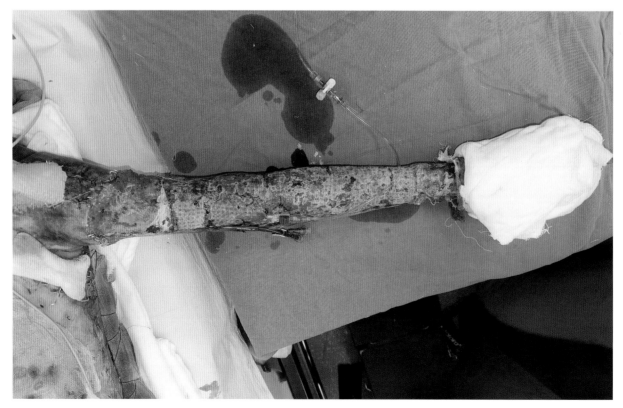

H. 第二次构建的自体皮肤

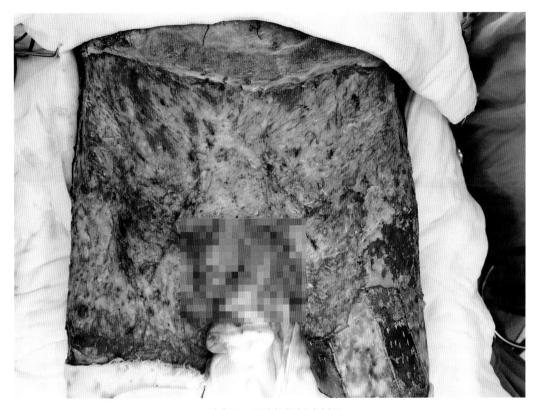

I. 腹部、双下肢根部切痂创面

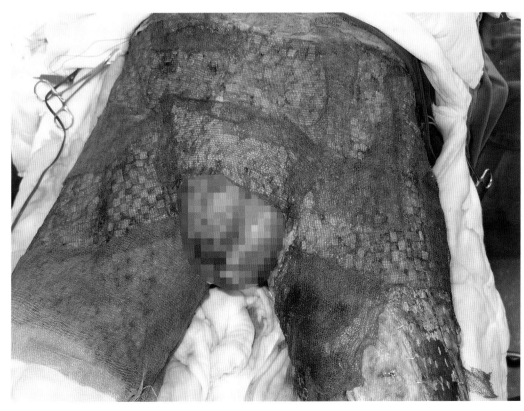

J. 自、异体小邮票状皮片胶连大张皮移植

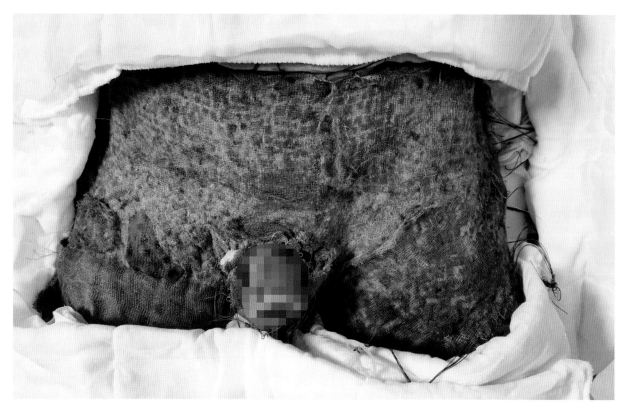

K. 术后第 3 天

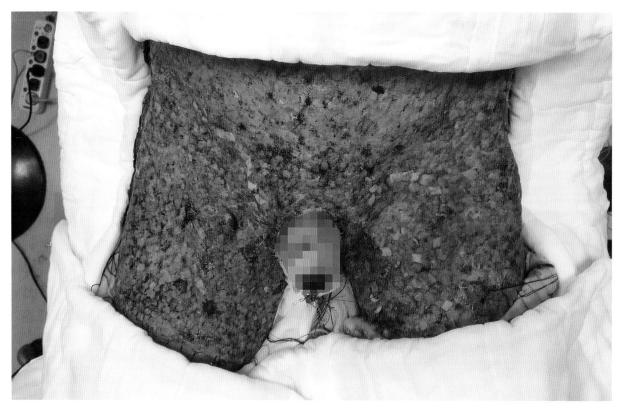

L. 术后第 10 天

【讨论】

大面积烧伤的救治过程如同创面修复与并发症防治的赛跑,在创面修复过程中,并发症可控,随着创面修复的完成,最终救治取得成功,反之,若并发症不可控,救治就会失败。浅度创面等时间——换药愈合,深度创面抢时间——手术植皮修复,因此,对于大面积烧伤创面修复而言,相对充足的自体皮肤是缩短创面修复时间、确保救治成功的关键所在。

笔者提出的在体构建自体皮肤,借助米克植皮术,将残存的极其有限的自体皮肤进行在体扩增,构建新的自体皮肤,关键创新点在于把创面修复延伸为皮肤再造,把切削痂后的创面变成了像"头皮"一样可以反复供皮的"皮库"。新构建的皮肤可以通过"接力构建",把更多的切削痂创面,如小腿后侧中上段肌肉丰富区,变成"皮库",彻底解决自体皮肤匮乏的难题。

病理切片显示,新构建皮肤的表皮层厚度虽然没有差异,但真皮层胶原增多,反映其可提供较好的物理保护功能。同时,免疫荧光染色显示,新构建皮肤的 Ki-67 表达增加,提示表皮细胞的干性增强、增殖能力提高,因此可快速贴合基底层进行扩展生长(图 5-3)。可见,新构建皮肤具有较好的移植修复创面的能力。

图 5-3　构建的自体皮肤与健康皮肤病理学检测

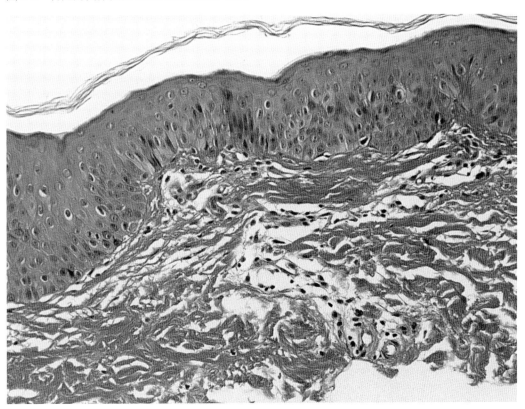

A. 构建的自体皮肤 HE 染色情况

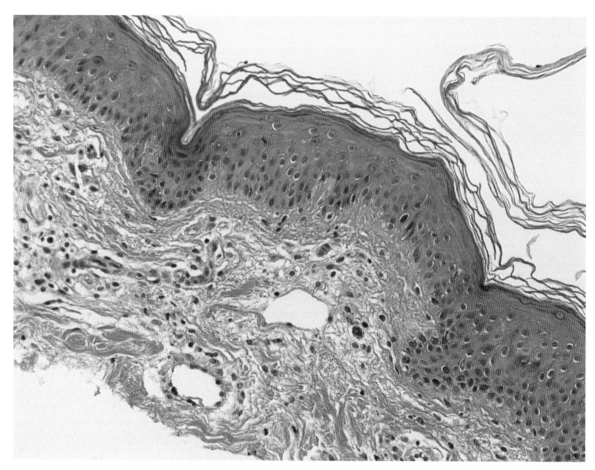

B. 健康皮肤 HE 染色情况

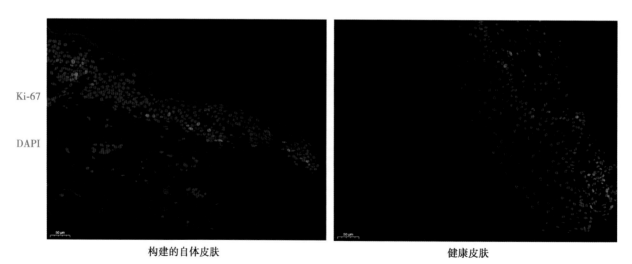

构建的自体皮肤 健康皮肤

C. 构建的自体皮肤与健康皮肤 Ki-67 与 DAPI 免疫荧光染色情况

选择上肢屈侧和小腿后侧中上段肌肉丰富区作为新皮肤的在体构建部位,既有其解剖结构的基础,又有临床实践经验的支持。笔者在临床工作中发现,上述部位是米克皮片植皮成活和扩展最稳定有效的区域。应用不同扩展比例的米克皮片时,术后皮片扩展融合需要的时间差别较大,1∶3 扩展融合时间最短约需 7 天,1∶4 扩展融合时间约需 10 天,而 1∶6 扩展融合时间较长,约需 14 天。对于大面积烧伤救治,时间就是生命,1∶4 扩展比的米克皮片扩展比例和构建时间相对而言最为适宜。有真皮保留的Ⅱ度烧伤削痂创面,米克皮片植皮成活稳定,扩展更快,更适合自体皮肤的在体构建。

（申传安　张博涵）

第二节　异体皮的临床应用新技术

一、自、异体小邮票状皮片胶连制备大张皮修复大面积烧伤创面

【新技术背景】

大面积烧伤后,由于自体皮来源有限,如何高效利用稀缺的自体皮修复大面积烧伤创面一直是烧伤救治的核心问题。20 世纪 50 年代,美国的杰克逊医生利用条状自体皮和异体皮相间移植成功救治烧伤患者,标志着自、异体皮混合移植术修复烧伤创面技术的问世。20 世纪 60 年代,史济湘将杰克逊的方法进行改良,提出了砖砌式自、异体皮混合移植术,即将自体皮和异体皮均剪成 1cm×1cm,然后在创面上呈砌砖样间隔排列,实现创面的有效覆盖。然而,这种砖砌式自、异体皮混合移植术在实际手术中耗时费力,也无法实现自、异体皮片排布的均匀性。因此,该方法不适合大面积切削痂创面,而多用于残余小创面的修复。

笔者创建了小块自体皮和小块异体皮胶连制备大张皮的方法,彻底实现了自、异体皮排布的均匀性,将费时费力的操作前移至手术前,把一块一块小邮票状皮片摆放移植术式变为大张皮移植,原本花费数小时的操作,缩短为几分钟,使得该方法能用于大面积烧伤早期切削痂术创面,而且自、异体小邮票状皮片可以切割得更小,排布得非常均匀,适合临床推广。

【技术实施方案】

（一）术前测算可用供皮区及植皮术区面积,选择适宜的自、异体皮比例方案

术前测量患者可用供皮区（D,cm²）及植皮术区面积（G,cm²）,计算 R=G/D（R 取四舍五入后的近似值）,选择 1∶R 的自、异体皮比例排布方案（图 5-4）进行自、异体小邮票状皮片胶连大张皮片的制备。

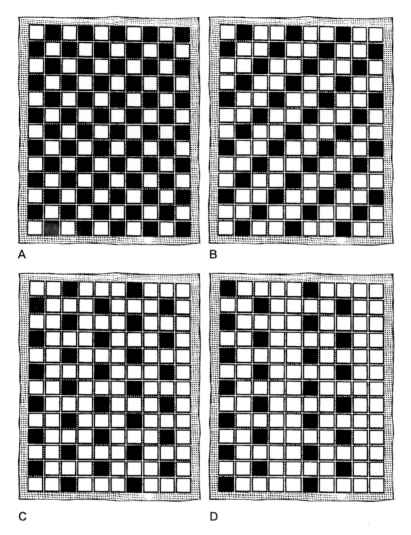

图 5-4　不同比例的自、异体皮小邮票状皮片排布方案
白色方块代表自体皮,黑色方块代表异体皮;A.1:1;B.1:2;C.1:3;D.1:4。

(二) 自、异体小邮票状皮片的制备及胶连

在患者手术前约 2 小时,将冷冻或新鲜异体皮(异体皮需反削至厚度为 0.3mm)用生理盐水冲洗 3 遍,利用轧皮机制备成 0.7cm×0.7cm 大小的小邮票状皮片,按照前述的自、异体皮排布方案,在生理盐水湿润后的无菌不锈钢板上,表皮面朝上摆放异体皮片。待异体皮片摆放完毕,麻醉患者后,首先在术前设计的供皮区用电动取皮机取厚度为 0.3mm 的自体皮。自体皮片用生理盐水冲洗 3 遍后,利用轧皮机制备成 0.7cm×0.7cm 大小的小邮票状皮片,然后嵌放于异体皮之间(图 5-5)。

摆放完毕后,用纱布蘸干表皮面的生理盐水,距皮片 25cm 处均匀喷洒医用生物胶水,至皮片表面均匀湿润为止(图 5-6A)。静置 5 分钟后,用单层脱脂纱布拉展平铺覆盖,轻轻按压纱布表面使纱布与皮片紧密贴附(图 5-6B)。再次静置 5 分钟后,掀起纱布一角沿斜上方将贴附皮片的纱布从无菌不锈钢平底盘上取下(图 5-6C)。剪去边缘多余的纱布,自、异体小邮票状皮片胶连大张皮片就制备好了,将其真皮面朝上平铺放置在装有生理盐水的不锈钢平底盘内待用。

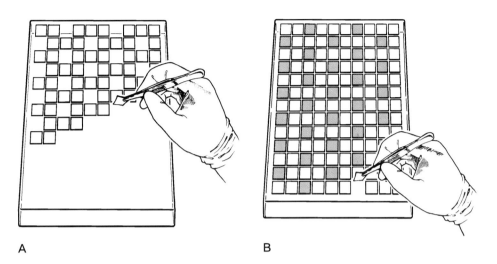

图 5-5 自、异体小邮票状皮片的排列
A. 摆放自体小邮票状皮片；B. 摆放异体小邮票状皮片。
白色方块代表自体小邮票状皮片，黑色方块代表异体小邮票状皮片。

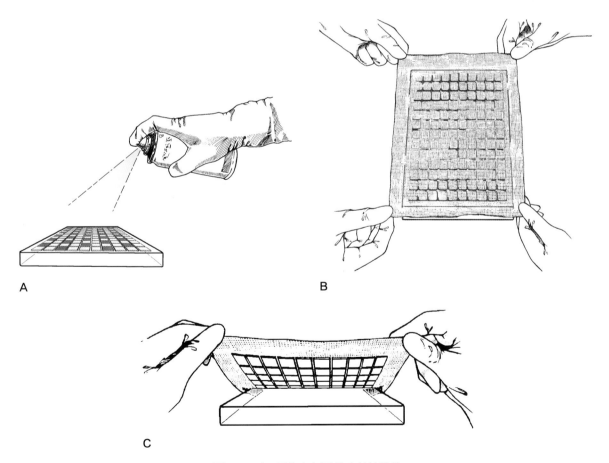

图 5-6 自、异体小邮票状皮片的胶连
A. 喷洒医用生物胶水；B. 贴附单层脱脂纱布；C. 取下胶连后的大张皮片。

（三）自、异体小邮票状皮片胶连大张皮的移植

患者创面清创完毕时，自、异体小邮票状皮片胶连大张皮应制备完毕。移植自、异体小邮票状皮片胶连大张皮片覆盖创面时，需特别注意的是，因纱布无明显弹性，应以平铺创面为宜。建议移植术后第 3 天，更换外敷料，观察皮片覆盖情况，如无异味、异常颜色、潮湿等异常情况，可于术后第 10 天皮片生长牢靠后去除皮片外贴附的纱布敷料。

（四）注意事项

医用生物胶水的喷洒应以距离皮片 25cm 处为宜，距离过近容易导致皮片吹动，距离过远容易导致喷洒难以均匀；医用生物胶水的使用需适量，合适的胶水用量不仅可以保障皮片贴附牢靠不脱落，还避免了过量使用胶水导致的纱布"板结"、引流不畅。另外，手术前需根据制备皮片的大小安排医生护士制作自、异体小邮票状皮片胶连大张皮片，以保证其与创面清创同步完成，起到缩短植皮时间、提高手术效率的作用。

【典型病例】

病例 1

患者，男性，51 岁。

主诉：全身多处火焰烧伤后 2 小时。

病史：患者被油罐车爆炸形成的火焰烧伤全身多处，伤后 2 小时，送至当地医院救治，给予气管切开、补液、四肢和胸腹焦痂切开减张、抗感染等治疗。伤后当天发生肾衰竭，无尿，给予血液透析治疗。伤后第 3 天，笔者受邀会诊，并担任救治组组长。

诊断：①烧伤 99.5%，Ⅲ度，全身多处；②吸入性烧伤并气管切开术后；③肾衰竭。

专科查体：查体见患者腰带覆盖处、双侧腋窝残存少量健康皮肤，面积约 0.5%，其余皮肤包括头皮、会阴部皮肤均烧伤，呈皮革样，可见网状栓塞血管，感觉消失。

术前选择适宜的自、异体皮比例方案：术前评估患者可用供皮，分别为腰背部 71cm^2 供皮以及双上肢米克植皮术后愈合的 428cm^2 供皮，然后评估手术的植皮面积为 1 757cm^2，供皮面积与大张皮片植皮面积比接近 1∶3，故选择 1∶3 的自、异体皮排布方案。

自、异体小邮票状皮片的制备及胶连：选用患者亲属头皮作为异体皮来源，用电动取皮机取腰背部及双上肢米克植皮术后愈合的创面作为自体皮来源，利用轧皮机将自、异体皮制备成 0.7cm×0.7cm 的小邮票状皮片，然后按前述方法，制作自、异体小邮票状皮片胶连大张皮片（图 5-7A~D）。

自、异体小邮票状皮片胶连大张皮的移植：待下腹部、双大腿根部创面清创后，覆盖自、异体小邮票状皮片胶连大张皮片；术后第 3 天常规换药时，见移植的自、异体皮片附着良好，创面渗出较少；术后第 10 天去除皮片外覆盖的单层脱脂纱布后，见移植的自、异体皮片成活良好，自体表皮在异体真皮上扩展并伴有异体表皮部分脱落，双大腿内外侧部分残留创面可见肉芽组织形成（图 5-7E~H），该处裸露创面于术后 4 周左右全部愈合。

第一阶段 35 天的救治过程非常顺利，笔者返回，患者由当地医院继续救治，最终康复。

图 5-7 自、异体小邮票状皮片胶连成大张皮片修复患者下腹及双大腿根部创面

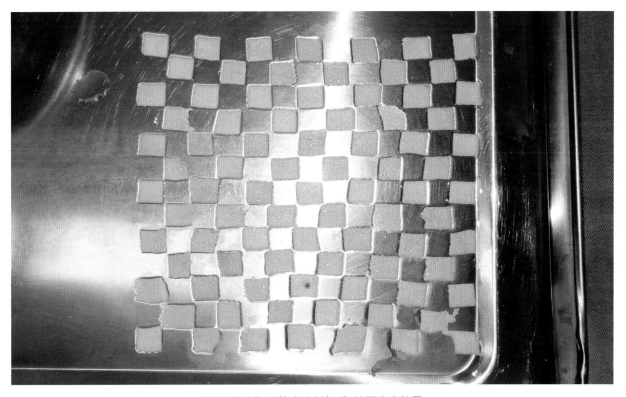

A. 异体小邮票状皮片制备后,按照方案放置

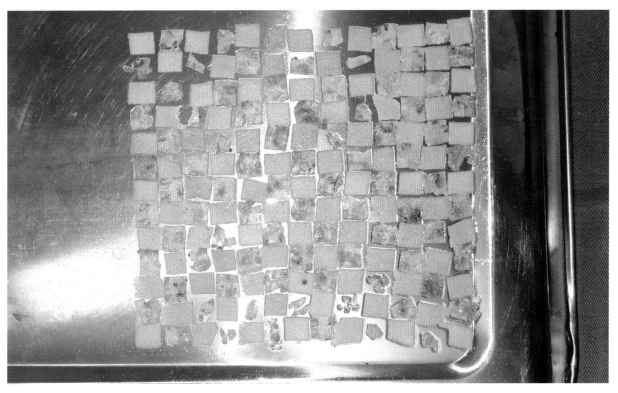

B. 自体小邮票状皮状制备后,按照方案放置

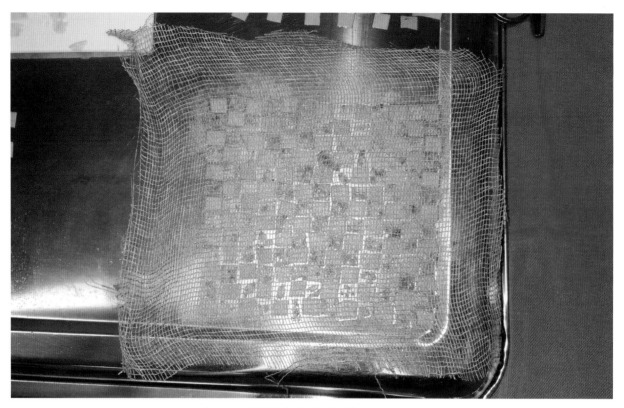

C. 喷洒医用生物胶水，在表皮面贴附单层脱脂纱布

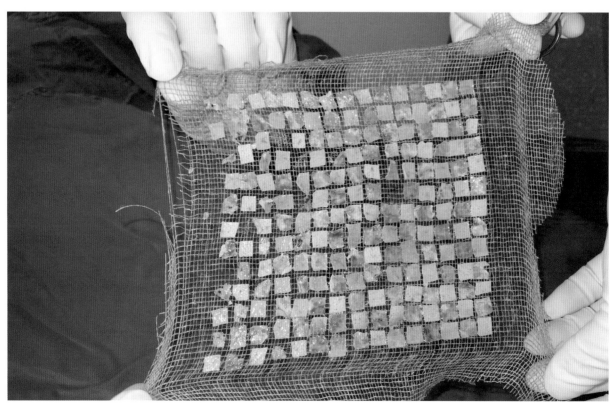

D. 翻转大张皮片使真皮面朝上

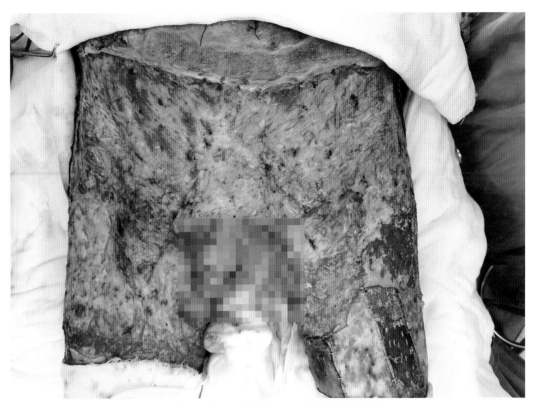

E. 创面清创后，创基红润，部分脂肪组织暴露

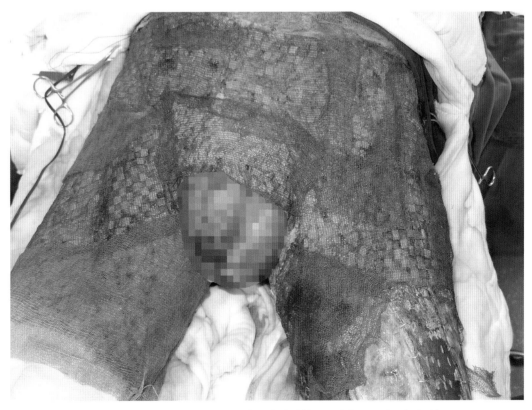

F. 将自、异体小邮票状皮片胶连大张皮片移植于下腹部和双大腿根部创面

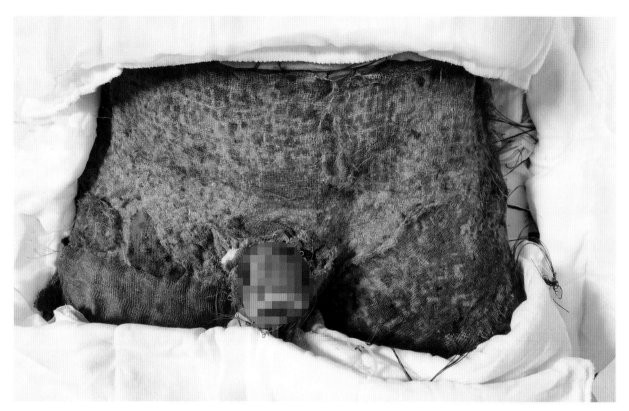

G. 术后第 3 天,移植的自、异体皮片贴附良好,渗出较少

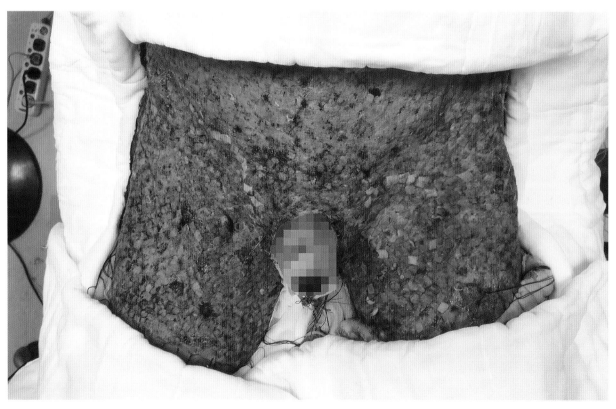

H. 术后第 10 天,部分创面外露,移植的自、异体皮片附着良好

病例 2

患者,男性,72 岁。

主诉:全身多处火焰烧伤后 7 小时。

病史:患者因家中失火,不慎被火焰烧伤全身多处,环境封闭,可见浓烟,当时无昏迷,无恶心、呕吐,当时无胸闷、憋气、呼吸困难,有呛咳、咽痛、咳黑炭、口干,双眼视物清晰,现场未行特殊处理,于伤后 7 小时来我院就诊。

诊断:①烧伤 70%,深Ⅱ度 5%,Ⅲ度 61%,Ⅳ度 4%,全身多处;②吸入性损伤(重点);③烧伤休克;④高血压病 3 级(极高危);⑤脑梗死后遗症;⑥甲状腺功能减退;⑦右侧腹股沟疝。

专科查体:患者头面颈部、臀部、会阴、躯干及四肢等可见烧伤创面,总面积约 70%,头面颈部水肿明显,鼻毛焦灼,嘴唇呈“鱼嘴样”,舌外露,颈部气管切开术后,气管套管在位通畅,吸痰可见大量炭渣。全身大部分腐皮脱落,大部分呈焦痂样,触痛消失,部分基底红白相间;四肢远端末梢血供差,皮温低。

术前选择适宜的自、异体皮比例方案:于伤后 11 天对背部创面行自、异体小邮票状皮片胶连大张皮片植皮术,术前评估患者可用供皮 670cm^2,背部创面面积为 2 770cm^2,选择 1∶3 的自、异体皮排布方案。

自、异体小邮票状皮片的制备及胶连:选用患者亲属头皮作为异体皮来源,用电动取皮机取前躯干及头部愈合创面作为自体皮来源,利用轧皮机将自、异体皮制备成 0.7cm×0.7cm 的小邮票状皮片,然后按前述方法,制作自、异体小邮票状皮片胶连大张皮片(图 5-8A~D)。

自、异体小邮票状皮片胶连大张皮的移植:待背部创面清创后,覆盖小块自、异体皮胶连大张皮片。术后第 3 天常规换药时,见移植的自、异体皮片附着良好,创面渗出较少。第 10 天去除皮片外覆盖的单层脱脂纱布后,见移植的自、异体皮片成活良好,自体表皮在部分异体真皮上扩展并伴有异体表皮部分脱落(图 5-8E~H),背部创面于术后 1 个月基本愈合,经过 4 个月治疗,最终救治成功出院。

【讨论】

自、异体小邮票状皮片胶连成大张皮移植,确实大大缩短了手术时间,实现了皮片排布的彻底均匀性,而且自、异体小邮票状皮片可以切割得更小,使自体皮之间的距离更短,能缩短自体皮扩展融合的时间。需要注意的是,费时费力的操作虽然前移到了手术前,但是自、异体小邮票状皮片的排布还是非常烦琐,一定要安排好人员分工,做好异体皮复温、修薄、切割和摆放,手术取皮尽量快,以便自体皮的切割和摆放,以免发生手术等皮的尴尬。皮片摆放操作以不锈钢板为载体,滴加少量生理盐水后,小邮票状皮片的摆放相比在创面上植皮容易得多,速度快、时间短。

术前测量植皮区及供皮区的面积和形状,按照相应排布方式进行摆放,不仅能减少术中制备胶连大张皮时裁剪拼凑的时间,还可避免皮片的浪费,十分必要。

为尽量减小自体皮之间的距离,缩短植皮后自体皮片成活和扩展融合时间,自、异体小邮票状皮片的比例不同,排布方法也不同,技术方案已经列出相应的最佳方法,可供选择使用。

图 5-8 自、异体小邮票状皮片胶连成大张皮片修复患者背部创面

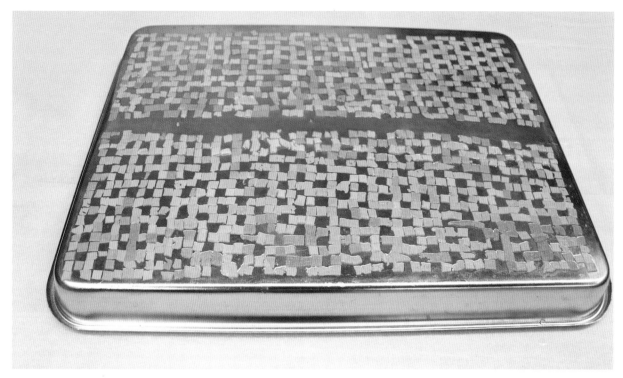

A. 异体小邮票状皮片制备后，按照方案放置

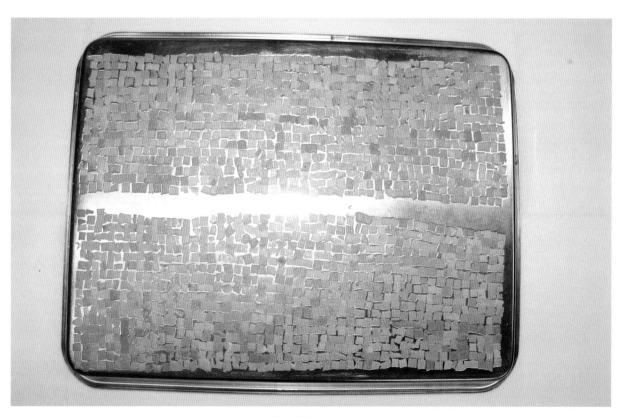

B. 自体小邮票状皮片制备后，按照方案放置

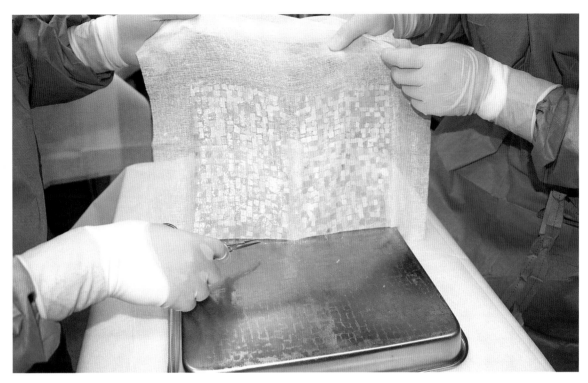

C. 贴附单层脱脂纱布后掀起纱布

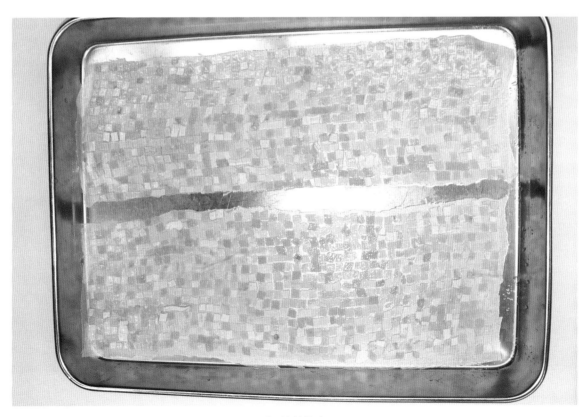

D. 修剪纱布

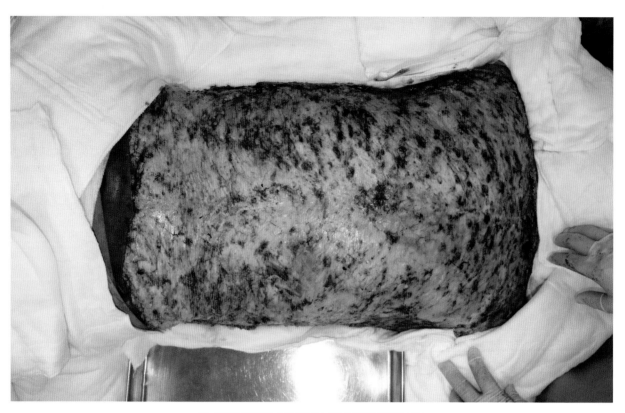

E. 创面清创后,创基红润,部分脂肪组织暴露

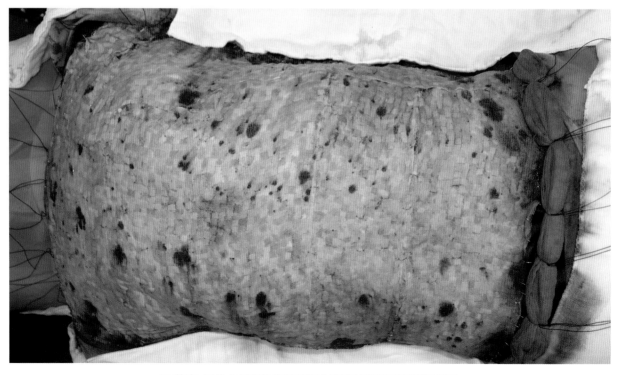

F. 将自、异体小邮票状皮片胶连大张皮片移植于下背部创面

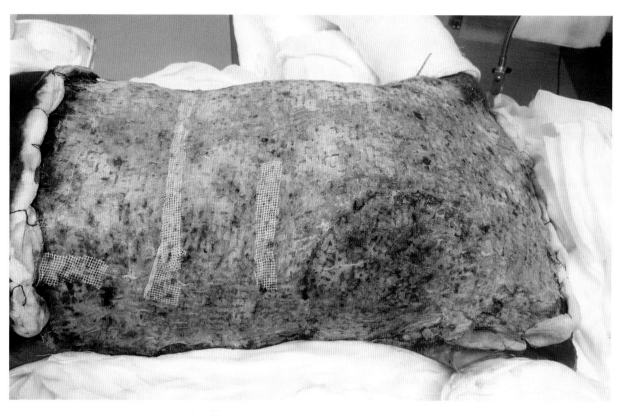

G. 术后第 3 天,移植的自、异体皮片贴附良好,渗出较少

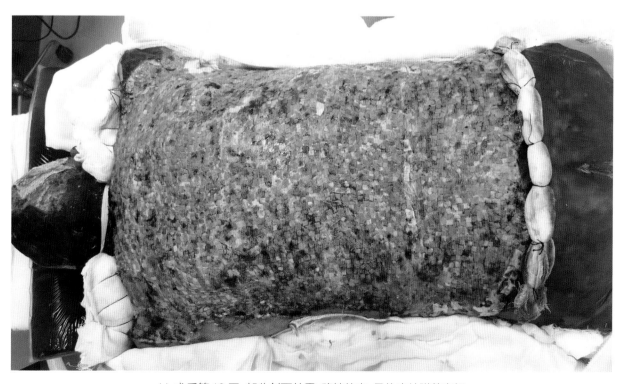

H. 术后第 10 天,部分创面外露,移植的自、异体皮片附着良好

（申传安　张博涵）

二、新鲜异体头皮胶连制备大张皮联合自体微粒皮修复大面积烧伤创面

【新技术背景】

大面积烧伤的救治重点在于及时清除坏死组织和永久覆盖创面,避免严重并发症的发生。迄今为止,自体皮仍然是永久覆盖创面的唯一选择,因此如何利用大面积烧伤后极其有限的自体皮一直是临床面临的难题。

自体微粒皮移植术是我国原创并经过实践检验的治疗严重烧伤的基本技术方法,自从 1985 年推出以来,成功救治了大量严重烧伤患者,是目前临床上自体皮扩展比例最高的一种植皮方式,扩展比为 1:10~1:20。自体微粒皮移植术需要以异体皮移植为基础,有活力的异体皮是手术成功至关重要的条件。随着我国器官捐献法律、法规的不断健全,2015 年实现了器官来源的根本转型,公民捐献成为唯一合法的器官来源渠道,但是,现阶段我国的人体器官捐献率还较低,肝、肾等器官及异体皮的供给远不能满足临床需求,有些烧伤中心出现"寸皮难求"的情况,以异体皮移植为基础的微粒皮移植等关键的烧伤创面修复技术难以开展,严重影响大面积烧伤患者的救治质量。

在上述现实条件下,笔者团队自 2012 年以来,采用新鲜异体头皮,治疗大面积烧伤小儿及成年患者,取得了良好的疗效,在一定程度上缓解了异体皮稀缺及昂贵的现实困难。但由于目前技术手段的限制,常规新鲜异体头皮单片取材较小,仅能满足自异体皮混合移植术的条件,其效率仍不及传统大张异体皮加自体微粒皮移植。2018 年,笔者团队创新性地将新鲜异体头皮胶连成"大张皮",结合自体微粒皮,修复大面积烧伤患者创面,使传统的微粒皮手术得以"复活",实现了对患者极其有限的自体皮更为高效的利用,为挽救大面积烧伤患者的生命提供了新的临床治疗手段。

【技术实施方案】

(一)术前准备

1. 常规准备　大面积烧伤患者均建立深静脉通道,常规行补液抗休克、脏器保护及抗感染治疗等,注意纠正低蛋白血症,尽可能维持血红蛋白水平在 100g/L,纠正凝血功能异常。首次手术时间为伤后 3~7 天,按照先四肢后躯干的顺序进行手术治疗。术前仔细评估病情,判断手术范围,以 3 小时内结束手术为佳,根据手术面积做好备血等术前准备。

2. 计算手术面积　非特殊体形患者,根据患者准确身高、体重等基本信息,确定手术范围后,采用适合中国人的史蒂文森(Stevenson)公式计算具体面积。史蒂文森公式:体表面积(m^2)=0.006 1× 身高(cm^2)+0.012 8× 体重(kg)−0.152 9。

以肢体全烧伤为例,上肢手术范围自手背掌指关节处至上肢根部止血带下缘,面积约为患者的 6%TBSA,下肢手术范围自足背跖趾关节处至大腿根部止血带下缘,面积约为患者的 15%TBSA。代入患者身高、体重信息后,可通过史蒂文森公式计算获得相应植皮面积。

特殊体形患者,或者身高、体重等基本信息缺失者可采用下列方式简单计算肢体植皮面积:拟手术肢体面积(cm^2)=[(肢体手术近心端周径 + 肘 / 膝关节周径)× 上 / 下肢手术近心端至肘 / 膝关节外沿最短距离 +(肘 / 膝关节周径 + 前臂 / 小腿最粗部分周径)× 肘 / 膝关节至前臂 / 小腿最粗部分外沿最短距离 +(前臂 / 小腿最粗部分周径 + 腕 / 踝关节周径)× 前臂 / 小腿最粗部分至腕 / 踝关节外沿最短距离]×0.5+ 手背 / 足背面积(图 5-9)。躯干手术面积可通过无菌塑料膜拓印法简易评估。

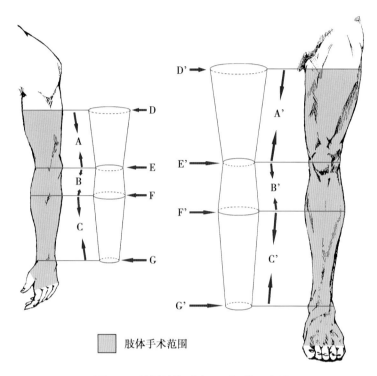

图 5-9　单侧肢体手术面积评估示意图

A、A'. 分别为上 / 下肢手术近心端至肘 / 膝关节外沿最短距离;B、B'. 分别为肘 / 膝关节至前臂 / 小腿最粗部分外沿最短距离;C、C'. 分别为前臂 / 小腿最粗部分至腕 / 踝关节外沿最短距离;D、D'. 分别为上 / 下肢体手术近心端周径;E、E'. 分别为肘 / 膝关节周径;F、F.'分别为前臂 / 小腿最粗部分周径;G、G'. 分别为腕 / 踝关节周径。

3. 供皮者的纳入标准及相关术前准备　为保障受、供皮者的安全及健康,供皮者需要有严格的纳入标准。具体纳入标准为:①年龄为 18~60 岁;②营养条件中等以上,既往身体健康;③梅毒螺旋体,乙肝、丙肝及艾滋病病毒检测阴性;④自愿原则,对治疗操作均知情同意。排除标准:①有严重基础疾病,如糖尿病、冠心病、慢性肺病等;②妊娠及哺乳期妇女。

所有供皮者术前均应详细追问病史及行体格检查,避免遗漏,尤其注意检查颈椎活动有无异常;常规完成血常规、血型、肝功能、肾功能、凝血功能、乙肝五项、梅毒螺旋体、丙肝、艾滋病病毒、尿常规、便常规、心电图、胸片等相关术前检验及检查,年龄较大者注意补充检查超声心动图,明确心功能情况。

4. 异体头皮的面积及需要量预估　根据中国人民解放军总医院第四医学中心烧伤整形医学部既往临床数据[*],成人男性头皮面积为 439.65~612.3cm^2。

---

* 来自符合纳入标准的 32 名男性健康供皮者,年龄 21~50(32±8)岁,体表面积 1.47~2.28(1.83±0.16)m^2。

通过评估、计算手术面积后,术前可根据上述数值计算异体头皮需要量,以方便通知患者亲属,做好术前准备。仍以肢体全烧伤为例,根据中国人民解放军总医院第四医学中心烧伤整形医学部临床数据 *,男性、女性患者单侧上肢术区面积分别为(1 118±96)cm²、(986±92)cm²,单侧下肢术区面积分别为(2 796±241)cm²、(2 466±231)cm²。结合前述男性头皮面积,男性及女性上肢平均需要头皮供应者分别为 2.04 人、1.8 人,男性及女性下肢平均需要头皮供应者分别为 5.1 人、4.5 人。鉴于切痂手术受皮面积可缩小约 15%,因此,实际工作中,如患者非特殊体形,不论男性或女性,头皮供应者 2 人、5 人可分别满足单侧上、下肢体手术需求。

(二) 手术方法

供皮者手术与大面积烧伤患者手术建议分台同时进行,供皮者较多时先完成部分取皮手术再行大面积烧伤患者手术,以保障受皮与供皮时间同步,减少大面积烧伤患者术中等待时间。

1. 烧伤创面的受皮准备　肢体手术于肢体根部上止血带,躯干手术可根据患者血压情况,应用长针头于术区边缘向皮下注射适量肿胀液(肾上腺素生理盐水,肾上腺素 1μg/ml)以减少术中出血。深Ⅱ度创面削痂治疗,尽可能保留健康真皮组织,Ⅲ度创面无网状真皮支架残留者行手术切痂治疗。躯干创面手术因无止血带止血,要边做手术边严格止血,防止因切、削痂过快、范围过大,出血较多导致失血性休克。术区准备完毕后,创面以无菌生理盐水覆盖,待植皮。

根据手术切削痂面积,按 1∶15 比例,术中同时切取相应大小的 0.2~0.25mm 厚度的自体刃厚皮片(供区为患者残留健康皮肤,以头皮优先)放入小量杯内用剪刀不断剪碎,直至 <1mm² 微粒皮的百分率达 95% 为止。

2. 新鲜异体头皮胶连制备大张皮加自体微粒皮的制备　供皮者手术在全身麻醉下进行,术中在每名头皮供应者头部帽状腱膜下注射肾上腺素生理盐水约 800ml(肾上腺素 1μg/ml)行膨胀术,以 ZIMMER 电动取皮机切取薄中厚皮片 3%TBSA(供皮者自身比例),厚度 0.3~0.35mm,含部分真皮乳头层。将所取皮片应用生理盐水清洗 3 遍去除毛发后备用。

将新鲜异体头皮表皮面向上逐片平铺在不锈钢平底盘上(可根据手术面积选择相应大小平底盘),各个皮片皮缘相接,尽量不留空隙(图 5-10A)。为方便后期植皮手术操作,缩短手术时间,可根据术前预测创面大小拼接相应面积大小的"整张"皮片。

皮片拼接完毕后,距皮片 25cm 处将米克胶水均匀喷涂在拼接皮片的表皮面(图 5-10B),观察皮面均匀湿润即可。静置 5 分钟,待皮片表面失去原有光泽后将大张单层纱布(面积为 60cm×40cm)拉展平铺覆盖在拼接皮表皮面上,湿盐水纱布按压纱布表面使纱布与皮片紧密贴附不留空隙(图 5-10C)。再次静置 5 分钟后从纱布一角向斜上均匀提拉,可保持皮片形状将头皮完整从不锈钢平底盘上取下。剪去皮片边缘多余纱布,将制备好的胶连大张新鲜异体头皮打孔后真皮面朝上,平铺放置在装有生理盐水的不锈钢平底盘内待用(图 5-10D)。

---

* 来自 55 例(男 42 例、女 13 例)烧伤总面积超过 50%TBSA 且行米克植皮术的成人烧伤患者。

图 5-10 胶连大张新鲜异体头皮加自体微粒皮的制备

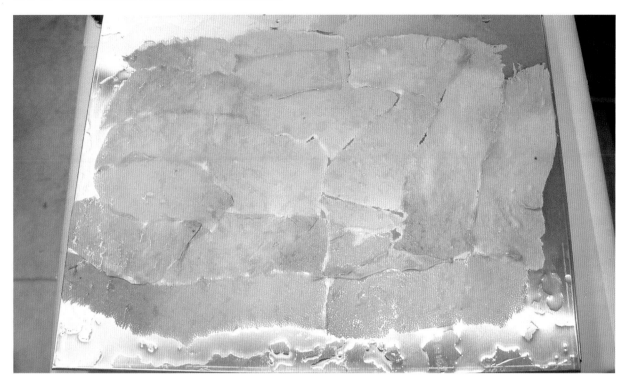

A. 表皮面向上拼接新鲜异体头皮

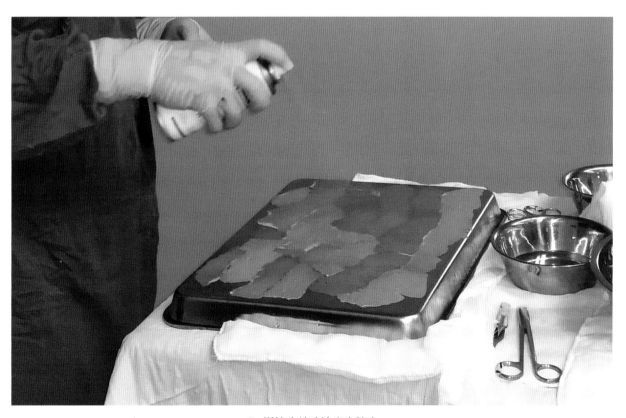

B. 拼接皮片喷涂米克胶水

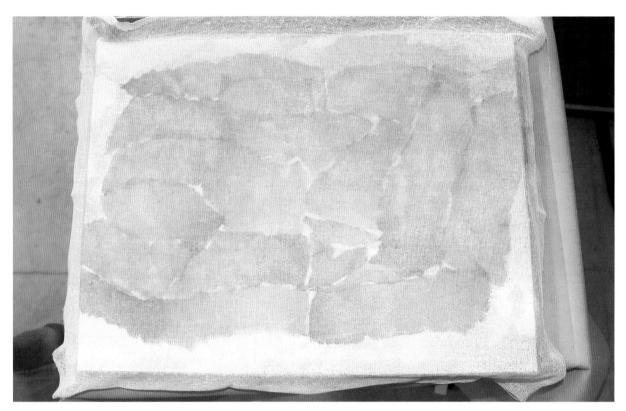

C. 拼接皮片覆盖纱布与胶水贴合

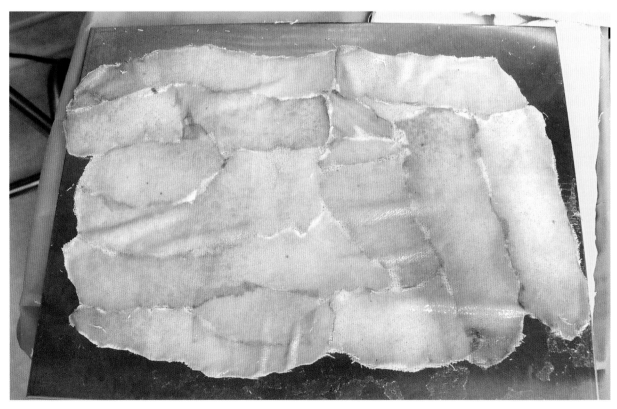

D. 提拉翻转纱布获得胶连大张皮片并修剪边缘多余纱布

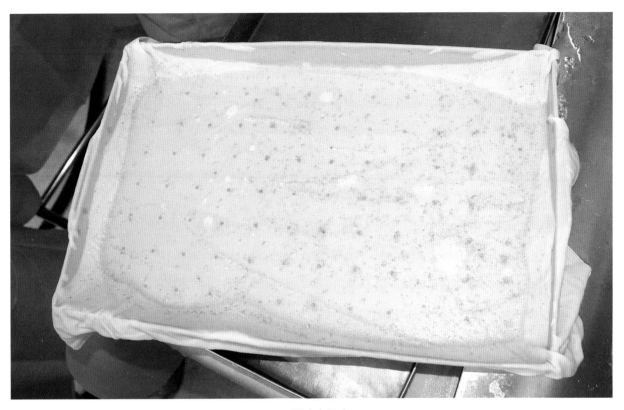

E. 漂皮盘漂皮

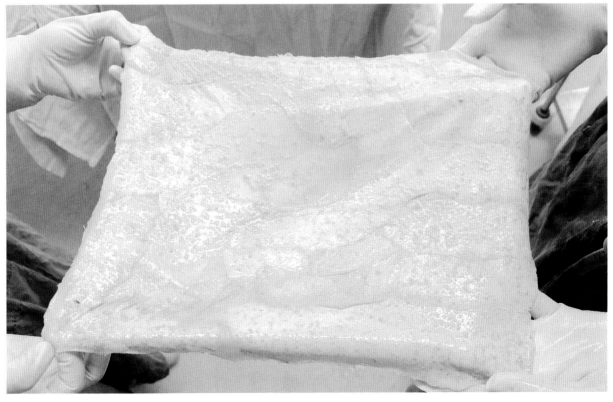

F. 转移微粒皮到胶连大张新鲜异体头皮上

将大面积烧伤患者术中切取的自体微粒皮采用传统漂浮法均匀转移至制备的胶连大张新鲜异体头皮真皮面上,扩展比选择为1:15(图5-10E、F)。

3. 新鲜异体头皮胶连大张皮联合自体微粒皮移植注意事项　将制备好的新鲜异体头皮胶连大张皮联合自体微粒皮移植覆盖大面积烧伤患者创面,因头皮无明显弹性,植皮以平铺为宜,不宜牵拉过紧以免后期影响植皮成活及患肢血供。植皮边缘以缝皮钉固定,防止皮片移动错位。植皮外覆盖单层磺胺嘧啶银纱布后给予多层无菌敷料加压包扎。膝、肘关节部位可局部外用小夹板,防止肢体大关节活动。

(三) 术后治疗

根据患者临床表现、既往的细菌流行病学调查结果及创面细菌培养和药物敏感试验结果等,合理选用抗生素。术后注意及时复查血常规、凝血功能、肝功能及肾功能等常规检查,及时给予足够的营养支持,输注红细胞悬液、血浆、人血白蛋白等,使血红蛋白浓度不低于100g/L、白蛋白不低于35g/L,以保障皮片成活。

患者病情平稳,无感染表现,可于术后10天首次打开术区创面,之后常规隔日换药。首次打开术区创面时应动作轻柔,注意观察异体皮成活情况,严禁过早去除胶连大张新鲜异体头皮表皮面贴附的纱布,以防导致表皮撕脱,影响异体皮成活。局部渗出明显者应开窗观察。创面清洁干燥者可简单消毒后再次加压包扎。术后2~3周,异体皮逐渐溶脱,部分溶脱创面下可见自体微粒皮片扩增或异体真皮支架残留,此时可完全去除胶连大张新鲜异体头皮表皮面贴附的纱布,并可根据异体皮溶脱情况,决定是否行补充植皮;术后4~5周,创面残存异体皮形成黑色痂皮,痂皮脱落后可见其下自体微粒皮爬行成片。

头皮供应者头部供皮区以凡士林纱布覆盖,多层无菌敷料加压包扎。术后1天拆除头部外敷料,保留内层凡士林纱布,外用百克瑞喷剂(化学成分:溶葡萄球菌酶、溶菌酶、醋酸氯己定)、人重组表皮生长因子,每天4次,吹风机吹干半暴露治疗,注意定期检查患者头部供皮区恢复情况,保持创面清洁干燥,如发现凡士林纱布下有明显积液应及时清理。常规术后10天去除头部凡士林纱布,如创面愈合较慢,可适当延长去除凡士林纱布时间。大面积烧伤患者头部供皮区处理同异体头皮供应者,躯干及肢体供皮区应用凡士林纱布覆盖或采用1:9扩展比的米克皮片覆盖。躯干供皮区创面术后6天同异体头皮供应者,给予喷药、吹干、半暴露治疗,肢体供皮区创面随肢体受皮区创面打开时间更换敷料,直至创面愈合。

(四) 注意事项

为符合法律及伦理学要求,所有头皮供应者均应来自患者亲朋,采取自愿捐献的原则,并且为了避免传染病及保障供皮者的健康,应严格遵照供皮者纳入标准。

新鲜异体头皮与经过冻存及其他方式处理的异体皮相比,具有更强的免疫原性,尽管目前所有临床实践中所有受皮者并未出现急性排斥表现,异体皮在创面成活均超过2周,甚至部分异体皮移植后并未排斥脱落,同时新鲜异体头皮也表现出了较强的生存力和抗感染性,但仍应警惕严重排斥反应的发生。

为保证手术效果,供皮者头皮的取皮厚度十分关键。传统的微粒皮移植采用中厚异体皮片覆盖,但考虑新鲜异体头皮来自健康供皮者,为避免取皮过厚导致的不良预后,本技术选取 0.3~0.35mm 的薄中厚皮片,保留一定厚度的真皮乳头层。从实际结果来看,所有供皮者均愈合良好,随访均无后遗症,不影响日常生活质量。需要注意的是,实际操作中要达到设计要求,现代化的取皮工具必不可少。电动取皮机与传统辊轴刀取皮相比,其取皮厚度精准、皮片较大且完整、厚薄均匀、边缘整齐、供皮区愈合快,可以保障取皮厚度,降低头皮拼接难度,避免供皮者并发症的发生。

术前测量相关数据,有助于根据创面大小术中直接拼接、胶连成近似大小的"大张皮",可直接减少术中异体皮移植时裁剪拼凑的时间,缩短大面积烧伤患者麻醉时间,降低手术风险。除肢体手术外,该方法同样也可应用于其他部位的手术准备。

一些细节也同样值得注意,例如:米克胶水是实现胶连的重要工具,使用需注意技巧,如前节所述,喷涂距离 25cm 是相对适宜的距离;合适的胶水用量可以保障皮片贴附牢靠,过量则可能堵塞纱布网眼,导致引流不畅;另外,皮片打孔应在皮片喷胶制备完成后,否则胶水可能会封堵孔隙,影响引流效果。

【典型病例】

患者,男性,25 岁。

主因粉尘爆燃致全身多处火焰烧伤 2 小时入院,伤后无高处坠落及昏迷史,神志清楚,伴有声嘶、咳痰,无明显憋气,既往体健。

入院诊断:①烧伤 97%,深Ⅱ度 27%、Ⅲ度 70%,全身多处;②重度吸入性损伤;③烧伤休克。

治疗过程:患者初次手术于伤后 3 天进行,范围为双上肢及左下肢,左上肢创面应用新鲜异体头皮联合自体微粒皮修复(图 5-11A,供皮者 2 人),自体微粒皮扩展比约 1:15,其中部分微粒皮来自米克植皮时修剪剩余的边角皮片;右上肢(图 5-11G)及左下肢创面行米克植皮术,其中除左下肢残留部分薄层真皮处创面以 1:9 扩展比的米克皮片植皮外,其余创面均以 1:6 扩展比的米克皮片植皮。术后 2 周换药见,左上肢异体皮附着良好,创面覆盖率 98%,干燥无明显渗出(图 5-11B),右上肢移植米克微型皮片爬行扩增不明显,创面覆盖率 35%,可见大量渗出(图 5-11H);术后 3 周,左上肢整体异体皮成活良好,手背部分异体表皮撕脱,创面覆盖率 95%,创面渗出少(图 5-11C),右上肢成活米克微型皮片开始扩增,创面覆盖率 55%,但仍可见大量创面暴露(图 5-11I),行手术补充植皮;术后 4 周,左上肢及右上肢手背均残留相对集中创面,左上肢创面覆盖率 84%,异体皮表面成痂,部分痂皮脱落,其下可见新生皮肤组织(图 5-11D),右上肢米克微型皮片及补充皮片爬行扩增联合成片,创面覆盖率 90%(图 5-11J);术后 5 周,左上肢及右上肢残留创面基本集中在双手手背、手指,左上肢异体皮基本脱痂,其下均为新生皮肤组织覆盖,创面覆盖率 95%(图 5-11E);右上肢愈合良好,创面覆盖率 97%(图 5-11K)。经积极抢救治疗,患者先后行 4 次手术封闭创面。术后 4 个月,左上肢及右上肢瘢痕色泽、弹性及厚度基本类似,左上肢活动后易产生水疱,大关节活动受限不明显(图 5-11F),右上肢瘢痕凹凸不平,可见较为明显的米克微型皮片扩增痕迹,肘关节伸直受限并可见瘢痕挛缩带形成(图 5-11L)。

图 5-11　胶连大张新鲜异体头皮联合自体微粒皮及米克植皮术分别治疗 1 例大面积深度火焰烧伤患者左上肢及右上肢创面

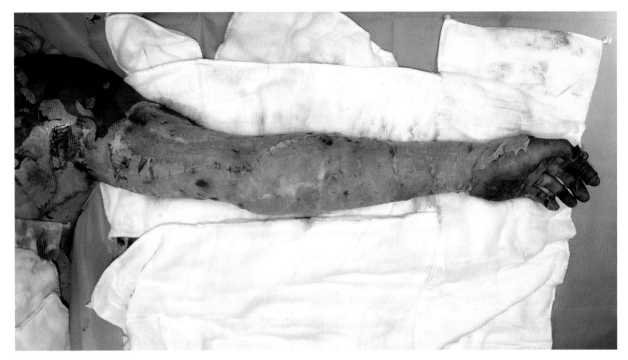

A. 左上肢切痂行胶连新鲜异体头皮加自体微粒皮植皮后

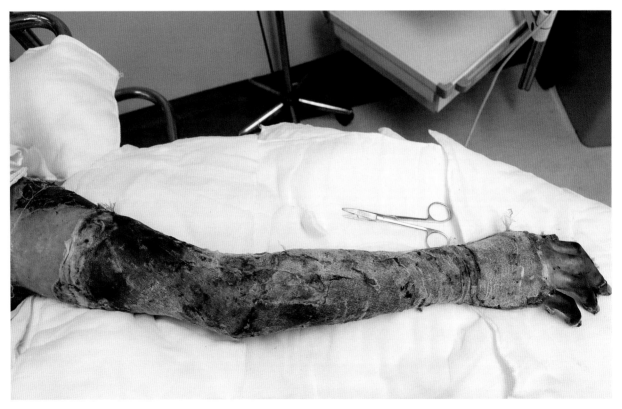

B. 左上肢术后 2 周,创面覆盖率 98%,异体头皮成活良好,创面渗出少

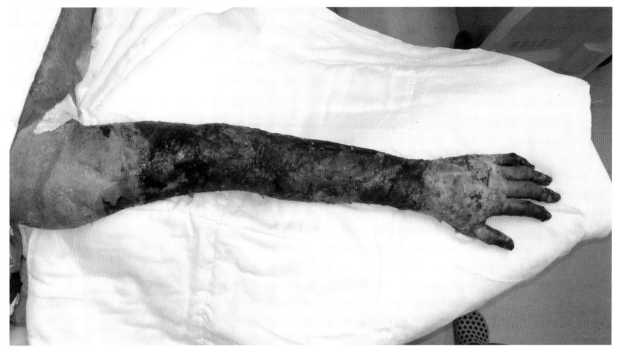

C. 左上肢术后 3 周，创面覆盖率 95%，创面基本为异体头皮覆盖，少量创面出现异体皮溶脱现象

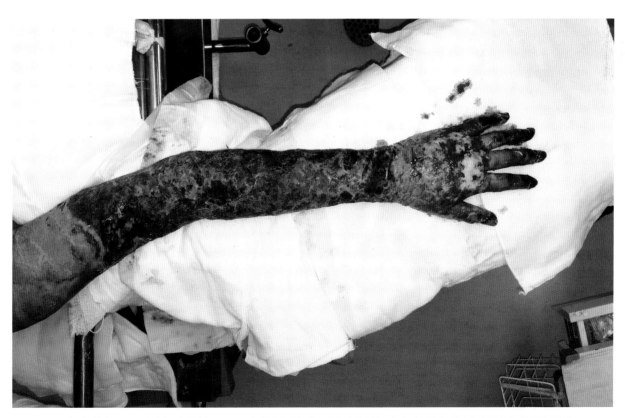

D. 左上肢术后 4 周，创面覆盖率 84%，多数创面表皮干燥形成黑色痂皮，溶脱部分创面可见肉芽组织增生

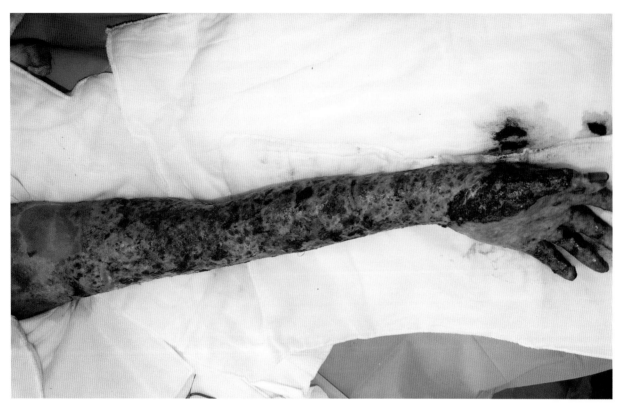

E. 左上肢术后 5 周,创面覆盖率 95%,黑色痂皮脱落,其下可见新生上皮,创面基本封闭

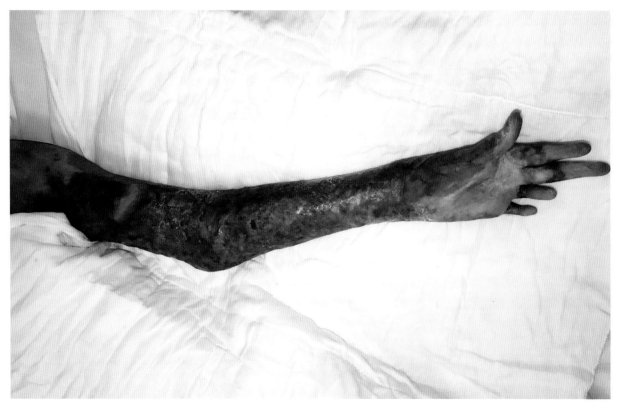

F. 左上肢胶连新鲜异体头皮加自体微粒皮植皮术后 4 个月,创面可见瘢痕增生,功能活动无明显影响

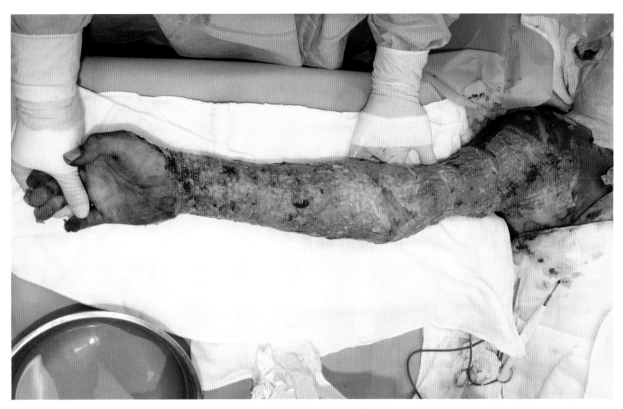

G. 右上肢切痂行米克植皮术后

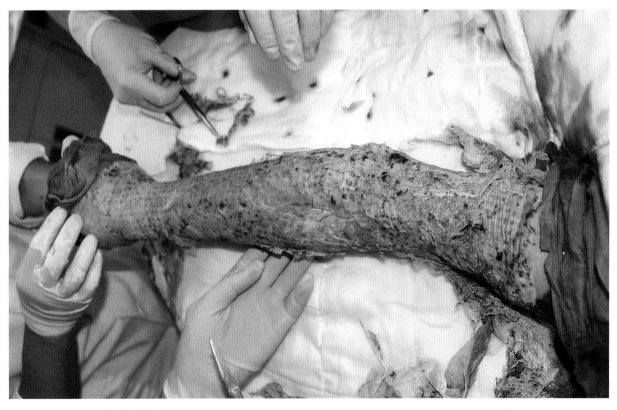

H. 右上肢术后2周,创面覆盖率35%,米克微型皮片爬行扩增不明显,创面渗出多

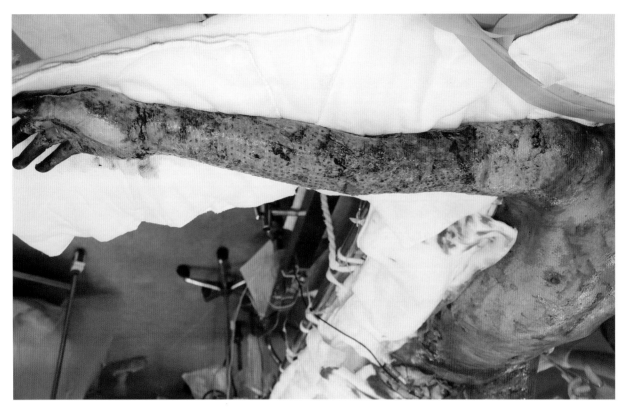

I. 右上肢术后3周,创面覆盖率55%,米克微型皮片扩增,但仍见大量创面暴露

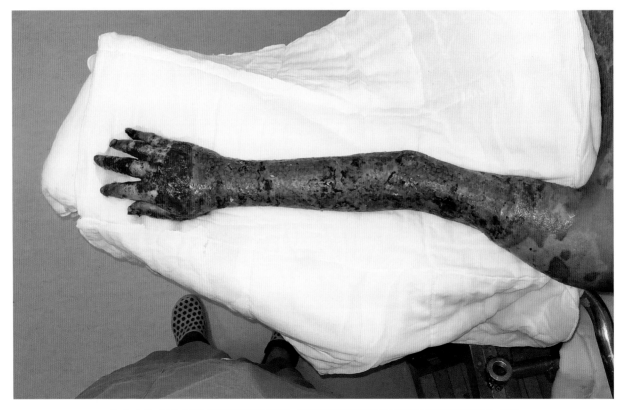

J. 右上肢术后4周,创面覆盖率90%;米克微型皮片及补充皮片爬行扩增联合成片

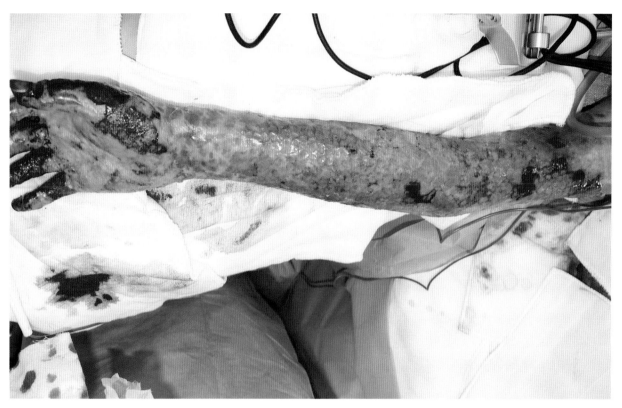

K. 右上肢术后 5 周,创面覆盖率为 97%,创面基本封闭

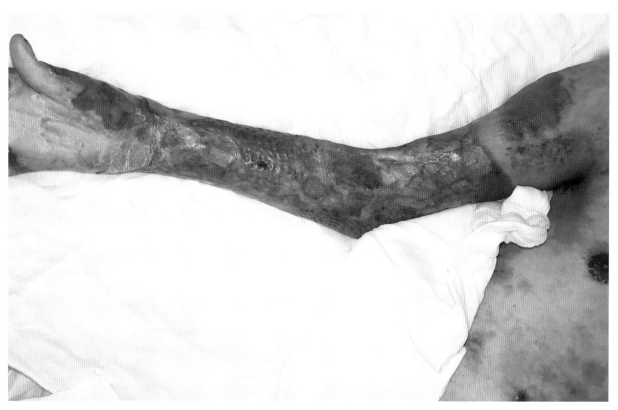

L. 右上肢术后 4 个月,创面瘢痕不平整,肘关节伸直受限,可见瘢痕挛缩带形成

【讨论】

在尸体皮来源极度贫乏的情况下,适当应用健康供体捐献的新鲜异体皮,对保障大面积烧伤的救治质量有非常积极的作用。笔者单位应用患者家属捐献的头皮救治小儿及成人大面积烧伤,疗效满意。实际工作中,在家属救人心切的急迫情绪下,大部分亲属捐献皮肤的意愿都很强烈,新鲜异体皮相对容易获取。与捐献肾脏不同,头皮可以再生,犹如献血,对供体健康几乎没有影响,却对挽救患者生命非常关键。

由于目前取皮手段的限制,常规新鲜异体头皮单片取材较小,常规的"砌墙式"自异体皮混合移植术,其自体皮使用效率仍远不及传统大张异体皮加自体微粒皮移植。该技术创造性地通过生物胶水把条状新鲜异体头皮胶连成大张皮片,解决了新鲜异体头皮难以作为微粒皮覆盖物的难题,大大提高了自体皮的使用效率。

从治疗效果来看:①该技术能够更为有效地利用极其有限的自体皮源,即便是所谓"边角余料",也能物尽其用,这一点对超过 90%TBSA 深度烧伤的患者而言尤为重要。②该技术植皮术后移植皮片均成活良好,治疗期间,植皮创面均为异体头皮覆盖,整体创面干燥,渗出较少,感染风险低,这可能与新鲜异体头皮能够始终覆盖创面,为自体皮爬行提供良好微环境有关。③新鲜异体头皮的移植并未导致急性排斥反应的发生,其可在创面上存活至少 2 周以上,达到了手术预期,后期溶脱程度则因人而异。部分新鲜异体头皮移植后并未排斥脱落,而是自体化后,创面得以永久封闭,该现象机制尚不明确,但有可能与亲属异体皮移植相关。还有研究表明,自异体皮混合移植术后,自体皮移植物可以促使机体产生免疫耐受,导致其周边异体皮片的排斥减弱,被称为"自体皮岛效应"。④该技术应用于成年患者时,所需头皮供应者较多,但在小儿患者,由于创面绝对面积较小,平均而言,一个成人头皮能覆盖 1 岁或 2 岁儿童的一侧上肢区域,能接近覆盖单侧下肢或单侧躯干区域,覆盖率高,因此,该方法对儿童大面积烧伤患者而言更具优势。

综上,该技术从纳入标准、术前准备、手术操作,以及术后处理、疗效观察等方面着手,切实可行并创新性地建立了新鲜异体头皮联合自体微粒皮治疗大面积烧伤患者的方法,为大面积烧伤患者的临床救治提供了一种新选择。

(申传安　蔡建华)

三、新鲜异体头皮修复小儿大面积烧伤创面

【新技术背景】

小儿大面积烧伤治疗难度大,早期切削痂后有效的创面覆盖是关键环节,有限的自体皮迫使人们不断寻求创面覆盖物,异体皮是创面覆盖物中仅次于自体皮的最为理想的覆盖物。异体皮包括新鲜异体皮、冷冻异体皮和甘油异体皮。1869 年,Reverdin 提出了同种异基因移植的概念。同年,Gridner 首先采用尸体皮覆盖大面积烧伤患者,这些异体皮以新鲜异体皮的形式存在,存在保存时间短的问题。1966 年,Cochrane 报道了冷冻异体皮成功应用于临床。笔者单位自 1973 年创建皮库以来,分别建立了 4℃、

-20℃和-80℃低温冰箱皮肤保存法及液氮储皮法。4℃保存皮肤活性下降快,保存期限短,低温保存(-20℃和-80℃)及深低温保存皮肤(液氮保存皮肤)可大大延长保存时间,使临床上救治患者时能做到随取随用。低温保存皮肤的活性较好,深低温储存皮肤易于保存皮肤且具有更长的保存期,保存5年仍有较好活性。由于冷冻保存异体皮抗原性强,1984年荷兰人制作了甘油异体皮。甘油异体皮的优点包括制备和储存方便、成本低、甘油具有杀病毒的特点,但是对于肝炎病毒和艾滋病病毒的去除能力尚有争议。较冷冻异体皮而言,甘油异体皮具有更小的抗原性,存活时间较冷冻异体皮延长。其缺点是活性差,抗感染能力弱。

近些年来,我国器官移植法律、法规不断完善,异体皮(尸体皮)的获取途径更为规范,临床异体皮短缺的问题给小儿大面积烧伤救治带来挑战。在此背景下,笔者提出了采用亲属新鲜异体头皮治疗小儿大面积烧伤的理念。笔者单位在过去十年采用亲属新鲜异体头皮,应用于小儿大面积烧伤治疗,获取来源可靠,取得了良好的临床效果。

【技术实施方案】

(一)适应证和禁忌证

1. 适应证

(1)大面积烧伤患儿(≥30%TBSA)早期创面。

(2)烧伤后感染创面。

(3)亲属供皮者具有良好意愿且符合条件者(见后述亲属供皮者的纳入标准)。

2. 禁忌证

(1)患儿无手术条件者。

(2)患儿亲属无意愿供皮者。

(二)术前准备

1. 常规准备　大面积烧伤患儿(≤12岁)常规行补液抗休克、抗感染、输血、脏器保护、营养支持等治疗,首次手术时间为伤后3~5天,按照先四肢后躯干的顺序进行手术治疗。术前均建立深静脉通道,动脉监测,注意纠正低蛋白血症,尽可能维持血红蛋白水平在100g/L以上,纠正凝血功能异常、心肺功能明显异常。术前仔细评估病情,设定手术范围,切削痂创面面积一般不超过30%TBSA,以3小时内结束手术为宜,根据手术面积做好术前讨论、麻醉师术前检查、备血及手术室升温等术前准备。

2. 计算手术面积及异体皮需求量　根据患儿准确身高、体重等基本信息,确定手术范围后,采用适合中国人的史蒂文森(Stevenson)公式计算具体面积,史蒂文森公式:体表面积(m^2)=0.0061×身高(cm)+0.0128×体质量(kg)-0.1529。

以史蒂文森公式计算,1岁、2岁及7岁患儿的体表面积分别为0.45m^2(体重10kg)、0.58m^2(体重13kg)及0.9m^2(体重25kg)。小儿各部位体表面积占比不同于成人。以1岁小儿为例,其单侧躯干、单侧上肢及单侧下肢分别约占 16%、9.5% 和 15%，面积约为 720cm² 、428cm² 和 664cm²（表 5-1）。笔者在临床上测得 94 例成人头皮供皮面积平均为（560±60）cm²。可见，单个供皮者所提供的异体头皮即可覆盖 78%、100% 和 84% 的 1 岁小儿单侧躯干、单侧上肢和单侧下肢创面，其覆盖效率可观。

表 5-1　不同年龄小儿单侧躯干、单侧上肢及单侧下肢计算面积

年龄	体重 /kg	体表面积 /m²	单侧躯干 /cm²	单侧上肢 /cm²	单侧下肢 /cm²
4 个月	6	0.30	495	285	405
1 岁	10	0.45	720	428	664
2 岁	13	0.58	899	551	928
7 岁	25	0.90	1 296	855	1 733
12 岁	40	1.30	1 833	1 261	2 678

通过评估大面积烧伤患儿手术范围，计算手术面积后，术前可根据上述数值计算异体头皮需要量及需要供皮者例数。以一侧上肢＋一侧下肢作为手术区域，假定全部用新鲜异体头皮覆盖，根据前述计算方法，1 岁患儿的创面为 1 092cm²，最多需 2 例供皮者；2 岁患儿的创面为 1 479cm²，最多需 3 例供皮者；7 岁患儿的创面为 2 588cm²，最多需 5 例供皮者。在实际治疗中，需要尽可能使用自体皮覆盖创面，因此，异体头皮的使用例数会更少。

3. 新鲜异体头皮使用设计　预估使用异体头皮的范围：①患儿因创面脓毒症手术植皮，为减少手术时间及保护创面，可直接切削痂后以大张新鲜异体头皮覆盖；②常规情况下将自、异体邮票状皮片（边长1~1.5cm）以不同比例混合移植覆盖创面；③超大面积烧伤（≥90%TBSA），自体皮片制备成米克皮片覆盖，其余创面可用新鲜异体头皮保护创面，待二期自体皮或自异体皮混合移植。

（三）亲属供皮者的纳入标准及相关术前准备

为保障供皮者的良好预后及使受皮者的风险最低，需要有严格的纳入标准。具体纳入标准为：①年龄 18~60 岁；②营养条件中等以上，既往身体健康；③患儿父母或亲属；④自愿原则并签署知情同意书，完全了解手术风险。排除标准：①有严重基础疾病，如糖尿病、冠心病、慢性肺病等；②妊娠及哺乳期妇女；③头皮银屑病、毛囊炎、秃顶；④梅毒、乙肝、丙肝或艾滋病检测阳性；⑤颈椎病或颈部活动受限。

术前均应详细追问所有供皮者病史及行体格检查，避免遗漏，尤其是注意检查颈椎活动有无异常；常规完成血常规、血型、肝功能、肾功能、凝血功能、术前八项、尿常规、便常规、心电图、胸片等相关术前检验及检查，年龄较大者注意补充检查超声心动图，明确心功能情况。术前一天头部理发备皮，手术当天在术前再次备皮头部。

(四) 手术方法

供皮者手术与大面积烧伤患者手术建议分台同时进行或提前取皮,减少大面积烧伤患儿术中等待时间,降低手术风险,提高手术效率。

1. 亲属新鲜异体头皮获取及处理　供皮者完成术前准备后,行全身麻醉,术中在每名头皮供应者头部帽状腱膜下注射肾上腺素生理盐水 800~1 000ml(含肾上腺素 1μg/ml)行膨胀术,以 ZIMMER 电动取皮机切取刃厚皮片 3%TBSA(供皮者自身比例),厚度 0.25~0.3mm,含部分真皮乳头层。将所取皮片应用生理盐水清洗 3 遍去除毛发后备用。将新鲜异体头皮以轧皮机或手术刀制作为邮票状皮片,边长 1~1.5cm 较为适宜,或大张打孔备用,孔径 2~3mm 为宜。头部供皮区以肾上腺素生理盐水纱布覆盖止血后,内层以凡士林密眼油纱覆盖,外部用多层无菌纱布适度加压包扎。

2. 烧伤创面的受皮准备及移植　大面积烧伤患儿行全身麻醉,肢体手术于肢体根部上止血带,躯干手术可根据患者血压情况,应用长针头于术区边缘向皮下注射适量肿胀液(肾上腺素生理盐水,肾上腺素 1μg/ml)以减少术中出血。深Ⅱ度创面削痂治疗,尽可能保留健康真皮组织,Ⅲ度创面无网状真皮支架残留者行手术切痂治疗。术中注意及时结扎大血管,小血管出血行电凝止血。躯干创面手术因无止血带止血,手术要边手术边严格止血,防止因切削痂过快、范围过大,出血较多导致失血性休克。术区准备完毕后,创面以无菌生理盐水纱布覆盖,待植皮。根据患儿术前设计及供皮区范围获取自体皮片,制作成邮票状皮片或米克皮片备用。

根据手术切削痂面积及术前设计方式,将新鲜异体头皮或新鲜异体头皮复合自体皮片移植于创面上。内层外用网眼纱,以订皮机固定,防止皮片移动错位,影响植皮成活;次外层覆盖单层磺胺嘧啶银纱布后给予多层无菌敷料加压包扎。膝、肘关节部位可局部外用小夹板,防止肢体大关节活动。

(五) 术后治疗

1. 不供皮区术后处理　亲属头皮供应者术后 1~3 天,根据渗出情况去除头部外敷料,保留内层凡士林纱布,外用百克瑞喷剂(化学成分:溶葡萄球菌酶、溶菌酶、醋酸氯己定)或 0.5%PVP-I 消毒液(安多福)、人重组表皮生长因子每天 3~4 次,吹风机吹干,半暴露治疗,注意定期检查患者头部供皮区恢复情况,保持创面清洁干燥,如发现凡士林纱布下有明显积液应及时清理。常规术后 8~10 天去除头部凡士林纱布,如创面愈合较慢,可适当延长去除凡士林纱布时间。

2. 大面积烧伤患儿植皮术后治疗　术后观察患儿一般情况及生命体征,及时复查血常规、凝血功能、肝功能、肾功能、电解质、脑钠肽及降钙素原等常规检验,调整治疗;根据患者临床表现、既往的细菌流行病学调查结果及创面细菌培养和药物敏感试验结果等,合理选用抗生素;给予足够的营养支持,输注红细胞悬液、血浆等,使血红蛋白浓度不低于 100g/L、白蛋白不低于 35g/L,以保障皮片成活。

患者病情平稳,无感染表现,可于术后 5~7 天首次打开术区外敷料,保留网眼纱布,观察创面,之后常规隔日换药。首次打开术区创面时应动作轻柔,防止皮片撕脱,注意观察异体皮成活情况。局部渗出明显者应开窗引流,局部消毒,整体植皮区保持创面清洁干燥,避免使用大量消毒剂,可适当外用促进生长类药物。第二次换药时去除内层网眼纱布，常规消毒，外用促进生长类药物。前两次换药均需加压包扎妥当，避免皮片因搓动而失活。术后 2~3 周，异体皮有逐渐溶脱表现，部分溶脱创面下可见邻近自体皮片爬行覆盖，或可见深Ⅱ度削痂创面异体皮保护下愈合，或可见异体真皮支架残留或完全脱落暴露肉芽创面。此时，可根据异体皮溶脱情况，决定是否行补充移植自体皮或新鲜异体头皮，循环直至创面愈合。创面愈合后及早行抑制瘢痕治疗及功能锻炼。

【典型病例】

病例 1

患者，男性，7 岁。

煤气泄漏爆燃致全身多处烧伤 2 天入院。患儿于 2015 年 9 月 20 日家中因煤气泄漏爆燃致全身多处烧伤，伤后行气管切开，当地医院行抗休克等治疗 2 天后转至我科治疗。

入院诊断：①烧伤 90%，深Ⅱ度 5%、Ⅲ度 85%，全身多处；②重度吸入性损伤；③创面脓毒症；④水电解质紊乱；⑤气管切开术后。

专科查体：患者全身烧伤创面面积约 90%TBSA（图 5-12），腹部、臀部、双下肢可见散在正常皮肤，头面部创面肿胀明显，烧伤痂皮覆盖，双眼睑水肿外翻，口唇肿胀，明显鱼唇状改变；后躯干创面为皮革样痂皮，均为Ⅲ度，有溶脱趋势，颈部前躯干创面腐皮脱落，基底苍白；双上肢痂皮覆盖，血供尚可，切开减张术后至深筋膜层，双下肢创面少许红白相间，大部分苍白，末梢皮温尚可。

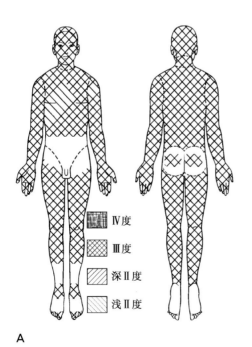

部位	浅Ⅱ度	深Ⅱ度	Ⅲ度	Ⅳ度
头		1	9	
颈			3	
躯干		2.5	19	
上臂			7	
前臂			6	
手			5	
臀		1	3	
大腿			18	
小腿			9	
足		0.5	6	
合计		5%	85%	

烧伤总面积：90%

图 5-12　烧伤患儿烧伤面积图及深度分布图
A. 烧伤面积图；B. 烧伤深度图。

治疗过程: 笔者采用早期、分步切削痂植皮的方式,逐步封闭创面,植皮方式包括米克植皮术,自、异体邮票状皮片移植及供皮区回植术。利用亲属自愿捐献的新鲜异体头皮 14 例,以邮票状皮片形式单纯移植于创面或与自体皮混合移植封闭创面,促进创面愈合。以背部创面为例,背部全部为Ⅲ度创面,伤后行暴露治疗,于伤后 22 天行背部创面削痂至健康脂肪组织,部分至深筋膜层,因自体供皮区尚未愈合,取 2 例供皮者的新鲜异体头皮,制作邮票状皮片覆盖创面,打包固定,术后换药,异体皮片于植皮后 1 周开始脱落,第一次手术后 11 天行第 2 次手术,创面扩创后将裸露创面用 1 例异体皮,采用自异体皮混合移植的方法,移植于创面,移植后 10 天,大部分异体皮脱落;笔者于第 2 次手术后 13 天做了第 3 次手术,取 1 例供皮者的新鲜异体头皮,以自、异体皮混合移植的方式修复创面,背部创面于伤后 70 天愈合,伤后 1 年半随访见背部瘢痕形成,柔韧度可(图 5-13)。后续整形治疗,包括眼睑瘢痕、颈部瘢痕及双手挛缩瘢痕进行松解植皮,患儿康复出院。

图 5-13 90% 烧伤患儿背部创面修复过程及预后

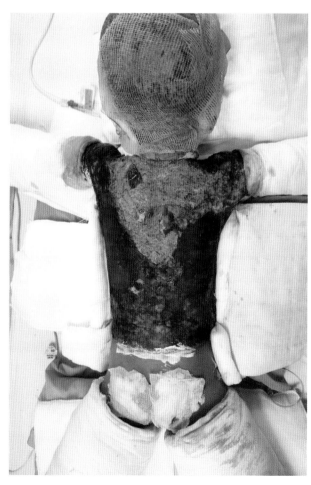

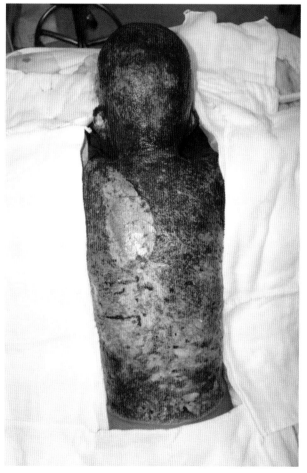

A. 背部伤后 19 天创面　　　　　　　　B. 背部第一次削痂后创面

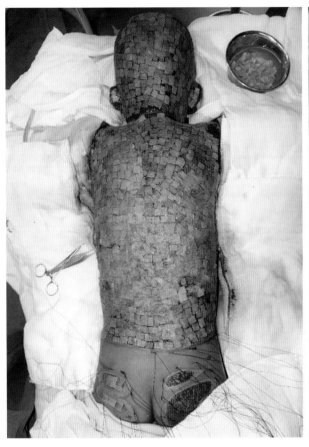
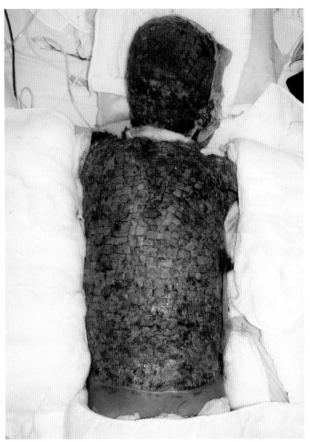

C. 背部第一次术中行新鲜异体头皮移植

D. 背部第一次术后 3 天创面情况

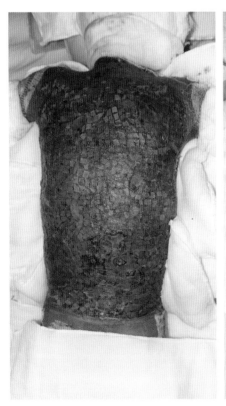
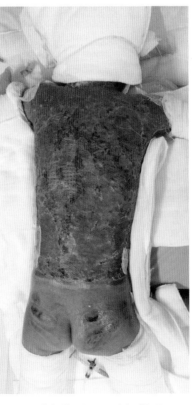
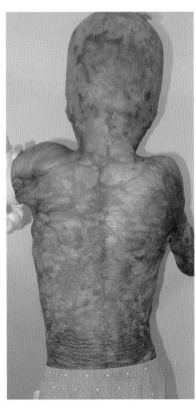

E. 背部伤后 46 天创面情况

F. 背部伤后 70 天创面情况

G. 背部伤后 1.5 年预后情况

病例 2

患儿,男性,3 岁 1 个月。

因躯干、会阴、右上肢及双下肢热汤烫伤 1 周入院。患儿于 2015 年 11 月 15 日家中被热汤烫伤全身多处,伤后至当地医院行包扎治疗并住院,行补液抗休克及换药包扎治疗等处置。因患儿创面面积大,发热,精神状态变差,于伤后 1 周转至我科治疗。

入院诊断:①烫伤 24%,深Ⅱ度 20%、Ⅲ度 4%,全身多处;②创面脓毒症;③低蛋白血症。

入院查体:患儿神志清,精神差,食欲差,二便如常。体温 38.5℃,脉搏 124 次 /min,呼吸 20 次 /min,血压 88/74mmHg。全身烫伤创面面积约 24%TBSA,位于躯干、会阴、右上肢及双下肢,基底少部分红白相间,大部分见坏死组织附着,躯干及右上肢部分见较厚坏死组织附着,分泌物多,创面略凹陷于周围组织,伴异味明显。

治疗过程:非手术治疗包括抗感染、营养支持、补液、输血、器官功能保护等治疗。患儿入院后脓毒症表现,创面面积大,若取自体头皮不能完全覆盖创面,笔者与患儿父亲沟通后,于入院后第 4 天取其父亲头皮作为新鲜异体皮,覆盖患儿削痂后有真皮残留或裸露脂肪创面(8%TBSA),剩余较浅创面予异种皮覆盖,手术时间 1.5 小时。术后患儿病情稳定,无发热,经换药治疗后,患儿创面大部分在异体皮及异种皮保护下愈合,残余创面约 3%TBSA。于第一次术后 19 天,行自体头皮移植将创面封闭。术后换药治疗,第二次术后 14 天,患儿康复出院(图 5-14)。

图 5-14　重度烫伤患儿躯干及右侧上下肢创面修复过程及预后

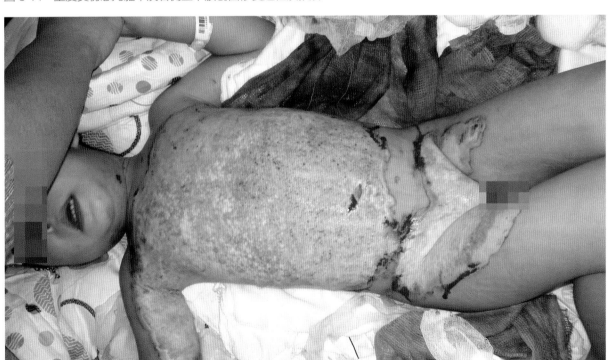

A. 伤后 1 周(入院时)创面情况

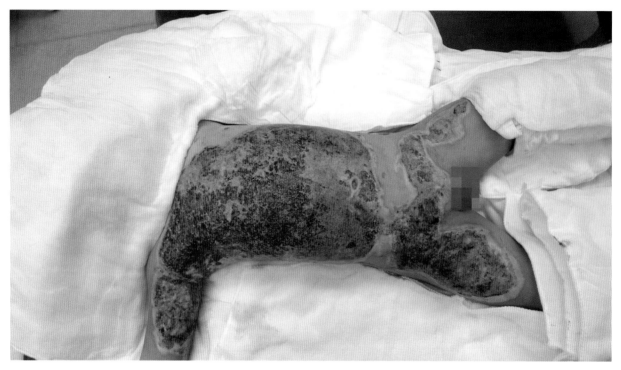

B. 第一次手术清创后创面情况

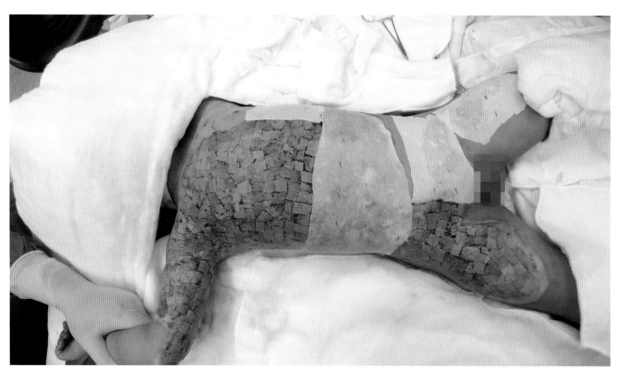

C. 第一次手术创面植皮后情况

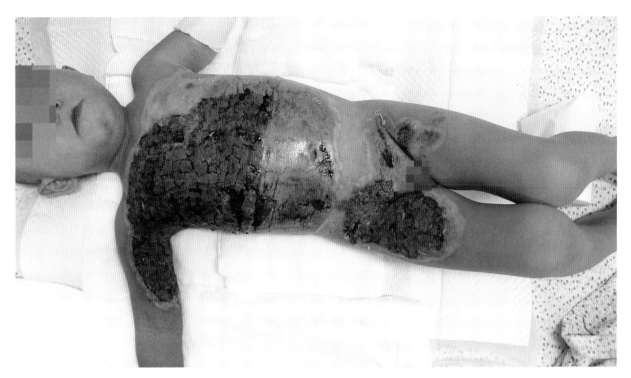

D. 第一次手术后 7 天创面情况

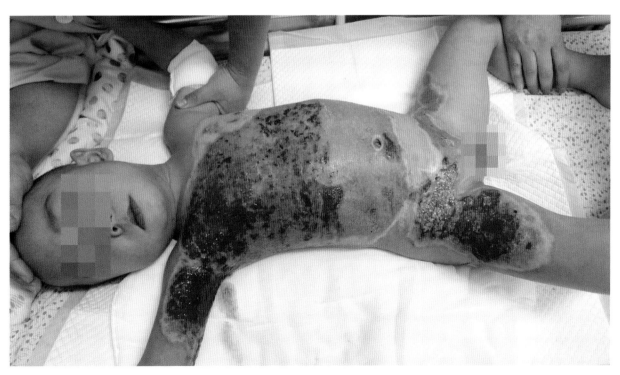

E. 第一次手术后 13 天创面情况

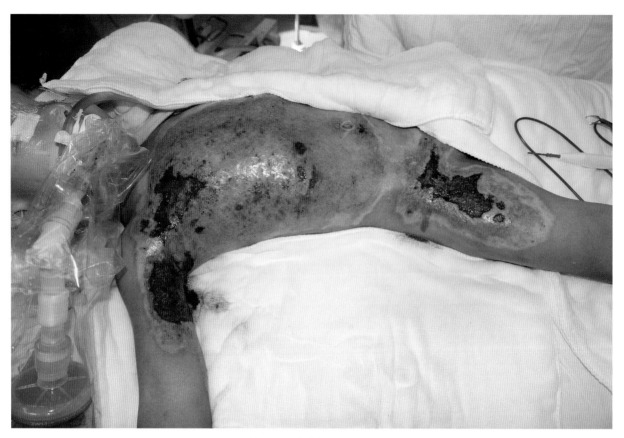

F. 第二次手术清创后创面情况

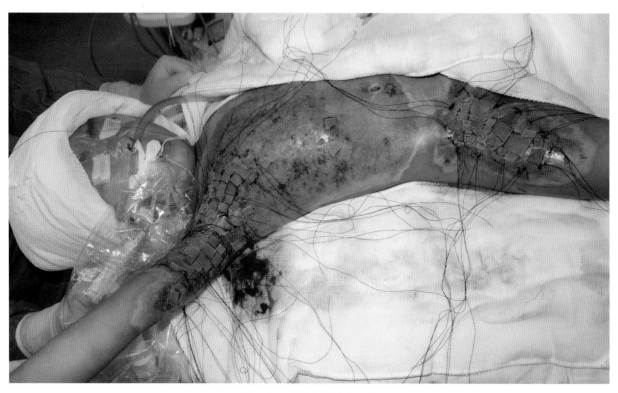

G. 第二次手术植自体头皮后情况

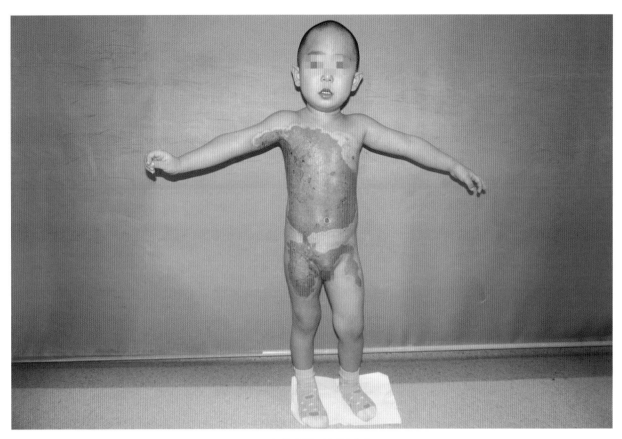

H. 患儿出院时创面愈合

【讨论】

小儿大面积烧伤救治较成人大面积烧伤救治困难,其原因与小儿器官功能不成熟、用药有限、病情变化快等相关。与成人大面积烧伤救治相同的是,创面封闭是关键环节,良好的创面覆盖物关系到大面积烧伤患儿的救治过程和预后。

对于小儿大面积烧伤来说,新鲜异体头皮的应用有多方面优势:①新鲜异体头皮的应用可短期内覆盖创面,避免创面暴露造成的感染,减少渗出,减轻高代谢反应,使得救治过程更加顺利。②较冷冻异体皮和甘油异体皮,新鲜异体皮有独特的优越性,其活性好,移植后 7 天成活率高,早期存活率可达 100%,与自体皮的保护效果无异。③新鲜异体头皮有较强的抗感染性,可有效保护创面,甚至是感染创面,新鲜异体皮提供的多种生长因子及局部微环境是促进自体皮片成活和扩增的重要因素。④新鲜异体头皮在创面上的成活时间约为 2 周,为供皮区再生创造了时间条件,溶脱后暴露肉芽创面或有异体真皮残留,待下次移植自体皮片封闭创面。⑤该种异体皮皮源来源广,不受配型影响,可由健康的成人亲属自愿提供,供皮者主动性好;亲属供皮者也会表现出较强的荣誉感和责任感,不易发生纠纷。⑥对于患儿来说,其体表面积小,成人供皮者的头皮覆盖效率高,患者经济压力较小。⑦医学伦理方面,新鲜异体头皮的应用类似输异体血或异体细胞,供者损伤小,预后佳。

从长远来看,随着合法皮肤捐助条件的成熟,烧伤救治临床需要的异体皮(尸体皮)会充足起来,但是新鲜异体头皮因其良好的活力、抗感染活性、易获得性和高效性等优点,在将来依然是一个极其有益的治疗手段。

另外,临床医师仍应警惕严重排斥反应的发生及传染性疾病的发生。新鲜异体头皮的抗原性强,排斥发生早,据笔者观察排斥反应多出现在2~3周。尽管目前所有临床实践中所有受皮者并未出现急性排斥表现,但在临床上需要密切关注可能的不良反应,做好相关术前检查检验及临床的细致评估是重要的避险措施。部分新鲜异体头皮移植后并未排斥脱落,而是自体化后,创面得以永久封闭,该现象机制尚不明确,有可能与亲属异体皮移植相关。

总之,在现今部分地区异体皮缺乏的情况下,应用新鲜异体头皮覆盖保护创面,为自体皮移植争取时间窗口,为危重大面积烧伤患儿的创面治疗提供了一个可行的挽救生命的途径。

(申传安　邓虎平)

第三节　大面积烧伤切削痂新术式

一、保守性 - 超大面积削痂术

【新技术背景】

大面积烧伤患者进行削痂术,一般认为一次手术削痂面积常规控制在30%TBSA以内。究其原因,在于手术削痂面积与出血量直接相关,削痂面积越大,出血量就越多,出血量太多,则导致病情不稳定,手术风险增高。临床实践中,一般情况下,肢体每1%TBSA的削痂面积出血80~100ml,躯干等不能使用止血带的部位出血量更多。显然,当一次削痂面积超过30%,患者出血将可能达到3 000ml以上,将大大增加手术危险性,并可能给患者带来包括血管再灌注损伤、凝血功能障碍、急性呼吸窘迫综合征(acute respiratory distress syndrome,ARDS)等诸多不良影响。但对于特大面积烧伤患者,能在短时间内去除坏死组织,对缓解及稳定患者的病情具有非常重要的意义。因此,笔者团队提出了保守性 - 超大面积削痂术的技术方案。该方案能够有效减少术中出血,实现一次削痂面积达到60%TBSA以上,患者术中及术后整体病情稳定,为挽救患者生命赢得了宝贵时间,取得良好的临床疗效。

【技术实施方案】

(一)手术时机及范围

一般选在休克期过后,伤后3~7天实施。根据患者全身及创面情况,确定手术范围。采用保守性削痂策略,手术时间短、创面出血少,一次手术面积可以达到60%TBSA,残余深度创面可在第一次保守性削痂术后 2~3 天进行。削痂部位一般原则是先肢体后躯干,因为肢体可在止血带下手术,术后易包扎固定,出血少,手术安全性高。

(二) 术前准备

1. 全身情况准备

(1) 详细询问病史,做到基础疾病不遗漏、有处理,必要时联系相关专科,协助诊疗。

(2) 完善各项术前检验、检查,明确心、肺、肝、肾等重要脏器的功能情况。对于大面积烧伤患者,休克期低蛋白血症往往难以完全纠正,因此相当一部分患者可能存在不同程度的胸腔积液,影响手术安全,在老年患者,特别是合并慢性肺病的患者中,尤为明显。因此可在术前连续监测胸腔积液水平,注意纠正低蛋白血症,适当利尿,以保证手术安全。

(3) 纠正休克,维持体内水、电解质和酸碱平衡,纠正贫血和低蛋白血症。

(4) 术前注意改善凝血功能异常,血小板明显降低者应补充血小板;凝血酶原时间延长者需纠正,可输凝血酶原复合物、维生素 K_1 等。

(5) 对休克期已并发多器官功能障碍的患者,术前应与相关专科及麻醉科充分沟通,切实评估多器官功能障碍对手术和麻醉的耐受影响,同时充分考虑手术有无改善多器官功能障碍或导致其进一步加重的可能。术中应重视器官功能的监测和支持。

(6) 对合并复合伤患者,如骨折、颅脑外伤等,应按需完善相关专科检查,分清轻重缓急,及时对症处理,并充分评估对切痂手术的影响,避免手术风险的发生。

2. 失血量估计及术前备血　一般情况下,削痂术出血应略多于同等面积的切痂手术出血。常规削痂,对于四肢可以使用止血带的情况下,成人每削除 1%TBSA 创面一般需备血 100ml 以上;对躯干和不能使用止血带的部位,成人每削除 1%TBSA 创面一般需备血 150ml 以上。保守性削痂术,由于削痂层次保守,保留了较多的间生态组织,术中整体出血较少,因此建议成人肢体每削除 1%TBSA 创面备血 50ml 以上,成人躯干和不能使用止血带的部位每削除 1%TBSA 创面备血 80ml 以上。术前注意监测凝血功能,行血栓弹力图检查等,血小板明显降低者,术中应备有血小板,并可根据检测结果,对症补充凝血因子及凝血酶原复合物。

3. 感染预防　入院后应注意留取创面分泌物及痰等,进行药敏试验,并根据药敏结果选用敏感抗生素。培养结果尚未回报时,可根据本单位细菌学流行病调查情况选用敏感抗生素。大面积烧伤患者早期宜选用广谱抗生素,涵盖革兰氏阴性及革兰氏阳性菌。强调在术中麻醉诱导期即开始给予抗生素。

4. 局部准备

(1) 对于拟削痂的创面应予以妥善保护,深Ⅱ度或浅Ⅲ度创面可采用包扎疗法,避免因创面过度干燥导致的进一步加深。对于明确的焦痂样创面,应当采用暴露治疗,如应用磺胺嘧啶银粉剂或 1% 碘酊外用,吹干,保持创面清洁干燥,避免感染和溶痂。

(2) 准备适宜的创面覆盖物,达到封闭创面的目的。对于保守性削痂术,一般选用商品化的异种(猪)

皮作为覆盖物,消毒更为可靠,创面覆盖效果较为稳定。

(3) 术前留置深静脉及动脉置管,保障术中液体通路安全,血压监测可靠,同时也便于术中检测动脉血气,及时调整治疗。

5. 其他准备

(1) 手术室室温保持在 37℃。

(2) 术中创面冲洗液及静脉液体注意加温。

(3) 术中关注患者气道情况,对于老年患者尤其是既往有慢性肺病患者,应加强术中吸痰。

(三) 手术方法

四肢削痂时应使用止血带,以减少出血。削痂后,创面止血要彻底,结扎活跃的出血点,小的出血点可用电凝止血,以缩短手术时间。弥漫性渗血可用热生理盐水纱布垫或肾上腺素生理盐水(5μg/ml)纱布压迫止血。躯干削痂,应控制削痂速度,边削痂边止血,避免因削痂过快导致患者出血过多。为减少削痂出血,可在削痂前通过正常皮肤向痂皮下注射肾上腺素生理盐水(1μg/ml),如无正常皮肤,可在削除一部分痂皮后,通过新鲜创面向周围痂皮下注射肾上腺素生理盐水。如术中患者血压较高,也可在痂皮下单纯注射生理盐水。

术中应用辊轴取皮刀进行削痂。不易判断深度时,可先试削,观察创面坏死组织厚度后再调节辊轴取皮刀合适的刻度,削痂时应注意绷紧痂皮,更便于操作和把握削痂深度。对于凹凸不平的部位可痂下适量注射生理盐水。由于身体各部位皮肤厚度不一,烧伤深度也并不完全一致,因此在削痂的过程中,要边削边观察削下的痂皮内面,随时变换取皮刀角度和力度,必要时再次调整辊轴取皮刀刻度,以调节削痂深度。对于手背、足背、手指、足趾等皮肤较薄的部位,削痂时应由浅入深,避免削痂过深,导致肌腱、关节等深部重要组织外露。

保守性削痂的深度判断:保守性削痂的目的在于去除明确坏死组织的同时,保留少量间生态组织,减少损伤与出血,为后期手术创造创面条件。但削痂不应保留成片的间生态组织,而应呈现健康组织与间生态组织交间的网眼状形态,如保留真皮间生态组织的创面呈现不均一的点状出血或点片状脂肪组织外露。应当注意的是,即便是保守性削痂策略,削痂时也应当完全去除明确坏死的组织,因此仍有可能出现成片的脂肪组织外露。削痂层次不好掌握时,观察削除痂皮的内面是否有健康组织也可以帮助判断削痂的深浅。

对于保守性-超大面积削痂创面必须采用适当的覆盖物覆盖,不宜裸露。一般情况下,创面覆盖物多选用成品异种(猪)皮或其他生物敷料。但对于脂肪组织暴露较多的创面,或有条件应用异体皮的情况下,有活力的异体皮则是最优选择。

(四) 注意事项

1. 术后出血　术后 4 小时应复查血常规及凝血功能情况,警惕术后出血导致严重贫血的可能,尤其是躯干、臀部等不易加压包扎部位的削痂术后。

2. 使用异种(猪)皮覆盖创面时,由于异种(猪)皮容易出现干燥收缩的特性,因此,一方面需注意所有创面都应包扎治疗,防止异种(猪)皮暴露加速干燥,影响疗效;另一方面应持续观察术后患者呼吸情况及四肢末梢血供情况,防止异种(猪)皮干燥收缩、限制呼吸动度及肢体筋膜间隔综合征的发生。

3. 为避免上述第二条并发症的发生,异种(猪)皮应尽可能沿身体长轴条形覆盖创面,拼接处留有适当宽度,尽可能少用或不用缝皮钉及缝线固定接口;覆盖创面采用平铺无张力方式,不宜牵拉异种(猪)皮。

【典型病例】

患者,男性,32 岁。

既往高血压病史,因掉入单位冷却池(含氧化钙及二氧化硅,温度约72℃,pH=9)致全身100%烫伤。伤后立即于当地医院抢救,行气管切开,当晚出现急性肾功能不全,少尿。因病情危重,于伤后 23 小时转来我院。入院见患者神志清、精神欠佳,查体合作,全身皮肤 100% 烫伤,Ⅲ度面积超过 95%,以双下肢为重,深Ⅱ度创面集中在头部及背部上侧。

入院诊断:①烫伤复合化学烧伤 100%,深Ⅱ度 4%,Ⅲ度 95%,Ⅳ度 1%,全身;②急性肾功能损伤;③低蛋白血症;④低钙血症;⑤凝血功能异常;⑥气管切开术后;⑦高血压病。

治疗过程:入院行积极抗休克治疗,经病情评估,定于入院后第 2 天(伤后第 3 天)行紧急手术削痂。手术方式采用保守性-超大面积削痂,手术范围为四肢及前躯干,除完善常规检查外,术前行纤维支气管镜检查明确气道损伤情况,同时行胸腔积液检查,提示左侧 0.5cm 深度胸腔积液。考虑削痂面积较大,术前积极与麻醉科及输血科沟通、协调,共同完善术前准备,做好手术间升温、转运过程中转运呼吸机的保障等。因判断部分创面较深,可能出现成片脂肪组织外露情况,术前除准备商品化异种(猪)皮外,同时准备了部分异体皮。首次手术过程平稳、顺利,按计划完成患者四肢及前躯干的保守性削痂,面积达 60%TBSA,削痂创面采用异种(猪)皮覆盖,左上肢成片脂肪组织外露部位以异体皮覆盖(图 5-15)。患者术后病情稳定,首次术后第 2 天(伤后第 5 天),即再次行头部及背、臀部保守性削痂术,削痂面积约 20%TBSA,背、臀部削痂创面仍采用异种(猪)皮覆盖(图 5-16)。经过两次手术,去除约 80%TBSA 的创面坏死组织,患者病情稳定,肌酐由来院时的178μmol/L 降至 76μmmol/L 左右,降钙素原从 3.16ng/ml 降至 0.475ng/ml。后经保守治疗,患者头部及背、臀部部分创面逐渐愈合,作为自体皮供皮区,结合亲友捐献的新鲜异体头皮,采用米克植皮术及自异体邮票状皮片混合移植等多种手术方式逐步封闭创面。以左下肢为例,可以看到患者经保守性削痂后创面的转归情况(图 5-17)。历经 2 个月,患者最终顺利痊愈,经积极抑制瘢痕及功能锻炼治疗,功能恢复良好(图 5-18)。

图 5-15　100% 烧伤患者前躯干、四肢的保守性 - 超大面积削痂术（削痂面积 60%TBSA）

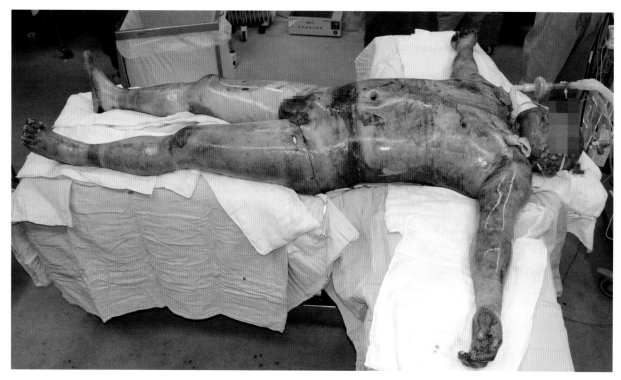

A. 患者整体创面情况

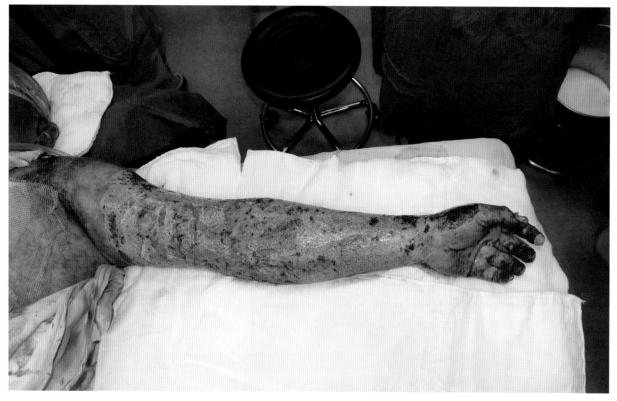

B. 左上肢行保守性削痂后创面，可见大片脂肪组织外露

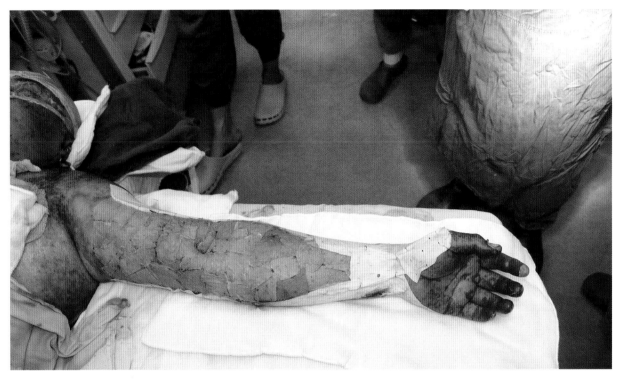

C. 左上肢成片暴露脂肪创面以异体皮移植覆盖,其余部位以异种(猪)皮移植覆盖

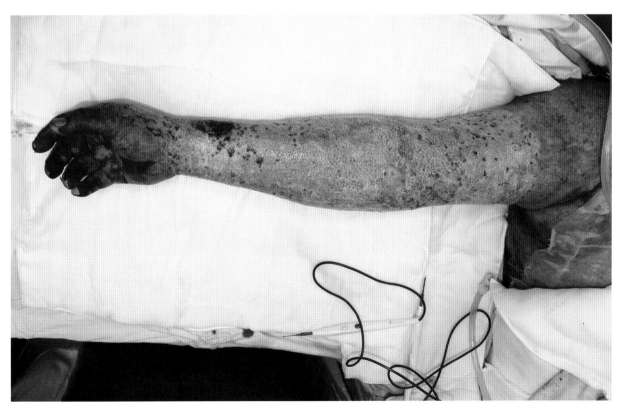

D. 右上肢行保守性削痂后创面

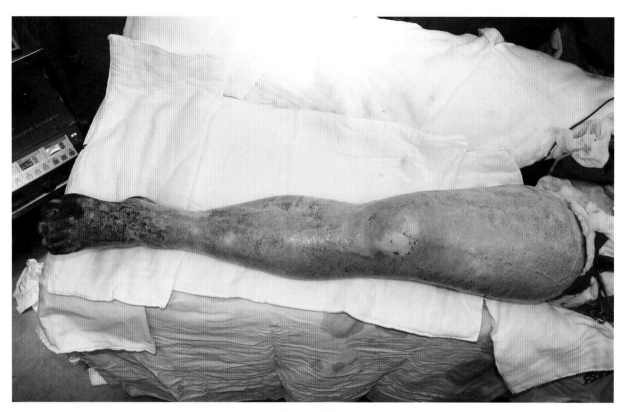

E. 左下肢行保守性削痂后创面

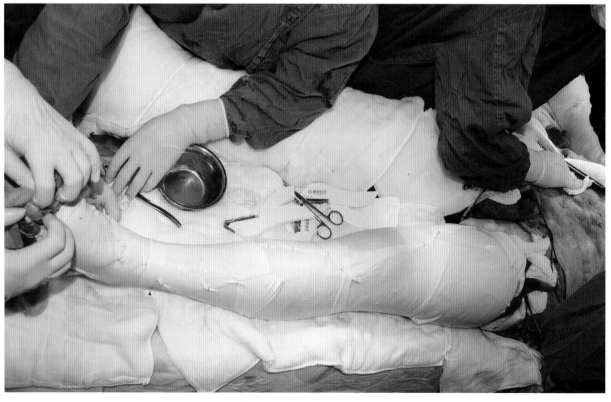

F. 左下肢创面以异种（猪）皮移植覆盖

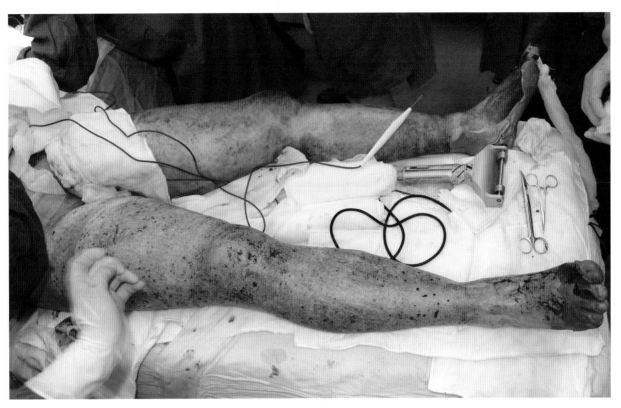

G. 右下肢行保守性削痂后创面

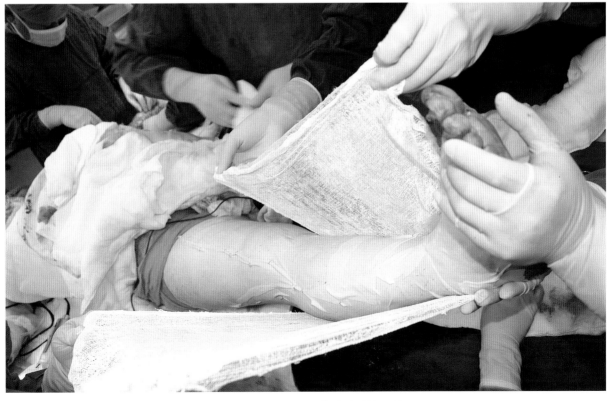

H. 右下肢创面以异种（猪）皮移植覆盖

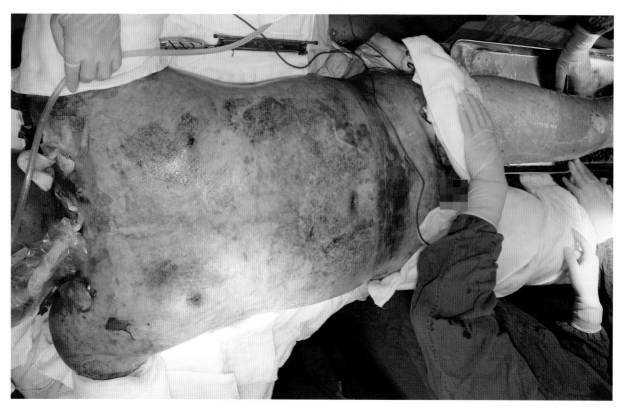

I. 患者前躯干创面情况

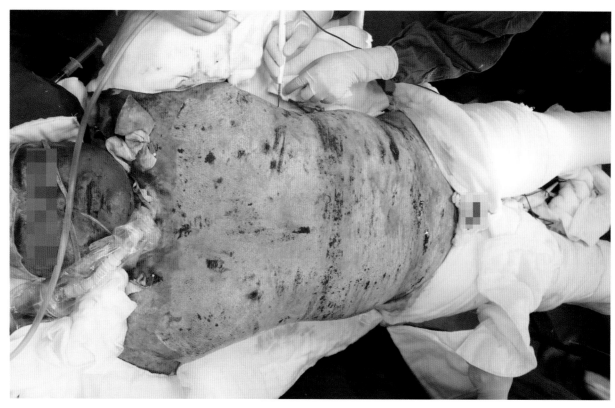

J. 前躯干行保守性削痂后创面

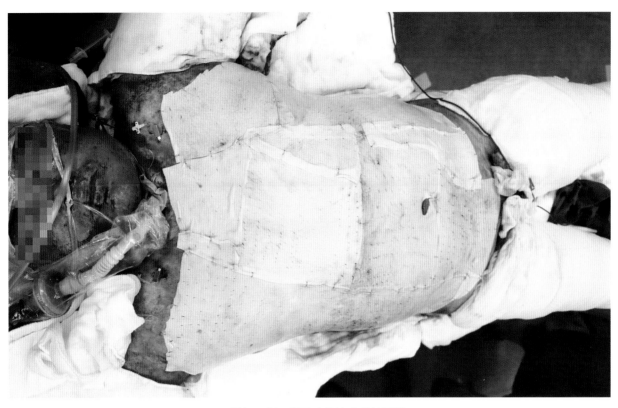

K. 前躯干创面以异种（猪）皮移植覆盖

图 5-16　100% 烧伤患者头部及背、臀部的保守性削痂术（削痂面积 20%TBSA）

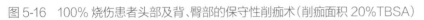

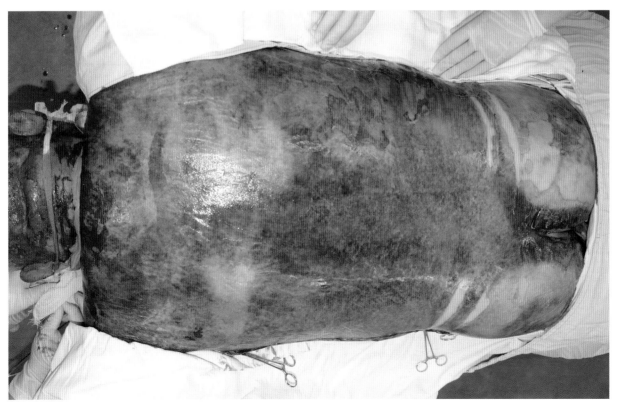

A. 患者背、臀部创面情况

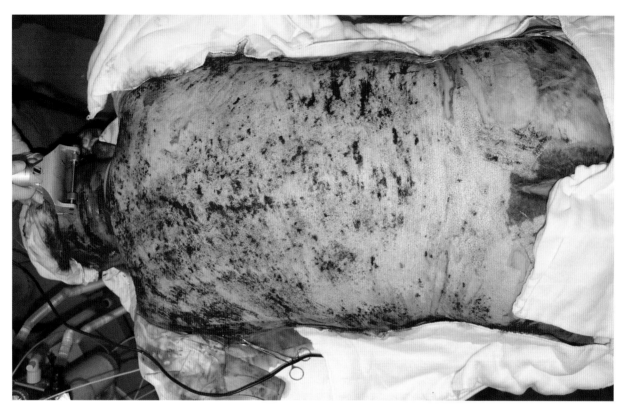

B. 背、臀部行保守性削痂后创面

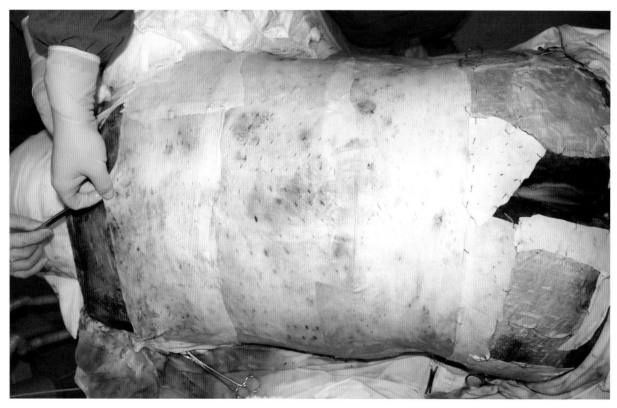

C. 背、臀部创面以异种（猪）皮移植覆盖

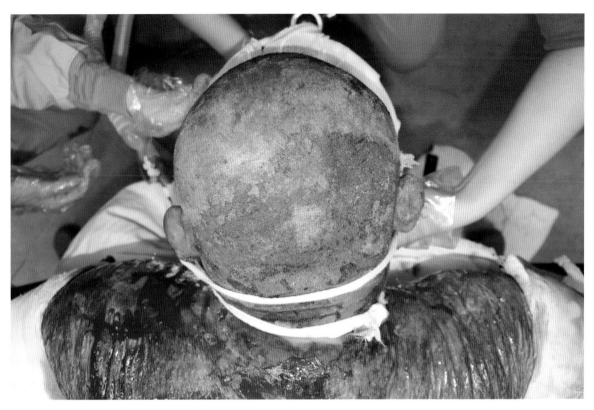

D. 患者头部创面情况

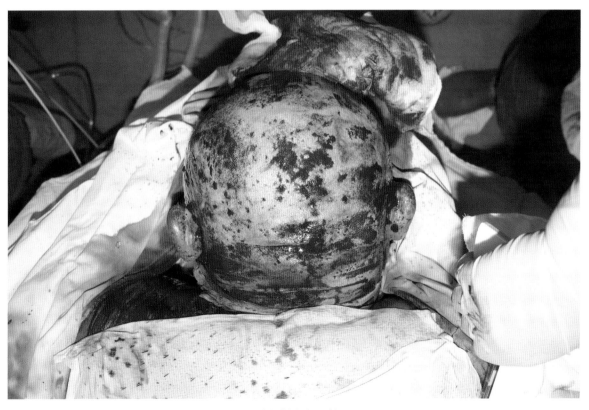

E. 头部削痂术后创面

图 5-17　100% 烧伤患者左下肢保守性削痂术后创面转归情况

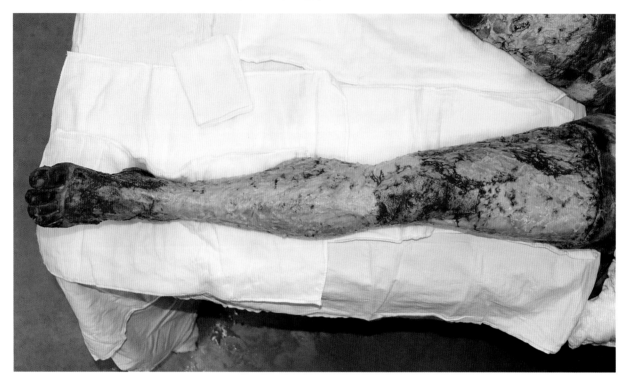

A. 左下肢去除异种皮后行切痂术,深度达深筋膜层

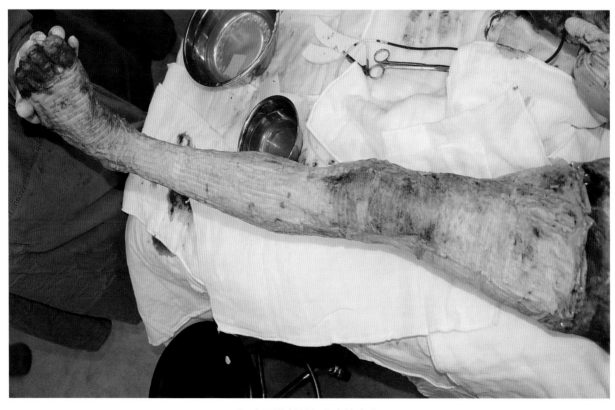

B. 左下肢创面行米克植皮术

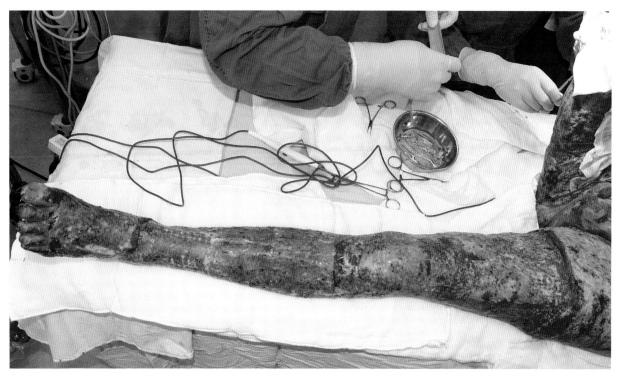

C. 左下肢创面首次行米克植皮术后,可见微型皮片爬行扩增覆盖绝大部分创面

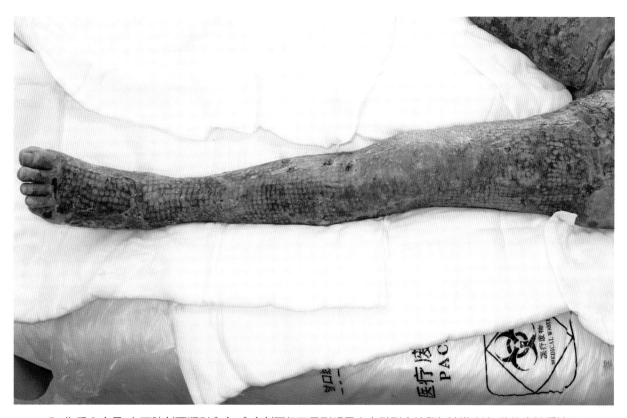

D. 伤后 2 个月,左下肢创面顺利愈合,愈合创面仍可见到明显米克微型皮片爬行扩增痕迹,整体皮肤质地可

图 5-18　患者痊愈后行功能锻炼

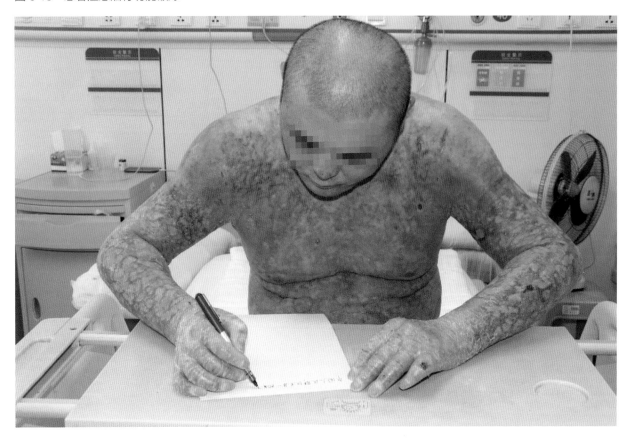

【讨论】

　　既往研究表明,坏死组织下不仅有大量的炎症介质产生,同时痂下还存在大量的细菌聚集,是导致烧伤感染的主要因素,也是引起各系统及脏器功能损害等一系列并发症的重要原因,因此快速去除坏死组织,对缓解及稳定患者的病情具有非常重要的意义。一般情况下,由于出血量大的原因,传统的削痂术面积一般限制在 30%TBSA 以内,尽管既往也有个别报道一次性削痂术面积达到 60%TBSA,但这与救治团队的技术力量、配合程度和保障水平直接相关。总之,大面积削痂,随着削痂面积增加,出血量相应增加,风险也急剧上升。能否控制出血量,成为能否增加削痂面积的关键。笔者提出的保守性 - 超大面积削痂术,关键在于保守性,即网格状保留间生态组织,健康组织呈网眼状外露,出血量大大减少,因而降低了手术风险,确保了超大面积削痂的可行性,一方面可以去除绝大部分坏死组织,加快治疗进程,稳定甚至改善病情;另一方面通过合适的覆盖物培植创面,可为后期自体皮更植做好创面准备。该方法通过临床实践,取得了良好的治疗效果,其技术操作简单,即便是技术力量、配合程度和保障水平较普通的救治团队也可以顺利实施,为大面积烧伤患者,尤其是特大面积烧伤患者提供了新的临床治疗选择。

(申传安　蔡建华)

二、分次性 - 控制面积切削痂术

【新技术背景】

切削痂术是大面积烧伤去除坏死创面的常用术式,一般认为,一次手术削痂面积应控制在30%TBSA。术中患者的切削痂面积与出血量及手术时间密切相关,大面积烧伤患者病情重(尤其是烧伤面积≥90%TBSA),内环境及生命体征往往不平稳,切削痂面积越大,手术中出血越多、输血量越大、输液量越大、麻醉时间越长、救治风险越高,甚至威胁生命。为达到降低患者救治风险,又能在短期内去除大量痂皮并覆盖创面的目的,笔者提出分次性 - 控制面积切削痂新技术,即控制单次切削痂面积、提高切削痂频次的"小步快跑"的手术方案。

【技术实施方案】

(一) 手术时机及计划

对于大面积烧伤,采用分次性 - 控制面积切削痂术,第一次手术选择在休克期后,即伤后第 3 天实施,选择一侧上肢和对侧下肢,手术面积约 20%TBSA,头皮烧伤的患者可根据具体情况在第一次手术中行削痂术,促进头皮的快速安全愈合,为后续治疗提供可靠皮源。第二次手术与第 1 次手术间隔1~2 天进行,行另一侧上肢和下肢创面切削痂,两次手术在 3~5 天即可完成 40%~50%TBSA 的切削痂面积;第三次手术为前躯干创面削痂植皮,一般安排在第 2 次手术后 5 天进行。经过三次手术,在伤后 10 天内即可完成 60%TBSA 烧伤创面的切削痂。对切削痂创面行异体皮覆盖,后期再利用自体米克皮片轮替移植。

(二) 术前准备

1. 全身情况准备 见本节第一部分,以达到规避风险、可行切削痂术的目的。

2. 术前准备

(1) 失血量估计及术前备血:按照切削痂面积常规备血,同时评估凝血功能及血小板数量和功能,备凝血酶原复合物和血小板,建议术前或手术开始时输注。

(2) 感染预防:根据创面分泌物及痰培养结果,选用敏感抗生素。培养结果尚未回报时,可根据本单位细菌学流行病调查情况经验性选用敏感抗生素。

(3) 局部准备:对于拟切削痂的创面应予以妥善保护,深Ⅱ度创面可采用包扎疗法,避免因创面过度干燥导致的进一步加深。对于明确的焦痂样创面,应当采用暴露治疗,如应用 1% 碘酊外用,吹干,保持创面清洁干燥,避免感染和溶痂。

(4) 术前留置深静脉及动脉置管。

(5) 其他准备:手术室室温保持在 37℃;术中创面冲洗液及静脉液体注意加温;术中关注患者气道情况,对于老年患者尤其是既往有慢性肺病患者,应加强雾化、叩背、吸痰等。

（三）手术及术后注意事项

1. 单次手术时间为 2 小时左右，术前做好人员手术方案，协调好手术室、麻醉医师和术后衔接人员，快速安全有效地完成手术。切削痂术中采用止血带控制出血或痂下注射膨胀液的方法，可有效减少出血，保障手术安全。

2. 切削痂创面选择何种方式覆盖，取决于供皮区情况及可获得覆盖物的种类，一般原则是早期用异体皮或异种皮准备创面，后期轮替用自体皮移植修复创面，此处不予赘述。

3. 分次手术间隔期，积极调整患者内环境状态，保持液体平衡，维护呼吸道、消化系统和凝血系统功能，为隔日手术创造条件。

4. 术后根据覆盖物的种类和包扎有无异味，选择合适的更换敷料时间，根据新生创面的大小和自体皮供皮面积确定第二轮手术的策略。

【典型病例】

患者，男性，31 岁。

患者于 2021 年 7 月 21 日在工作中被锅炉内喷出的液体烫伤全身多处，伤后至当地医院行补液抗休克、气管切开、抗感染、输血、创面换药等处置。因患者创面面积大、深度深、病情危重，患者家属为求进一步治疗于 2021 年 7 月 28 日经长途转运至我院，并收入我科治疗。患者入院前禁食、药物镇静治疗，大便正常、留置导尿，尿色清亮淡黄，营养一般。入院时患者嗜睡，精神差，发热，经气管切开行呼吸机辅助呼吸治疗。全身多处可见烫伤创面，面积约 90%TBSA，头面颈部、躯干、臀部、四肢大部分为烫伤创面，异味明显。大部分创面苍白或呈黑色痂皮样，触之质韧，触痛消失，面部、右下肢及前躯干部分创面红白相间，创面整体渗出多，背部创面部分溶痂。正常皮肤位于下腹部、会阴、双足及左小腿远端（图 5-19）。

入院诊断：①全身多处烫伤 90%，Ⅱ~Ⅲ度；②吸入性损伤；③气管切开术后；④眼烧伤；⑤全身炎症反应综合征；⑥创面脓毒症；⑦低蛋白血症；⑧凝血功能不全；⑨水、电解质平衡紊乱。

治疗过程：患者入院时病情危重，出现高钠血症，血钠 159~163mmol/L，因前期创面处理不佳及错过休克期切削痂时机，全身创面软痂开始溶痂，大范围创面行 1% 碘酊外用保痂，通过补水、冻干重组人脑利钠肽（新活素）泵入、应用利尿药等手段积极处理高钠血症，效果不明显；输凝血酶原复合物、血小板，皮下注射血小板生成素调节凝血功能。

于入院后第 3 天行左上肢、右下肢创面削痂，异体皮覆盖术（图 5-20，图 5-21），同时对烧伤头皮行削痂术，去除坏死组织，促进供皮区愈合，术中患者生命体征平稳，血压 120~140mmHg/66~75mmHg、心率 105~110 次 /min，术中通过纱布称重计算出血量为 57ml/1%TBSA 切削痂创面面积。术中仅补充悬浮红细胞 4U，血浆 600ml，术后当天给予红细胞 2U，血浆 400ml，可维持血红蛋白及白蛋白水平与术前相当。

间隔 2 天，笔者团队进行了第 2 次手术（图 5-22，图 5-23），对右上肢、左下肢创面予切痂手术，取腹部及左小腿 4%TBSA 正常皮肤。第 2 次手术采用的手术方式是，1∶6 扩展比的米克皮片移植，供皮区予 1∶9 扩展比的米克皮片回植，以期后续能够作为供皮区。4 天内完成两次手术，削痂面积达 45%TBSA。患者高钠血症得以纠正，意识恢复。

图 5-19　患者伤后全身创面情况

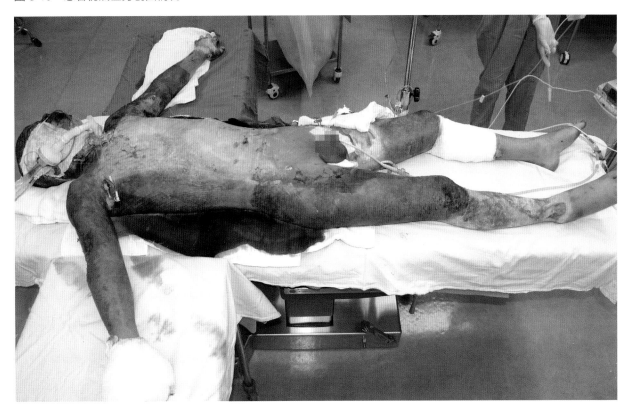

图 5-20　第一次手术，左上肢、右下肢削痂术后创面行异体皮覆盖

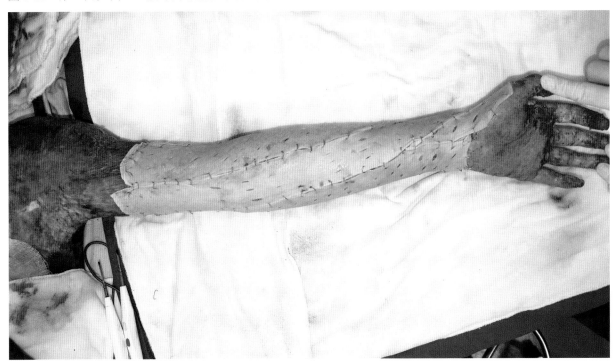

A. 左上肢异体皮覆盖后

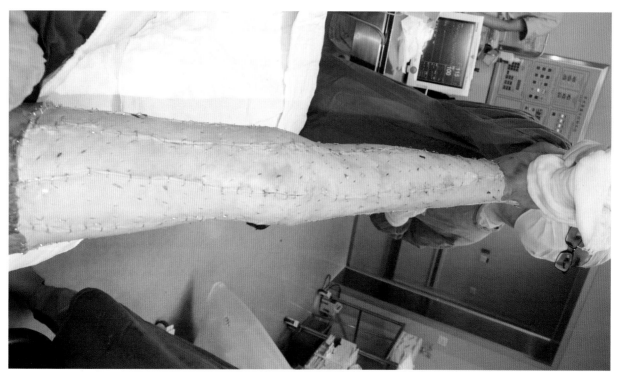

B. 右下肢异体皮覆盖后

图 5-21 第一次手术术后整体观

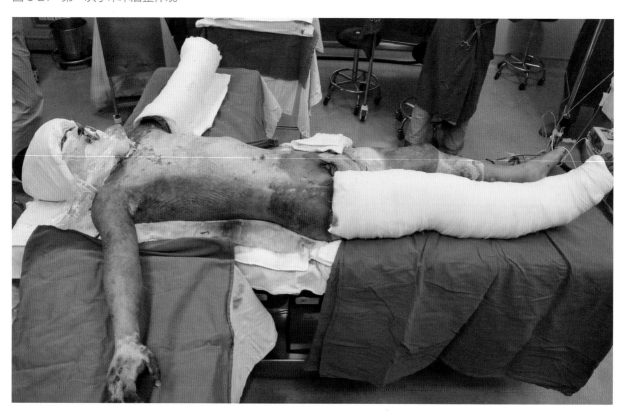

图 5-22　第二次手术,右上肢、左下肢切痂术后创面行米克皮片移植术

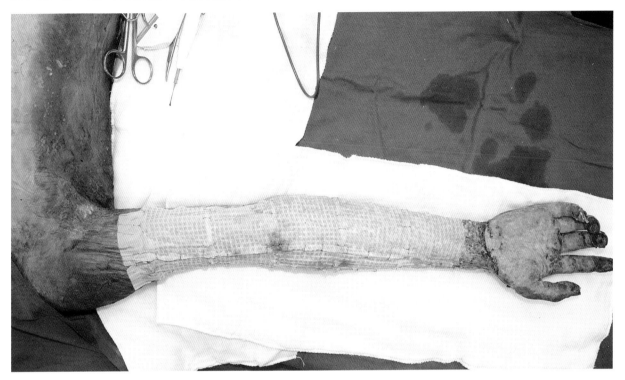

A. 右上肢移植米克皮片后

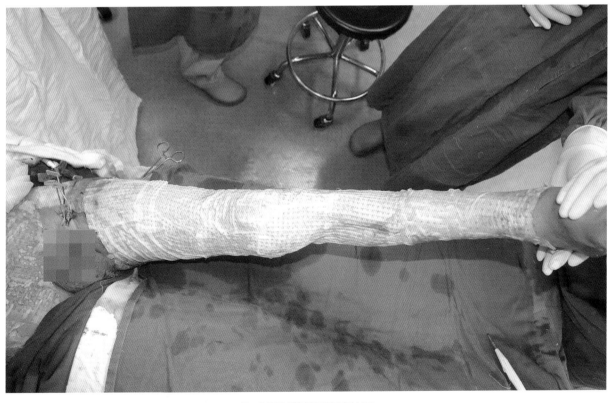

B. 左下肢移植米克皮片后

图 5-23　第二次手术术后整体观

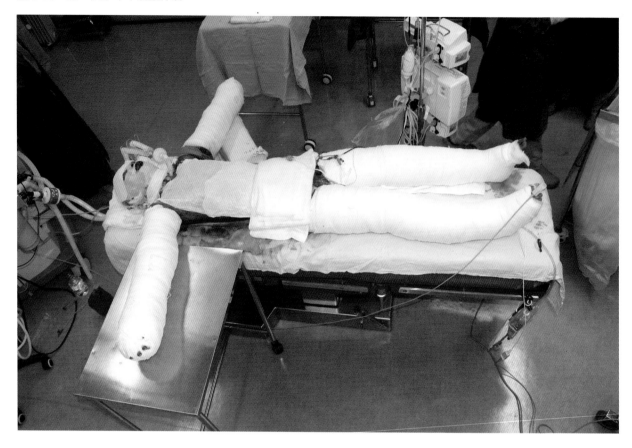

【讨论】

大面积烧伤患者,早期短时间内去除坏死组织且封闭创面是其治疗的核心内容,笔者提出"小步快跑"的手术方案。"小步"是指把大手术、高风险,分解为小手术、低风险,"快跑"是指手术间隔为 1~2天,确保了伤后短时间有效去除坏死痂皮。每次行一侧上肢和对侧下肢的切削痂术,实现了短期内低风险切削痂,在第一次手术中可适当增加头面部清创和前躯干的局限性清创,其总手术面积能够达到约50%TBSA 或更多。

采用何种方法覆盖创面,如微粒皮片、米克皮片、邮票状皮片或拉网皮片等自体皮,或者异体皮或异种皮,是一个复杂且主观的设计过程,主要的参考因素包括:①烧伤面积大小,如 99%TBSA 烧伤和90%TBSA 烧伤显然不同,99%TBSA 烧伤可用方法有限,微粒皮片是首选,也可先用商品化异体皮覆盖,培养创基的同时,等待较浅创面愈合,行二期植皮;②可供皮自体皮情况及头皮是否可用,这点是决定自体皮应用策略的主要依据,头皮优先供皮,手术肢体有供皮区,尽量加以应用;③患者的基本情况,如患者病情危重,需积极去除创面坏死组织,为最大限度缩短手术时间,可只用异体皮或异种皮覆盖,而不用自体皮;④根据创面深度,采用异体皮、异种皮覆盖或自体皮片移植时,可分别采用保守性削痂术或标准切削痂术治疗,见其他节描述。

　　"小步快跑"治疗理念的优势包括：①单次手术面积减少，出血量减少。因手术的风险与出血量直接相关，大量出血必定需要大量输血，其换来的是威胁生命的高风险，笔者将单次手术面积控制在20%TBSA左右，结合控制出血手段，可将出血量控制在50~60ml/1%TBSA切削痂创面面积，输血量控制在悬浮红细胞约600ml，血浆600~1 000ml，患者术中风险明确减少。②手术时间明显缩短，所用麻醉药减少，麻醉风险降低。③对于烧伤科专业人员短缺的单位，该方法的优点是人员需求量较少，可操作性高。④可避免长时间手术对患者造成的打击，患者术后内环境恢复快，易于调整。⑤为挽救患者生命赢得了宝贵时间，取得良好的临床疗效。

（申传安　邓虎平）

三、深度烧伤创面分次切除缝合术

【新技术背景】

　　面积大的深度烧伤创面常规的修复方式是植皮，自体皮移植需要取皮，供皮区往往会遗留颜色改变，甚至瘢痕，植皮也存在皮片感染、血肿、不成活的风险。植皮成活后，外观也远不如正常皮肤，据此，笔者提出了分次切除缝合深度烧伤创面的新术式，取得了很好的临床效果。

【技术实施方案】

（一）适应证和禁忌证

　　1. 适应证　躯干或四肢深度烧伤创面，尤其是创周有健康皮肤、创面经分次切除后切口有缝合的可能。即使创面不能全部切除，如果皮肤松弛，也可以通过此术式缩小创面面积。

　　2. 禁忌证

　　（1）女性妊娠期、哺乳期或月经期。

　　（2）高血压控制不佳。

　　（3）老年心肺功能不良者谨慎手术。

　　（4）不能严格遵医嘱者。

　　（5）创面感染者。

（二）术前准备

　　创面换药减少局部细菌数量，减轻炎症反应，减轻水肿，是重要的术前准备措施；留取创面细菌培养，选择敏感抗生素治疗；糖尿病患者控制好血糖；术前准确测量创面大小，根据局部组织张力程度确定缝合方向及手术次数；术前常规行心电图检查及血常规、尿常规、便常规、感染项目等检验。术前谈话确定患者术后可遵医嘱行负压吸引治疗2周左右，告知患者切口裂开风险及缝合口较创面直径延长，并存在缝合口瘢痕；告知患者分次切除事项。

（三）手术方法

1. 体位 首要原则是充分暴露术区，如小腿后侧创面取俯卧位，下腹部创面取双下肢屈曲位，以减轻创面区域皮肤张力。侧躯干及腋窝创面可取侧卧位。

2. 消毒 干痂附着的创面予碘附常规消毒；有较多分泌物或在溶痂阶段的创面，麻醉后消毒前予过氧化氢溶液、碘附溶液及庆大霉素生理盐水依次冲洗，避免创面细菌污染术区，提高手术成功率。

3. 创面切除 创面切除前设计切口，根据皮纹方向及创面对合张力较小的原则设计对位方向。一般离一侧创缘 1~2mm 切除坏死创面，至脂肪层，创面更深者出现脂肪坏死，需去除坏死脂肪，至深筋膜层；分次切除创面的切除界线可在创面内，完全去除坏死组织，使切缘整齐。创面面积较大的肢体部位行驱血后在止血带下切除创面；躯干部位可予创面下注射膨胀液（肾上腺素生理盐水溶液，1μg/ml），以减少出血。电凝彻底止血，较粗血管性出血需行结扎处理。手术操作中需精心保护皮缘，避免器械反复用力牵扯或夹捏，缝合口长度往往大于创面周长的一半，中间张力大处建议皮下缝合后再行外层间断缝合。部分患者创面周边存在已愈瘢痕，根据张力情况可予一并切除，以改善外观。部分张力较大创面可于深筋膜层向两侧游离，以减轻局部张力。创面切除范围较大、深度较深者可放置引流条或负压引流管，术后 3~4 天予以拔除。

4. 减张缝合及切口固定 通过以下技术减轻缝合口局部张力。首先，可在深筋膜层向两侧游离，减轻局部张力；其次，分层缝合，可吸收线皮下缝合减张；采用数个褥式缝合点位减轻整体张力；最后，采用密闭式负压吸引减张法，利用贴膜，从伤口两侧对向牵拉，使切口边缘对合张力向外转移。封闭负压材料，行负压抽吸，以确保切口在松弛、无张力的状态下愈合。负压材料贴附时，边缘衬垫无菌材料，可有效避免创缘水疱形成。

（四）术后治疗

根据患者细菌培养结果给予抗生素抗感染治疗；体位固定良好，肢体包扎患者需观察末梢血供，肢体抬高。观察负压吸引情况，负压值保持在 0.02~0.04MPa，术后第 2~4 天拆开外敷料检查负压吸引情况，贴膜撕脱或漏气者及时处理；负压管路被凝血块或血痂堵塞时，可予生理盐水冲管，避免生理盐水大量进入切口附近的负压材料中。负压吸引时间为 10~12 天为宜，拆除负压后不拆线，予减张固定，妥善包扎固定，缝合口位于关节处及关节附近者，需固定相关关节。术后 14 天拆线，部分缝线根据张力及愈合情况可延迟至 14 天以后拆除，避免拆线后出现缝合口裂开。

【典型病例】

患者，女性，26 岁。

全身多处火焰烧伤后创面难愈 40 天入院。2019 年 10 月 30 日凌晨 5 时在澳大利亚墨尔本，因家中失火被火焰烧伤四肢、腹部、面部，受伤时患者昏迷，被消防人员救起后由急救车送往墨尔本"Alfred 医学中心"烧伤专科治疗，途中急救行气管插管，呼吸机支持治疗；在当地医院住院治疗期间,给予患者 4 次削痂清创植皮手术,植皮成活率低。患者于 2019 年 12 月 11 日回国至笔者单位治疗。

入院查体: 面部前躯干及四肢烧伤创面约 13%TBSA,部分已愈合,形成瘢痕,色深质韧,未愈创面约 4%TBSA,分布于四肢及腹部,创面坏死脂肪组织干枯凹陷,无渗血,右手背及右前臂见创面坏死痂皮覆盖,见肌腱外露,右手关节僵硬,活动度差,背部及右大腿供皮区轻度瘢痕形成,色素沉着。

诊断: ①烧伤后残余创面 4%TBSA,Ⅲ~Ⅳ度,全身多处;②感染性创面;③全身多处瘢痕;④低球蛋白血症;⑤贫血。

治疗过程: 入院后创面行清创换药治疗、浸浴治疗、半导体激光照射治疗、人免疫球蛋白治疗、抗感染及营养支持治疗。患者因前期数次植皮成活率低,对植皮非常抗拒、焦虑,笔者遂选择分次切除创面术式。第一次手术于 2019 年 12 月 18 日在全身麻醉下行双下肢、左上肢、腹部残余创面及瘢痕部分切除缝合术;第二次手术于 2020 年 1 月 21 日在全身麻醉下行双侧肋下及面部瘢痕部分切除缝合,右上肢及腹部残余创面清创自体瘢痕皮片移植术;第三次手术于 2020 年 2 月 20 日在全身麻醉下行左上肢、双下肢、腹部瘢痕部分切除缝合术。术区均行密闭式负压吸引治疗,瘢痕切除后无创面切口负压保留 13 天,创面负压于 1 周时更换。术后缝合口及残余创面均行密闭式负压引流治疗,减轻局部张力,术后 14 天拆线,缝合口愈合良好。经过三次手术患者创面封闭,瘢痕总面积缩小为入院时的一半(表 5-2),患者创面愈合后行抑制瘢痕、功能锻炼等康复治疗,于 2020 年 3 月 10 日康复出院(治疗过程见图 5-24,图 5-25,图 5-26)。

表 5-2　患者入院后三次手术后瘢痕面积及与术前比较

时间点	创面及瘢痕面积 /cm²				占比 #
	左上肢	腹部	左下肢	总面积 *	
入院时	203.50	209	376	1 598.50	100.0%
第一次术后	122.75	152	170	1 126.75	70.5%
第二次术后	122.75	127	170	1 083.75	67.8%
第三次术后	77.75	101.5	101	812.75	50.8%

* 创面及瘢痕总面积包括面部、四肢及前躯干,表中仅展示左上肢、腹部及左下肢的数据;# 占比 = 创面及瘢痕剩余面积 / 入院时创面及瘢痕总面积 ×100%。

图 5-24 患者腹部创面及瘢痕分次切除、密闭式负压吸引治疗及预后情况

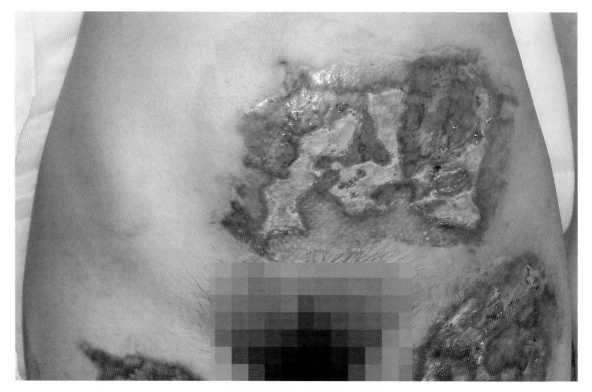

A. 患者入院时腹部残余创面及瘢痕

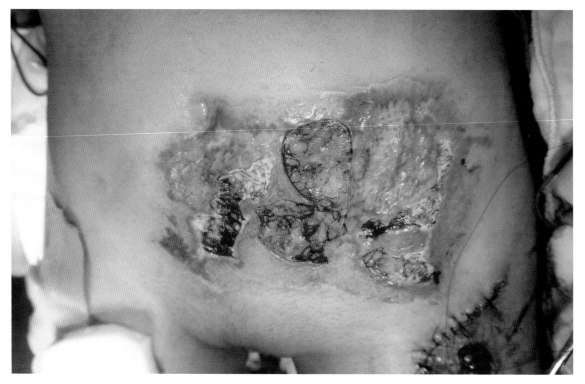

B. 腹部第一次术中创面切除

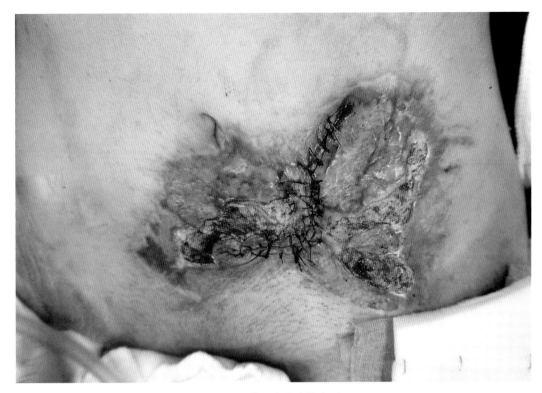

C. 腹部第一次术中缝合后

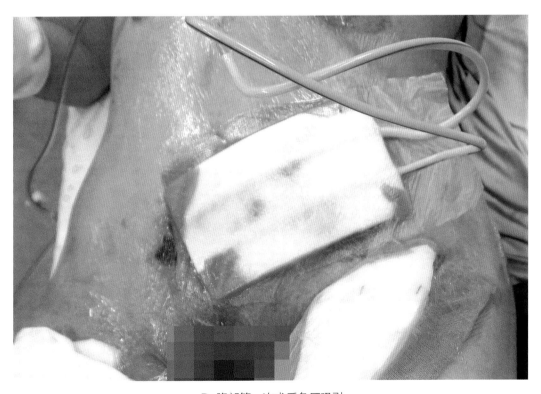

D. 腹部第一次术后负压吸引

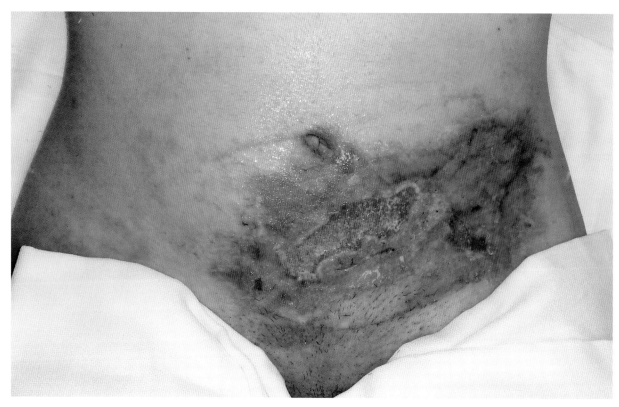

E. 腹部第一次术后 23 天

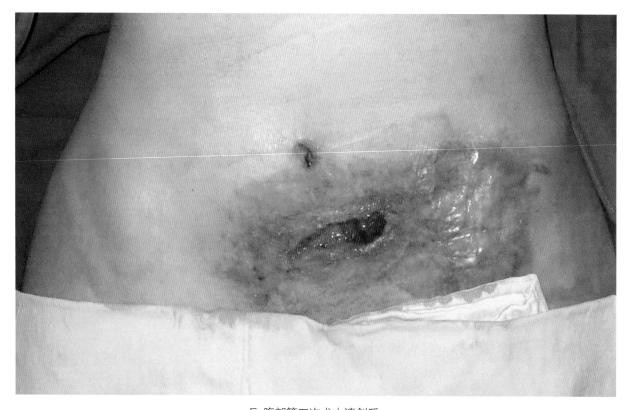

F. 腹部第二次术中清创后

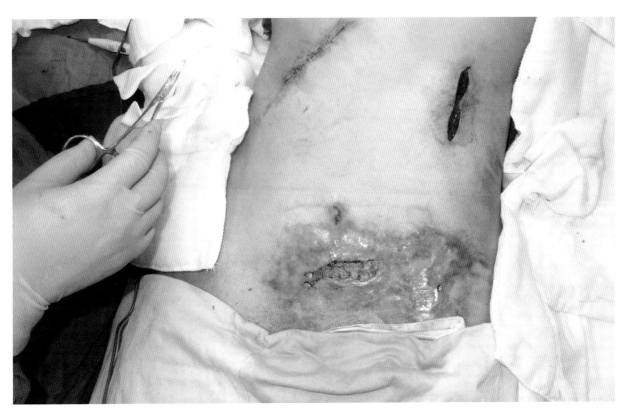

G. 腹部第二次术中植皮后

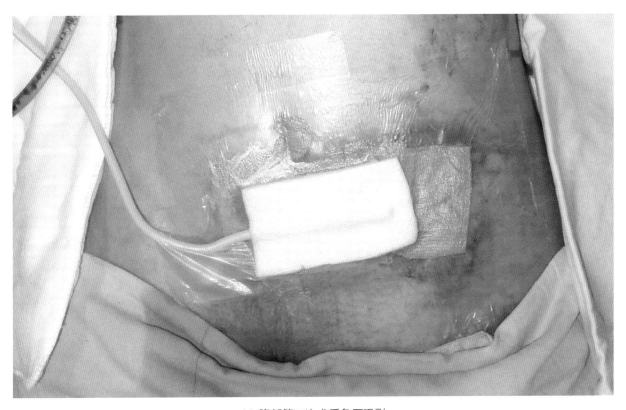

H. 腹部第二次术后负压吸引

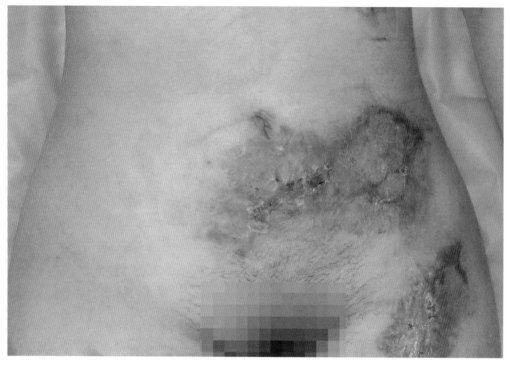

I. 腹部第二次手术后 13 天

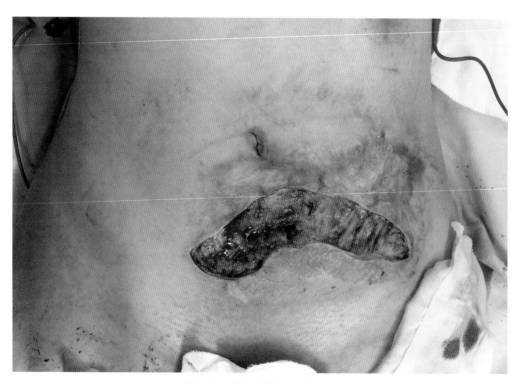

J. 腹部第三次术中创面及瘢痕切除

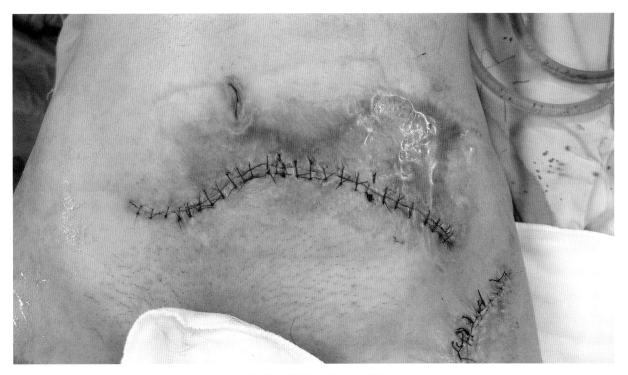

K. 腹部第三次术中缝合后

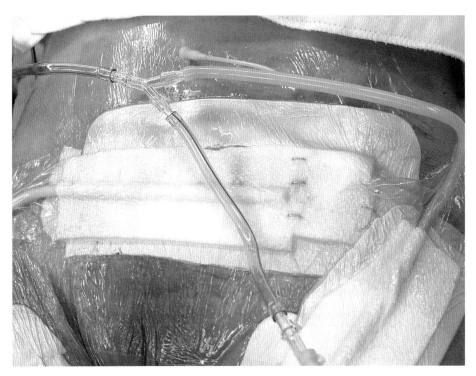

L. 腹部第三次术后负压吸引

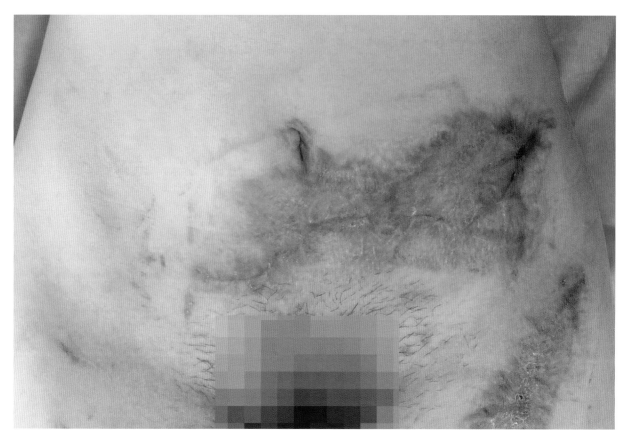

M. 腹部第三次术后 18 天

图 5-25 患者左上肢创面及瘢痕分次切除、密闭式负压吸引治疗及预后情况

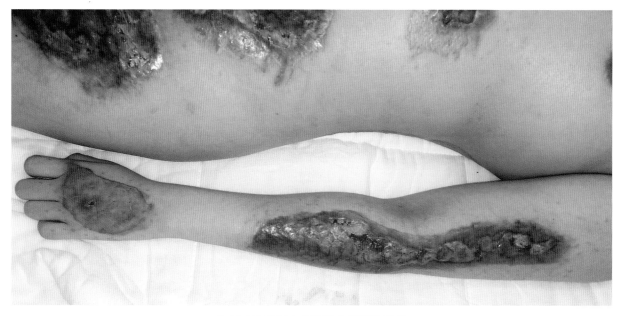

A. 患者入院时左上肢残余创面及瘢痕

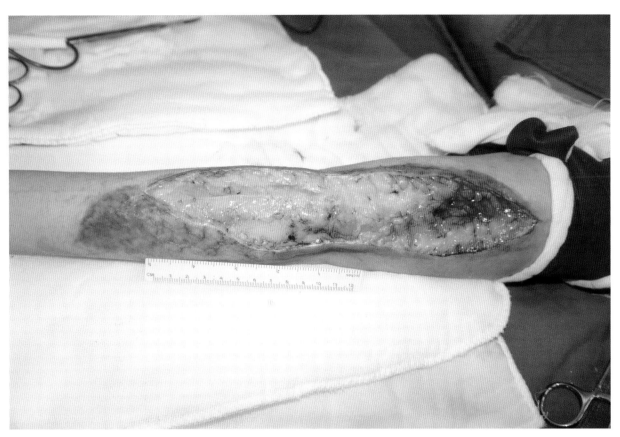

B. 左上肢第一次术中创面切除

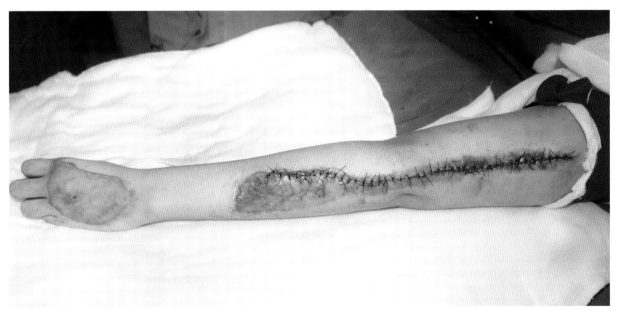

C. 左上肢第一次术中缝合后

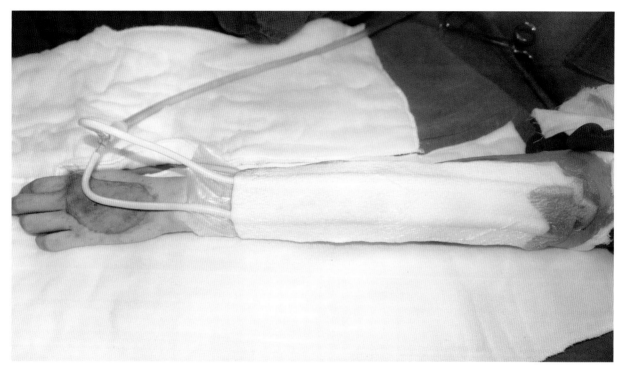

D. 左上肢第一次术后负压吸引

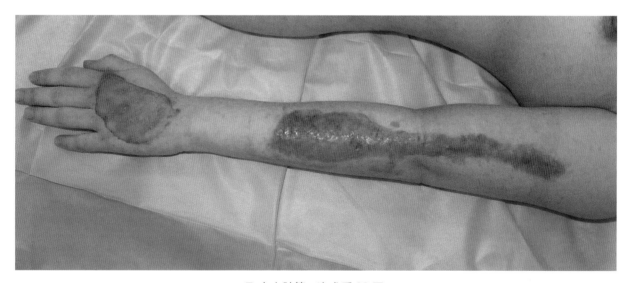

E. 左上肢第一次术后 23 天

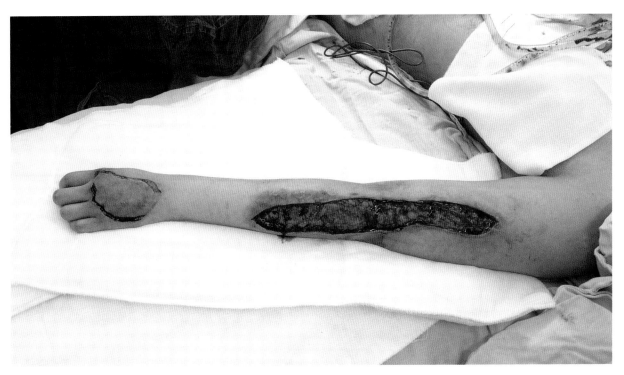

F. 左上肢第二次术中瘢痕切除

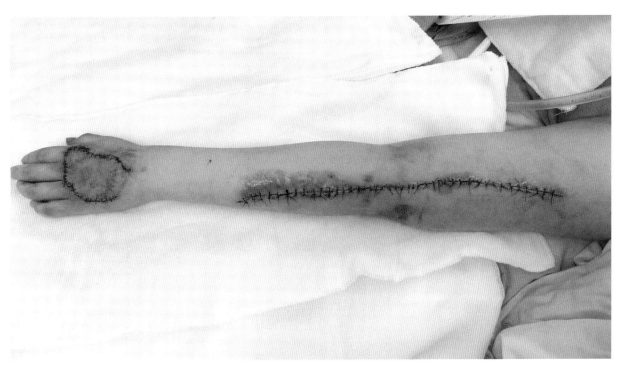

G. 左上肢第二次术中缝合后

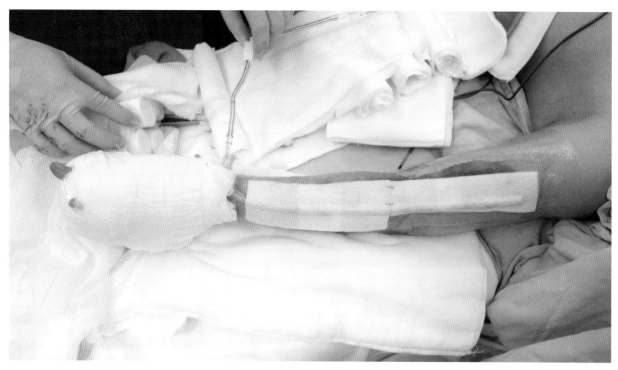

H. 左上肢第二次术后负压吸引

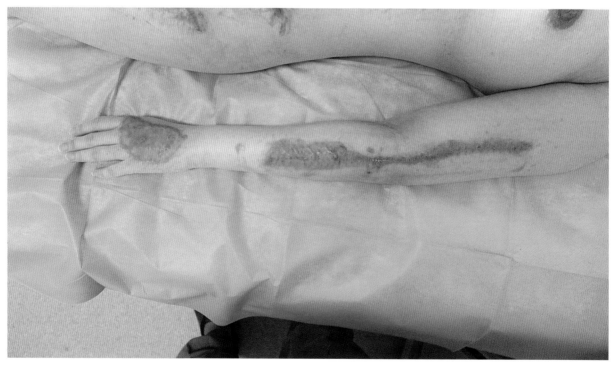

I. 左上肢第二次手术后 18 天

图 5-26　患者左下肢创面及瘢痕分次切除、密闭式负压吸引治疗及预后情况

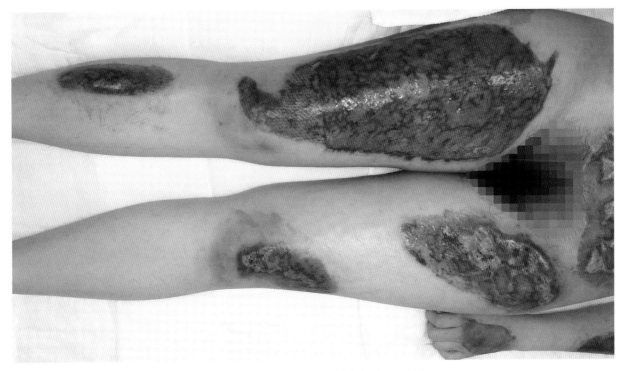

A. 患者左下肢入院时左下肢残余创面及瘢痕

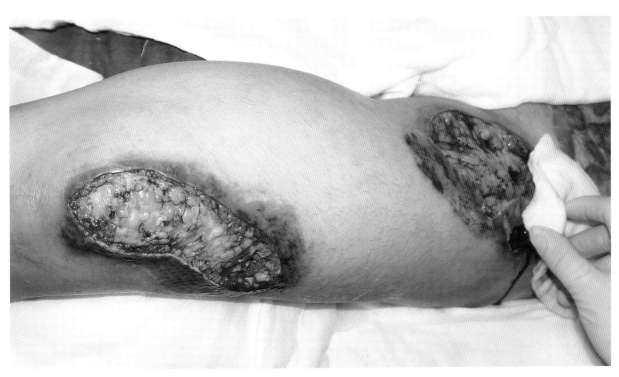

B. 左下肢第一次术中创面切除

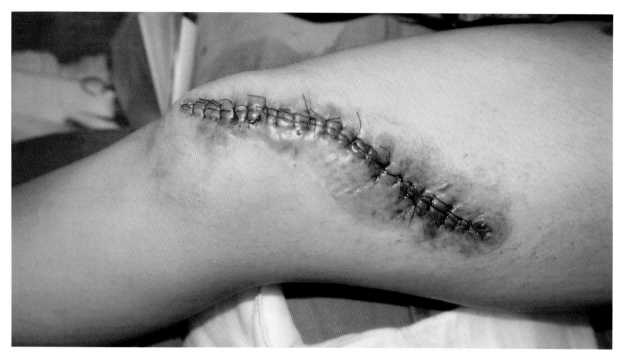

C. 左下肢第一次术中左膝部缝合后

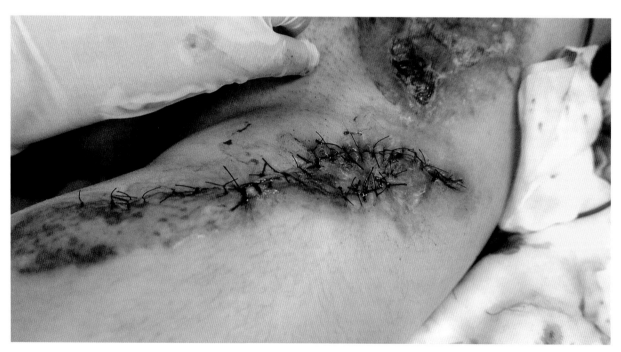

D. 左下肢第一次术中左大腿缝合后

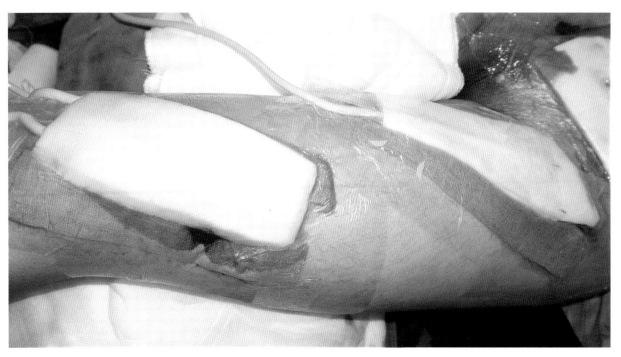

E. 左下肢第一次术后负压吸引

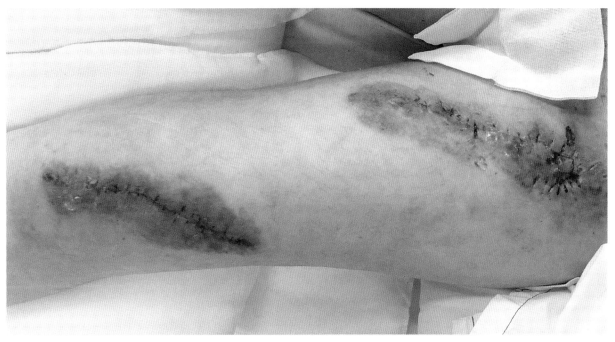

F. 左下肢第一次术后 23 天

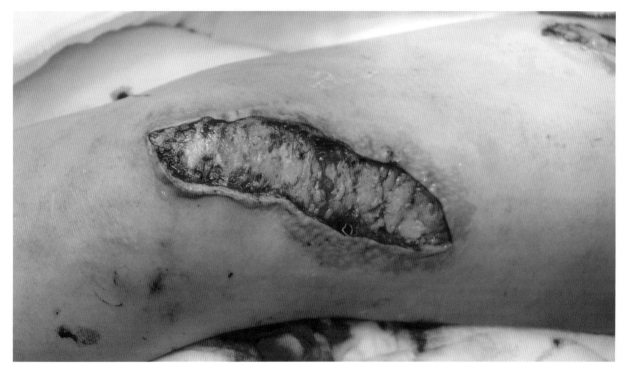

G. 左下肢第二次术中左膝部瘢痕切除

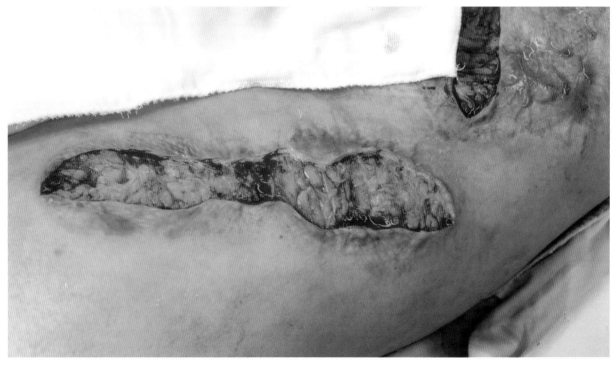

H. 左下肢第二次术中左大腿瘢痕切除

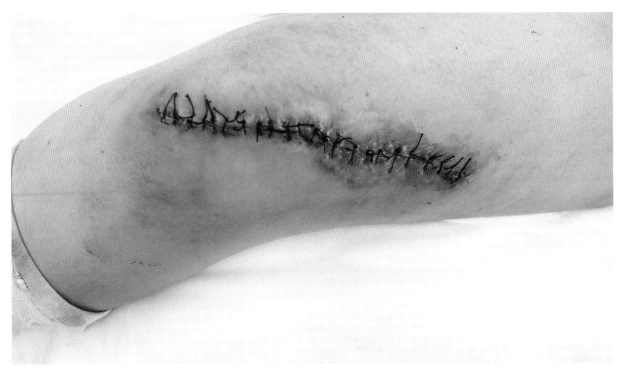

I. 左下肢第二次术中左膝部缝合后

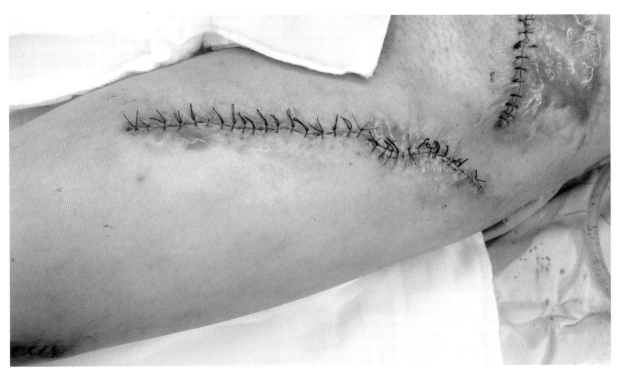

J. 左下肢第二次术中左大腿缝合后

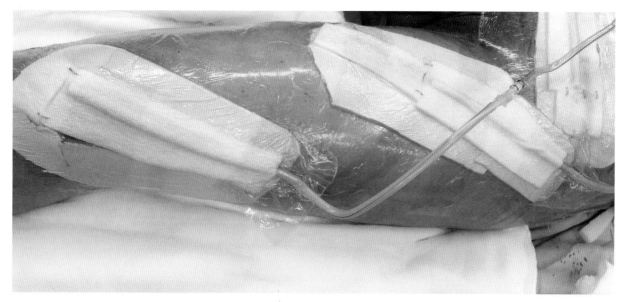

K. 左下肢第二次术后负压吸引

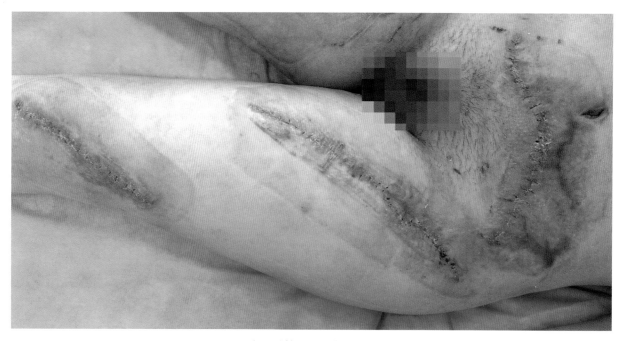

L. 左下肢第二次手术后 18 天

【讨论】

前述典型病例中,当地医院怀疑患者存在"自身免疫性疾病"导致创面植皮失败,创面难愈。转入笔者单位后患者抗拒植皮治疗。笔者采用分次创面及瘢痕切除手术得以封闭创面的同时,切除部分已愈瘢痕,大大减少了预后瘢痕的面积,第一次术后瘢痕及创面面积缩小至入院时 70.5%,创面大部分封闭;第二次术后至 67.8%,创面封闭;第三次术后瘢痕只占入院时的 50.8%,效果显著(表 5-2)。出院时患者瘢痕无疼痛及瘙痒症状。采用该项技术治疗可达到明显缩短治疗时间、改善外观和减少远期瘢痕治疗费用的目的。

创面分次切除看似简单,实则是多方面措施综合治疗的一项技术。该治疗方法针对张力性切口,采用密闭式负压吸引的手段,分次去除创面及瘢痕,实现了创面修复与重建的一步化。该技术的核心在于术区减张措施的应用,密闭式负压吸引材料的应用起到了关键作用,其机制包括:①张力转移,达到分散张力的目的,使张力性切口松弛,在无张力状态下愈合;②持续负压吸引可有效引流切口渗液和渗血,避免感染;③局部负压吸附压力使切口平整,对合良好。

(申传安　邓虎平)

四、削痂创面分类植皮术

【新技术背景】

创面条件是决定植皮成活率的重要因素,不同创面采用不同的植皮策略、分区处理,才能提高植皮成活率、节省皮源、加速愈合。

混合深度烧伤创面削痂处理后,可能部分创面脂肪组织暴露,部分创面保留真皮组织。自体皮片容易在保留真皮组织的创面上成活,而在脂肪组织暴露的创面上则不然。脂肪组织由大量脂肪细胞群集构成,细胞质内充满脂肪滴,胞质位于细胞边缘成一薄层,细胞核被挤到细胞的边缘,压成扁形,越肥胖的人脂滴的比例越高。聚集成团的脂肪细胞由薄层疏松结缔组织分隔成小叶。脂肪细胞被网状纤维分隔,而其中的细胞间质很少,若患者肥胖,血管的相对密度也降低。在脂肪上直接覆盖微型皮片,效果不如在真皮或深筋膜创面上移植,皮片常会因为缺少血供而失活,而暴露的脂肪组织也会因为没有生物敷料覆盖而干燥坏死,甚至发生侵袭性感染。若不分深浅统一切痂去除肢体创面脂肪组织,在深筋膜上移植微粒皮片、小块皮片、米克皮片,虽然成活率较高,但缺少了脂肪层的肢体瘢痕增生挛缩严重,外观及功能均不佳。如果使用异体皮等生物敷料对脂肪创面进行预制,促进其血管化和新鲜肉芽组织生长,然后再行植皮,则成活率会大大增加。

笔者近年来总结临床经验,对削痂创面实施分区处理,脂肪创面覆盖异体皮或异种真皮基质进行创面准备,有真皮保留的创面采用米克微型皮片移植,取得了很好的治疗效果。

【技术实施方案】

(一) 适应证

大面积烧伤深度烧伤,自体皮源不足,削痂创面既有健康脂肪层组织暴露又有真皮层保留者。

(二) 术前准备

根据肢体创面特征评估深Ⅱ度和Ⅲ度创面面积,深Ⅱ度对应有部分真皮保留创面,Ⅲ度对应脂肪组织暴露创面。根据相关创面面积大小,准备异体皮或异种真皮基质及米克绉纱数量。

(三) 手术方法

1. 削痂至正常组织。

2. 创面彻底止血并冲洗后待植皮覆盖。

3. 手掌法评估脂肪创面的面积和保留真皮组织的创面面积。

4. 反削制备异体皮或利用异种(猪)皮真皮基质。

5. 根据保留真皮创面大小和自体皮源面积,计算相应比例米克绉纱数量。

6. 供皮区皮下注射含肾上腺素生理盐水,取皮并制备米克微型皮片。

7. 把制备好的异体皮或异种真皮基质覆盖脂肪暴露创面,米克微型皮片移植于保留真皮组织创面。

8. 内层覆盖浸有磺胺嘧啶银粉的网眼纱,多层无菌纱布及敷料加压包扎固定。

9. 1 周内首次打开并更换外层敷料,观察米克微型皮片生长情况,以及异体皮覆盖处有无血肿、积存分泌物等,必要时更换创面生物敷料。

10. 2~3 周后,米克微型皮片生长融合、脂肪创面肉芽化,可再次清创至纤维板层,移植邮票状皮片或米克微型皮片覆盖创面。

【典型病例】

患者,女性,51 岁。

主因"全身多处液化石油气爆燃烧伤 5 小时"入院。

入院诊断: ①烧伤 92%,浅Ⅱ度 2%,深Ⅱ度 20%、Ⅲ度 70%,全身多处;②重度吸入性损伤;③烧伤休克。

治疗过程:伤后 5 天进行首次手术,术式为"右上肢、左下肢创面削痂,异种皮覆盖、自体米克微型皮片移植,躯干左上肢、右下肢断层取皮术";伤后 21 天,换药见肢体米克微型皮片扩展融合,异种皮附着良好,拆去异种皮后创面已肉芽化。伤后 25 天,在预制后新鲜肉芽创面处移植邮票状皮片封闭创面(图 5-27)。

图 5-27 患者治疗情况

A~C. 左下肢削痂后情况;D~F. 左下肢植皮覆盖情况;G~I. 左下肢植皮后预制情况,米克微型皮片生长融合;J~L. 左下肢残余创面植皮情况。

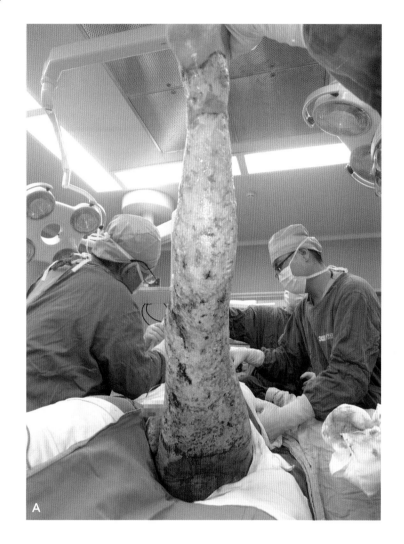

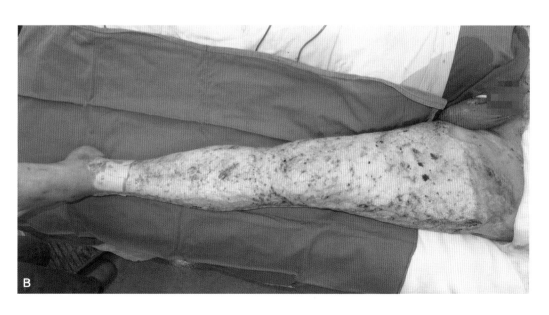

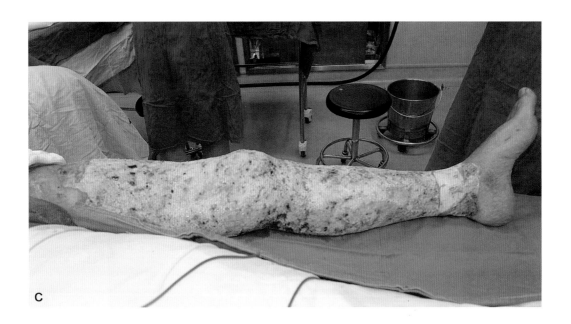

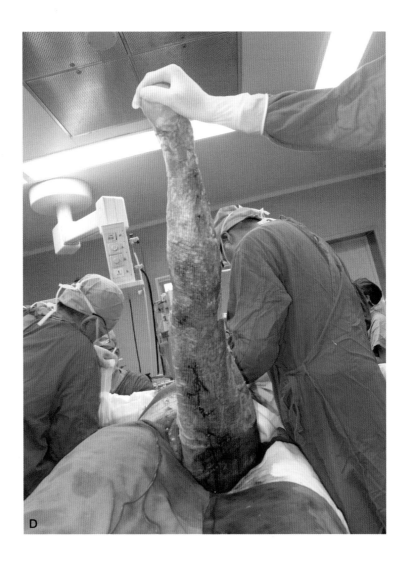

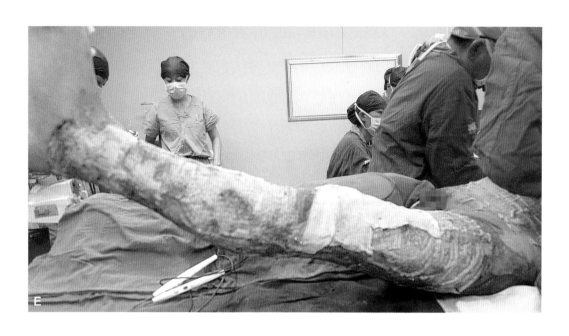

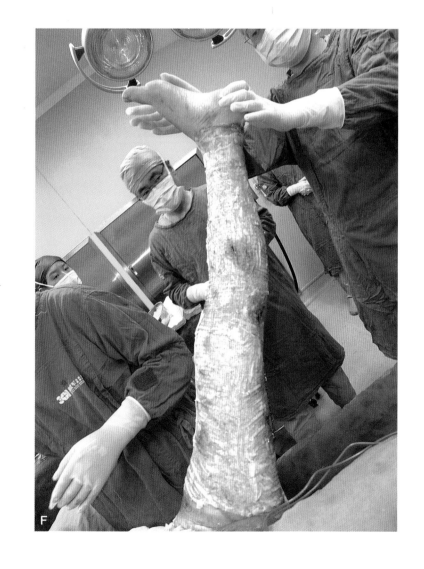

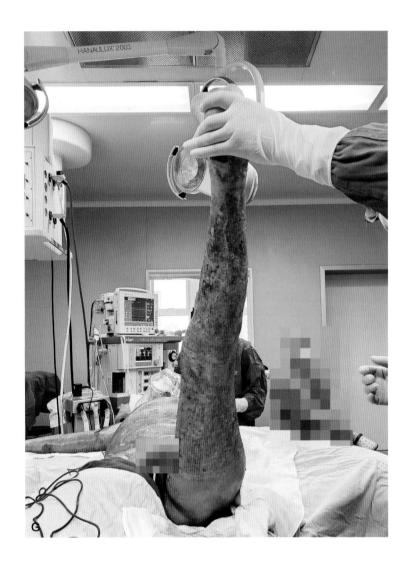

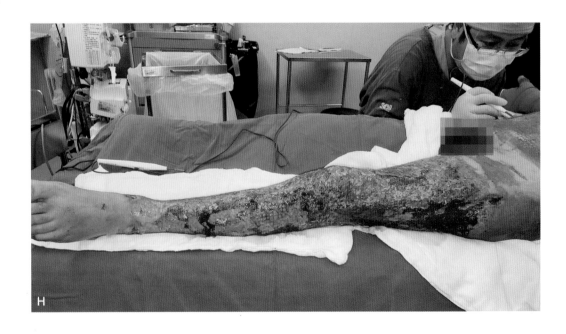

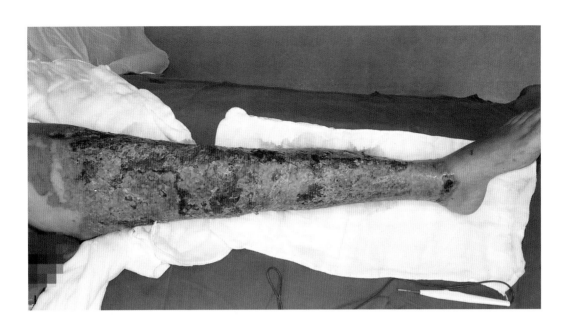

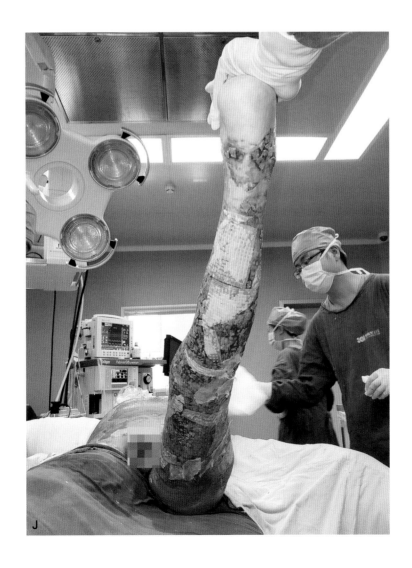

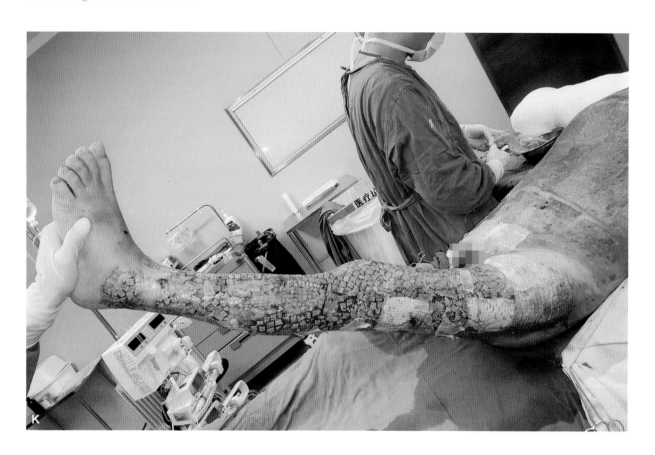

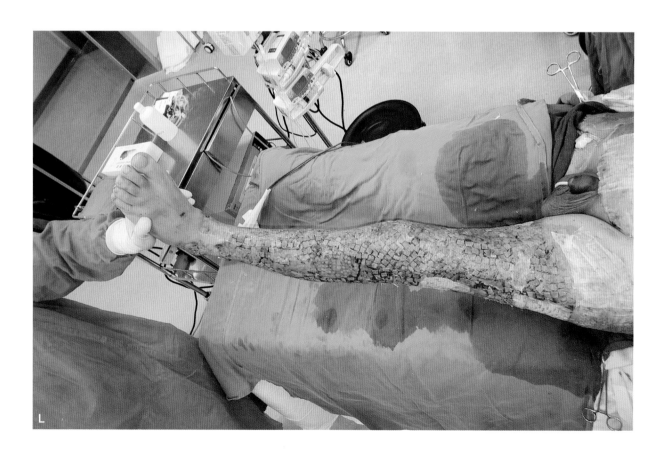

【讨论】

本技术的根本在于对不同深度创面进行分类处理。保留真皮组织的创面行米克微型皮片移植成活率高,则直接移植覆盖,实现早期愈合,而暴露脂肪的创面,因不适于米克微型皮片成活,为避免造成浪费,可先用异体皮或异种皮生物敷料覆盖预制创面,诱导创面血管化并培植新鲜肉芽组织,待2周后再行自体皮植皮覆盖,确保成活。在实施时应注意:①使用异体皮或异种皮等覆盖暴露脂肪的创面时,生物敷料均应打孔以利于引流;②使用生物敷料覆盖后,术后1周左右应首次打开敷料,检查生物敷料是否在位及是否积存分泌物,并留取分泌物做细菌培养,若渗出明显可尽早打开处理;③暴露脂肪的创面,应清创至健康脂肪。

对于大面积大面积烧伤患者而言,残余的正常皮源非常宝贵,是修复创面的种子,准确应用,提高成活率,是成功救治的关键。从烧伤救治的角度出发,也要兼顾功能和外观,因此,有两种手术倾向需要避免:①所有创面一律进行米克植皮术。脂肪组织血管分布及血液循环相对薄弱,其血液供应主要靠深部组织的血管。由知名动脉的皮支动脉或走行于肌间隙的肌皮动脉,在末梢形成皮肤的真皮血管网之前,发出分支来供养脂肪组织。暴露脂肪的创面进行米克植皮术时,绉纱下仅有很小比例的微型皮片与脂肪接触,大部分为绉纱与脂肪贴附,因此,微型皮片接触脂肪组织间隙内微血管及营养的机会很小,容易坏死。同时,绉纱直接覆盖的脂肪层容易变干失活,甚至发生侵袭性感染。②过度清创。为保皮片成活,常常一并将全部脂肪组织切除,留下深筋膜层植皮,这样虽使皮片移植有了更好的创基条件,却失去了脂肪在功能及外观恢复中的优点。因此,在大面积烧伤手术时应对清创创面仔细判断,区分对待。创面预制节约了自体皮源,可将自体皮以更大的密度或比例移植于相应创面,加速愈合。

该技术从实际出发,精准制订大面积烧伤暴露脂肪创面植皮的方式、方法,确保移植皮片的成活,提高植皮效率,为大面积烧伤患者创面的精准治疗提供了一种有效的选择。

（申传安　李东杰）

五、切削痂创面分区植皮术

【新技术背景】

大面积烧伤的救治,在挽救生命的同时,也要充分考虑如何防治瘢痕增生挛缩畸形、保护肢体的功能和外观。关节功能部位的处理是关键,针对不同部位创面采用不同的植皮策略、分区处理,能更早地为功能重建奠定基础。

微粒皮、微型皮片移植等扩展植皮方法常用于大面积烧伤救治,大大提高了植皮效率,但创面愈合后瘢痕增生重,功能外观差,严重降低了患者生存质量。扩展植皮时患者在创面封闭前就出现了瘢痕挛缩,等到所有创面完全愈合时,瘢痕增生和挛缩的现象已经比较严重了,血管、神经、肌腱、关节等深部组织会出现难以逆转的改变,为后期瘢痕松解整复增加了很大的难度,甚至失去了最佳整复时机。因此,在早期创面植皮时就引入瘢痕防治理念,针对性地分区植皮保护关节部位,对患者早期功能锻炼及功能重建大有裨益。

笔者提出早期修复深度烧伤创面时分区植皮,在自体皮源相对充足时,用大张中厚皮片移植覆盖关节部位,用小块皮片扩展植皮修复非关节功能部位,将两种方法结合起来,既可高效植皮又确保关节部位一步实现功能重建,为大面积烧伤患者全面康复奠定了很好的基础。

【技术实施方案】

(一) 适应证

大面积烧伤深度烧伤,自体皮源相对充足,能够满足关节部位大张中厚皮片移植条件者。

(二) 术前准备

根据手术清创面积初步评估所需供皮区取皮面积,其中关节处测量关节周径及上下范围,对应整张皮尺寸;并根据清创创面深度初步评估取皮厚度,深Ⅱ度对应有部分真皮层保留创面,Ⅲ度对应脂肪组织暴露创面或深筋膜层创面。根据相关创面面积及深度,准备取皮鼓、电动取皮机等取皮工具,确定米克绉纱数量等。

(三) 手术方法

1. 大面积烧伤肢体行切削痂术后,在去除坏死组织后,根据创面深浅可能会出现保留真皮组织创面、脂肪组织暴露创面、深筋膜层创面,甚至更深创面,为保障功能,关节部位应尽可能保留有活力的脂肪层。

2. 创面彻底止血并冲洗后待植皮覆盖。

3. 再次测量关节部位周径及上下范围,标记整张中厚皮片取皮面积。

4. 手掌法评估非关节部位清创面积,根据相应的分散植皮方法评估取皮面积。

5. 自体皮源处皮下注射含肾上腺素生理盐水,取整张中厚皮片及制作邮票状皮片所需的刃厚皮片。

6. 生理盐水反复清洗后整张中厚皮片打孔备用,刃厚皮片制备成大块皮片、邮票状皮片或米克皮片备用。

7. 把制备好的整张中厚皮片移植覆盖于关节周围创面,皮钉固定。

8. 其余创面移植相应的皮片。

9. 内层覆盖浸有磺胺嘧啶银粉的网眼纱,多层无菌纱布及敷料加压包扎固定。

10. 1周后首次打开并更换外层敷料,观察皮片生长情况,以及异体皮覆盖处有无血肿、积存分泌物等,必要时更换创面生物敷料,10天拆除缝线及皮钉固定。

11. 剩余残余创面继续换药促进融合封闭。

【典型病例】

患者,男性,32岁。

主因"全身多处液化石油气爆燃烧伤5小时"入院。

入院诊断:①烧伤72%,深Ⅱ度16%,Ⅲ度56%,全身多处;②重度吸入性损伤;③气管切开术后。

治疗过程:患者初次手术术式为"双下肢创面切削痂,中厚皮片移植及米克植皮术,头部右下肢断层取皮术"(图5-28),手术切痂后(图5-29),测量左膝关节上周径38cm,左膝关节下周径34cm,膝关节上下周径间距离10cm。自右大腿外侧正常皮肤处用电动取皮机推取中厚皮片长约35cm(图5-30),清洗打孔后移植覆盖于左膝关节(图5-31),左下肢切痂创面其余部位以1:6扩展比的米克微型皮片移植修复。术后3周换药见肢体米克微型皮片扩展融合,膝关节处大张中厚皮片成活良好(图5-32,图5-33)。随访患者膝关节功能外观良好(图5-34)。

图5-28 术前左下肢外观,见痂皮覆盖

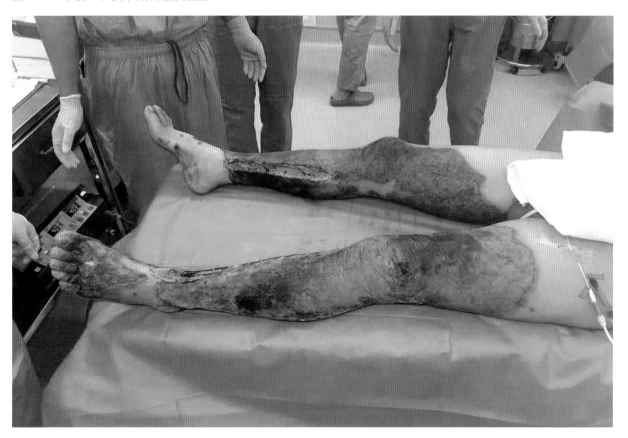

图 5-29　左下肢切痂后情况

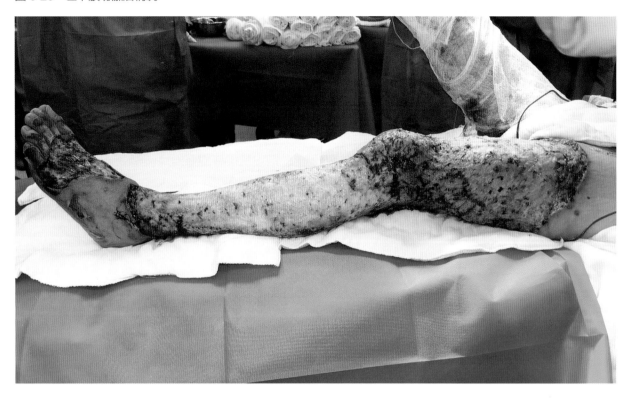

图 5-30　右下肢中厚皮片供皮区取皮后情况

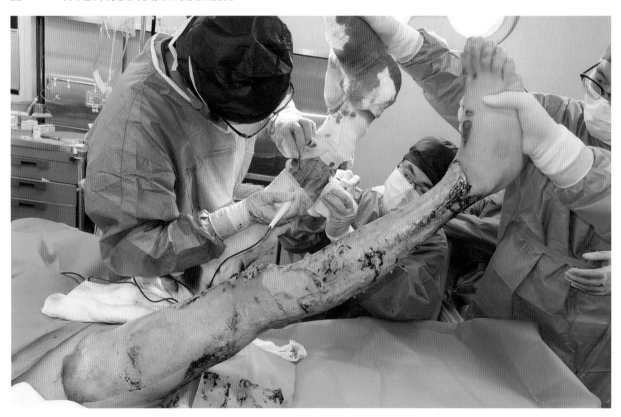

图 5-31　切痂创面植皮情况

左膝关节处以大张中厚皮片（38cm×10cm）移植覆盖，其余创面以米克微型皮片移植覆盖。

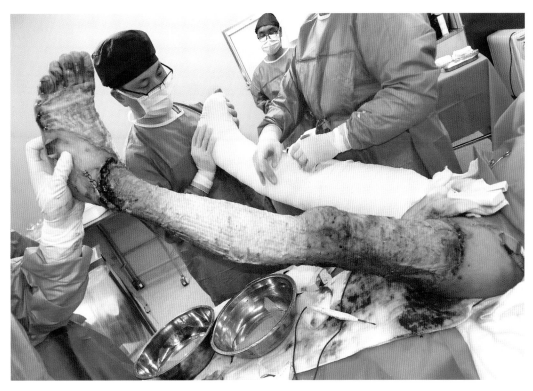

图 5-32　创面植皮 3 周后外观

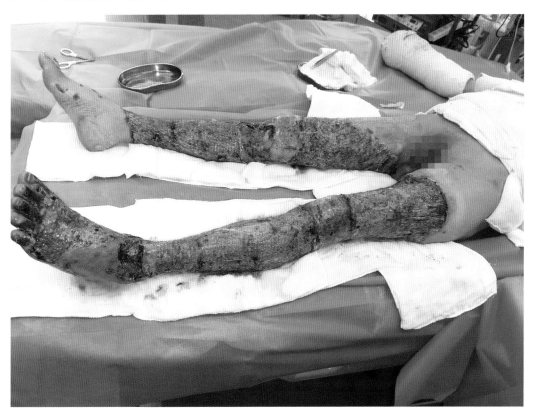

图 5-33　术后 4 周创面外观
左膝关节大张中厚皮片成活良好,膝关节功能外观良好。

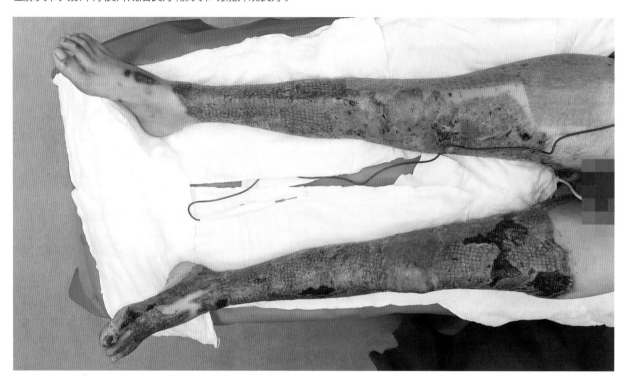

图 5-34　伤后 8 周随访情况
患者进行康复锻炼,膝关节功能外观良好。

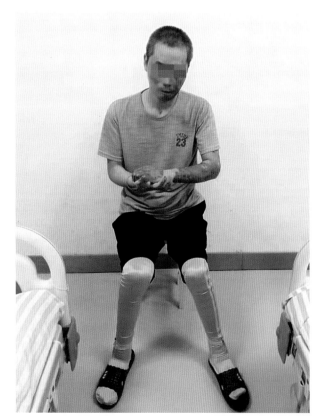

【讨论】

随着大面积烧伤综合救治水平的不断提高、救治观念的不断更新，早期瘢痕防治的观念应贯彻烧伤创面修复的始终。

常用的自体皮片类型有三种：刃厚皮片、中厚皮片、全厚皮片。其中，中厚皮片因其所含真皮组织较多、耐磨、弹性好、取皮尺寸大、抗挛缩特性好等特点，常常用于关节部位瘢痕挛缩松解创面的修复重建。在精准化治疗理念下，行分区植皮，保护性地将中厚皮片用于烧伤早期关节部位植皮封闭中，具有以下优点：①有效避免关节部位发生严重瘢痕挛缩畸形及深部组织不可逆性短缩；②减少后期瘢痕整复手术次数；③为早期功能锻炼提供条件；④快速封闭关节易动部位创面，耐磨有弹性，避免关节创面迁延难愈；⑤缩短植皮手术时间；⑥容易植皮固定，不易因搓动造成植皮不活；⑦切削痂创面较残余创面更为清洁，不易发生感染。烧伤早期手术实施此技术时，需要注意：①取皮厚度应适中，确保供皮区能够自愈；②必要时可进行供皮区回植修复；③取皮面积相对偏多，出血量会相应增加；④供皮区出现瘢痕增生。

该技术的要点在于对关节部位进行大张植皮保护处理，以期一步实现创面修复和功能重建。在具体实施时，如果削痂后关节部位保留了部分真皮层，可使用大张薄中厚皮片移植；若是切削痂后关节部位脂肪组织暴露或到达深筋膜层，止血后则需用大张打孔中厚皮片移植覆盖。其余非关节部位可采用邮票状皮片或微型皮片移植，脂肪组织外露创面，用自体皮密植封闭，不留间隙，网眼纱布覆盖并固定。注意事项有：①取皮时尽量根据尺寸切取完整皮片，厚薄均匀；②所用整张中厚皮片制备时应打孔以利引流；③若无法使用单张中厚皮片覆盖关节区域，也应尽可能以最少的拼接移植覆盖；④若清创后见脂肪外露创面凹凸不平或脂肪质量不高，可待创面预制后再行整张中厚皮片移植。

该技术将功能康复的理念融入大面积烧伤早期创面治疗，分区进行植皮，一步重建关节功能，更好地促进了康复进程。

（申传安　李东杰）

六、弹力加压止血法

【新技术背景】

切削痂术是大面积烧伤早期去除坏死组织的主要术式。如何有效控制创面出血量，是切削痂术手术过程平稳的关键。四肢切削痂时，在肢体根部使用止血带是常用的减少出血的方法。实践发现，肢体切削痂后，直接植皮，使用敷料加压包扎后，再松止血带，虽然术中出血少，但由于术中止血不彻底，术后易出现创面血肿。切削痂后，如果先松止血带，彻底止血后再植皮，则术中出血量大，手术过程容易不平稳。笔者创新使用弹力加压止血法，巧妙地解决了上述"松"与"不松"的纠结难题。

【 技术实施方案 】

(一) 四肢切削痂

1. 大面积烧伤患者行全身麻醉,术区消毒铺单。

2. 肢体手术于肢体根部使用止血带,记录止血带时间,深Ⅱ度创面削痂治疗,尽可能保留健康真皮组织,Ⅲ度创面无网状真皮支架残留者行手术切痂治疗,切痂至深筋膜层。

3. 切削痂后,及时结扎大血管,小血管出血行电凝止血。止血带使用时间控制在 1 小时以内。

(二) 弹力加压止血法

1. 松止血带之前,以肾上腺素生理盐水纱布卷原位缠绕创面,自远心端至近心端依次进行,纱布宽度约 10cm,纱布之间重叠 1~2cm,直至止血带位置。

2. 再以长皮纱原位缠绕创面,自远心端至近心端依次进行,纱布宽度约 10cm,缠绕时与肾上腺素生理盐水纱布卷的位置重合,直至止血带位置。

3. 以弹力绷带自远心端至近心端连续加压包扎,直至止血带位置,固定弹力绷带,松止血带。

4. 抬高肢体约 10 分钟,自近心端向远心端分段松开弹力绷带,分段去除长皮纱,一边揭除肾上腺素生理盐水纱布,一边电凝止血,止血后的创面再以肾上腺素生理盐水纱布依次缠绕。从近心端到远心端完成一遍止血后,再重复一遍,直至无明显出血点。以过氧化氢溶液、庆大霉素生理盐水反复冲洗创面,更换无菌巾单,更换手套,再进行下一步操作。

5. 创面予以覆盖(植皮或者生物敷料覆盖),再由远心端至近心端,给予多层无菌敷料加压包扎。膝、肘关节部位可局部外用小夹板,防止肢体大关节活动。术后严密观察是否有渗液、渗血。

【 典型病例 】

患者,男性,31 岁。

主诉:全身多处热液烫伤 7 天。

病史:患者在工作中被锅炉内喷出的热液烫伤全身多处,伤后至当地医院行补液抗休克、气管切开、抗感染等治疗。患者病情危重,于伤后 7 天经长途转运至我院。

查体:入院时神志昏迷,体温 39℃,心率 138 次 /min,呼吸 40 次 /min,血压 116/63mmHg。全身除下腹、会阴、左小腿、双足保留正常皮肤外均为烫伤创面,异味明显,大部分创面呈黑色痂皮样,质韧,面部、右下肢及前躯干部分创面红白相间,背部创面部分溶痂。

入院诊断:①烧伤 90%,深Ⅱ~Ⅲ度,全身多处;②气管切开术后;③低蛋白血症;④凝血功能不全;⑤水、电解质平衡紊乱。

治疗过程:第一次手术于入院后第 2 天进行,行左上肢及右下肢切削痂 + 异体皮移植术,采用弹力加压止血法(图 5-35)。左上肢松开止血带后止血时间 27 分钟,出血量 552.2ml,每 1%TBSA 出血量

图 5-35　左上肢切削痂 - 弹力加压止血法

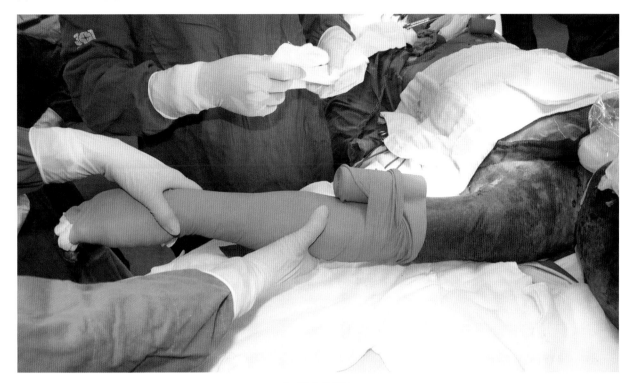

A. 弹力带驱血

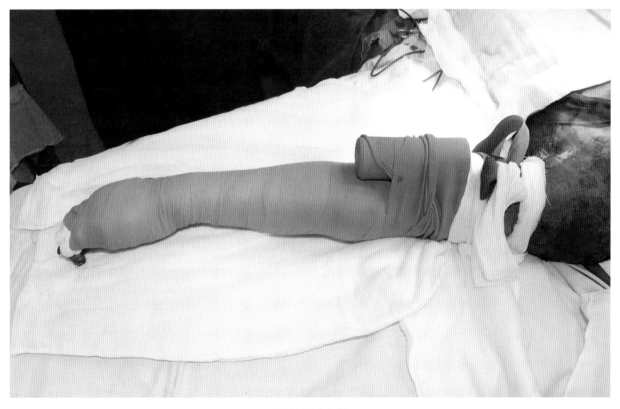

B. 使用止血带

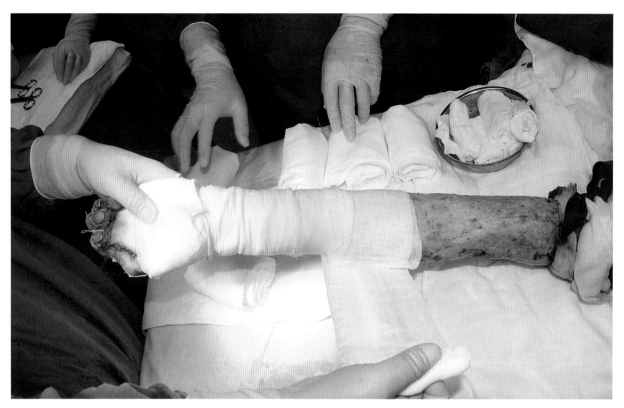

C. 切痂后逐段缠绕肾上腺素生理盐水纱布

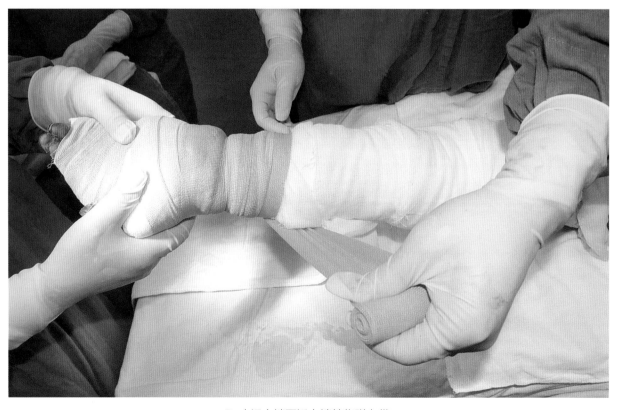

D. 由远心端至近心端缠绕弹力带

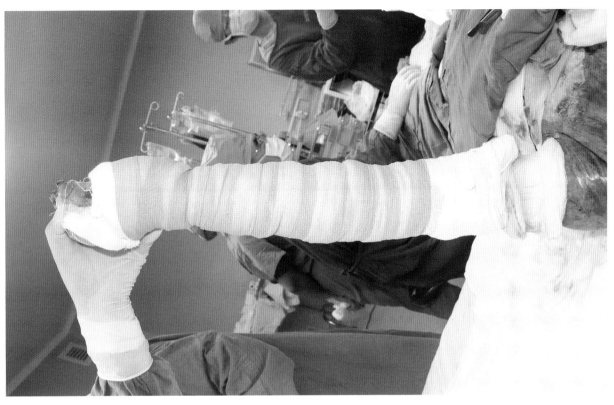

E. 弹力带加压,松止血带

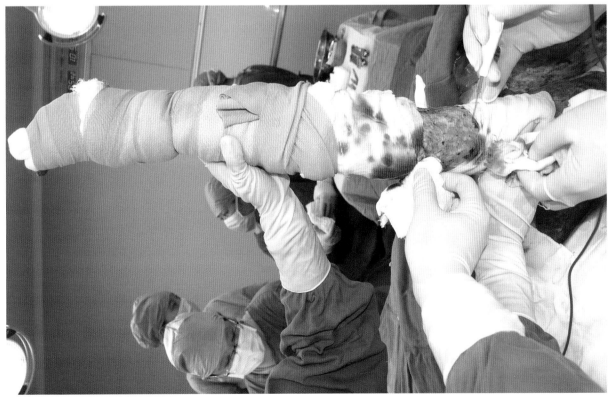

F. 分段松弹力带止血

78.9ml（0.50ml/cm²）。右下肢松开止血带后止血时间 13 分钟，出血量 807.8ml，每 1%TBSA 出血量 53.9ml（0.34ml/cm²）。术中病情平稳，输红细胞 6U，术后安返病房，未见术区渗血。

第二次手术入院后第 5 天进行，行右上肢及左下肢切痂 + 自体米克皮片移植术，采用弹力加压止血法。右上肢松开止血带后止血时间 20 分钟，出血量 359.4ml，每 1%TBSA 出血量 51.3ml（0.32ml/cm²）。左下肢松开止血带后止血时间 16 分钟，出血量 443.9ml，每 1%TBSA 出血量 34.1ml（0.21ml/cm²）。术中病情平稳，输红细胞 4U，术后安返病房，未见术区渗血。

【讨论】

弹力加压止血法的关键是按照止血节奏，逐渐去除弹力带，逐渐暴露出血创面，从而避免了松开止血带后，创面同时暴露广泛出血或渗血，出现来不及止血的尴尬和风险。切削痂后，在进行弹力加压、包扎、松开止血带前，一定要彻底止血，充分结扎可见的血管断端，确保后续止血顺利进行。

（申传安　孙天骏）

第四节　大面积烧伤供皮区创面的米克植皮术

【新技术背景】

随着科技水平的提高，烧伤患者的救治水平也在不断进步，但大面积烧伤患者的救治仍是难点与重点。大面积烧伤救治的核心内容在于快速封闭创面，但自体供皮区严重不足却是其难以解决的根本矛盾。

理想中的大面积烧伤供皮区应该具有愈合时间快、可反复多次取皮、愈合后不留瘢痕的特点。头皮因为同时具有上述特点，成为大面积烧伤患者的首选供皮区，也是最重要的供皮区。而临床实际工作中，大面积烧伤，尤其是超大面积烧伤患者，头部供皮区与巨大的烧伤创面相比，面积毕竟有限，并且相当一部分患者还存在头皮深度烧伤无法利用的问题，而躯干、臀部及四肢供皮区却存在多种问题：①反复利用能力差，一般仅能反复供皮 2~3 次，且愈合后皮肤菲薄，易破溃，创面瘢痕重；②二次取皮间隔时间长，一般需 2~3 周，明显延长了病程，增加了风险；③部分供皮区创面还可因感染、营养不良等原因迁延不愈，这在老年患者，尤其是合并糖尿病等基础疾病的老年患者中更易发生。这些迁延不愈的供皮区形成新的创面，直接增大了创面的绝对面积，加重患者病情，导致皮源更为紧缺。上述种种问题，使大面积烧伤患者的治疗更为棘手。

笔者团队自 2014 年以来将米克植皮术创新地应用于大面积烧伤患者的躯干、臀部及四肢供皮区的修复，不仅保障了供皮区的顺利愈合，大大加快了愈合时间，缩短了再次取皮间隔，还同时提高了躯干、臀部及四肢供皮区的愈合质量，明显增加了反复取皮次数，使之成为新的"头皮化的自体皮库"。同时，应用该方法愈合的躯干、臀部及四肢供皮区创面，愈合后整体瘢痕增生轻，外观及功能恢复好，为大面积烧伤患者的后期整形修复创造了条件。

【技术实施方案】

(一) 适应证

1. 大面积烧伤需要在躯干、臀部及四肢供皮区反复取皮的患者。

2. 需要在躯干、臀部及四肢供皮区大范围取皮的老年患者,尤其是合并糖尿病等严重基础疾病的患者。

3. 缺乏头部供皮区的大面积烧伤患者。

(二) 术前严格计算手术面积及供皮区面积

患者的供皮区面积取决于患者的手术方式及手术范围,在供皮区极其有限的前提下,术前应该严格评估计算手术面积及供皮区面积,尽可能避免术中出现补充取皮或浪费自体皮的现象。

参照本章第二节第二部分,非特殊体形患者,根据患者准确身高、体重等基本信息,可采用史蒂文森公式计算手术面积。特殊体形患者或者身高、体重等基本信息缺失者,可采用前文中提及的公式简单计算整个肢体的植皮面积;对非整个肢体手术或躯干手术的面积,通过无菌塑料膜拓印法评估则更为准确。

明确手术面积后,按具体手术方式,如自体微粒植皮术、米克植皮术、邮票状皮片植皮术等,计算所需供皮区面积。根据患者供皮区的相对宽裕程度,躯干、臀部及四肢供皮区可选择 1∶6 或 1∶9 扩展比的米克皮片进行回植,因此,计算供皮区面积时应加上回植所需的供皮区面积,并将躯干、臀部及四肢供皮区范围用记号笔标记在患者体表。术前根据计算结果及米克皮片实际展开面积预估米克皮片需要量(1∶6 扩展比的米克皮片实际展开为 105.64cm^2,1∶9 扩展比的米克皮片实际展开为 158.76cm^2)。

(三) 手术方法

术中根据患者血压情况于供皮区皮下注射适量肿胀液(生理盐水或 1μg/ml 肾上腺素生理盐水)。头部供皮区(如果存在)以 ZIMMER 电动取皮机切取刃厚皮片,厚度 0.2~0.25mm,所取皮片用生理盐水清洗去除毛发。躯干、臀部及四肢供皮区按照术前画线范围以 ZIMMER 电动取皮机切取自体皮片,根据手术需要,皮片厚度一般在 0.2~0.35mm(刃厚皮片或薄中厚皮片)。

将切取的部分自体刃厚皮片按照术前规划制备成 1∶6 或 1∶9 扩展比的米克皮片。供皮区外用肾上腺素生理盐水(5μg/ml)纱布压迫止血,无明显活动性出血后,将制备好的米克皮片移植覆盖在躯干、臀部及四肢供皮区创面上,缝皮钉适当固定。头部供皮区内层覆盖凡士林纱布,多层无菌敷料常规加压包扎。躯干、臀部及四肢供皮区内层外用磺胺嘧啶银纱布覆盖,四肢供皮区创面随手术包扎固定,躯干、臀部供皮区外用多层无菌敷料覆盖,如必要行腹带固定。

(四) 术后治疗

术后给予常规治疗,加强营养支持,维持血红蛋白、白蛋白等营养指标在正常生理水平。躯干、臀部供皮区每日更换磺胺嘧啶银纱布外敷料,并再次以多层无菌敷料覆盖或包扎,早期应避免暴露、干燥。术后第 6 天,创面渗出明显减少时,可保留内层磺胺嘧啶银纱布,外用百克瑞喷剂(化学成分:溶葡萄球菌酶、溶菌酶、醋酸氯己定)、人重组表皮生长因子,每日 4 次,吹风机吹干半暴露治疗。注意检查创面情况,如发现米克绉纱下有明显积液应及时清理。肢体供皮区创面随肢体受皮区创面打开时间更换敷料,创面自体米克微型皮片爬行扩增成片后,及时去除表面双绉纱,为下一次手术取皮做好准备。

(五)注意事项

1. 米克皮片制作优先选用头皮,主要由于头皮易把握取皮厚度,同时切割成微型皮片时不易皱缩;使用躯干、臀部及四肢供皮区供皮时,皮片取材不宜过厚,避免皮片皱缩影响米克皮片的制作质量。

2. 取皮刀与皮肤间摩擦力较大影响取皮时,可用医用凡士林润滑皮肤表面;但需要注意的是,如果该处供皮区是用于制备米克皮片,则应避免这一操作,因凡士林会影响皮片与米克双绉纱的贴附,导致米克皮片制作失败。

3. 躯干供皮区,尤其是腹部供皮区由于皮下组织缺乏硬性支撑,取皮时除需要在皮下注射肿胀液使皮肤均匀紧绷外,还需要助手牵拉供皮区周围皮肤,维持供皮区皮肤张力;与切取肢体同样厚度的皮片相比,调高取皮刀厚度 0.05mm,有助于取皮完整,厚度适中。

4. 供皮区创面需要严格止血,尤其是在难以加压包扎的部位,需要确认无明显活动性出血后再移植米克皮片,避免因创面血肿将双绉纱连同上面的微型皮片一起顶起,影响皮片成活。

5. 膝、肘关节部位可局部外用小夹板,避免因关节活动影响米克皮片成活。

6. 在无感染情况下,双绉纱能较好地保持创面局部微环境,促进上皮细胞的迁移和增生,因此,更换敷料时,米克双绉纱应尽量保留,待创面皮片基本融合后再予揭除;但如双绉纱下有明显分泌物聚集时,也应及时开窗引流,去除污染的双绉纱。

7. 对计划需反复多次取皮的同一供皮区,取皮不宜过厚,应以刃厚皮片为宜。

【典型病例】

患者,男性,36 岁。

因"柴油罐车爆炸致全身多处火焰烧伤",烧伤面积达 98%。伤后于当地急诊行气管切开,躯干、四肢切开减张,因肾衰竭持续无尿行血液透析治疗。伤后 2 天来院。

入院诊断:①烧伤 98%,深Ⅱ度 3%、Ⅲ度 70%、Ⅳ度 25%,全身多处,头部残留 2% 健康皮肤;②重度吸入性损伤;③急性肾衰竭。

入院后先后行 17 次手术治疗封闭,肾功能经持续透析 30 天后逐步恢复。因患者供皮区严重缺乏,除头皮外,可能的供皮区主要考虑腹部的深Ⅱ度创面。随着腹部深Ⅱ度创面的逐步愈合,先后 5 次行腹部取皮手术,为保障供皮区快速、顺利愈合,供皮区均采用 1∶6 扩展比的米克皮片回植,结果显示,所有供皮区均在 9~11 天快速顺利愈合。愈合后创面经长期随访,瘢痕增生较轻,皮肤质地柔软、耐磨,对患者生活无明显影响(图 5-36)。

图 5-36　98%TBSA 深度烧伤患者腹部供皮区行米克植皮术恢复情况

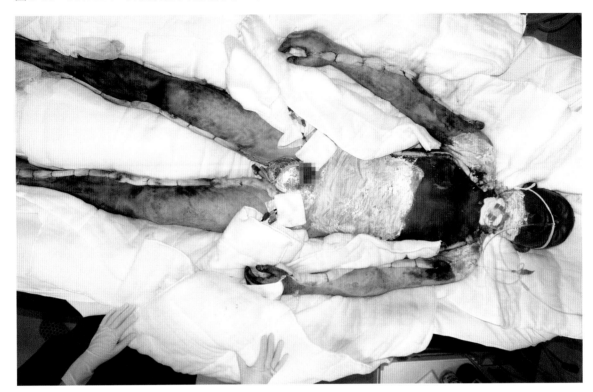

A. 患者整体创面情况（前面观），基本均为Ⅲ度烧伤，双下肢为重，四肢及躯干已行切开减张

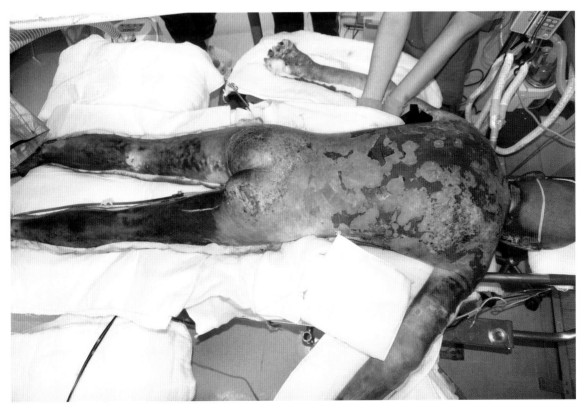

B. 患者整体创面情况（背面观），头皮可见大小约 2%TBSA 正常皮肤，其余均为深度烧伤创面

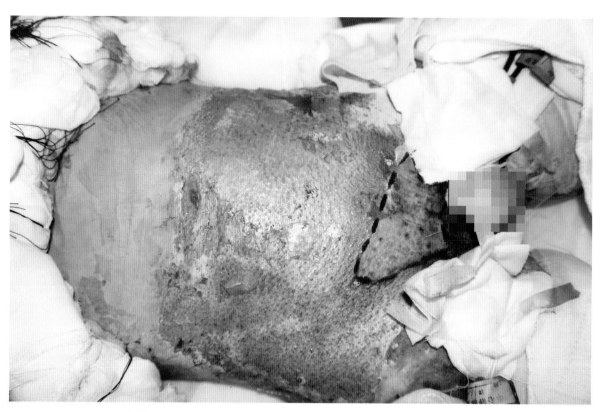

C. 腹部第一次取皮后行米克植皮术(蓝线标注部分),腹部创面坏死组织明显溶脱

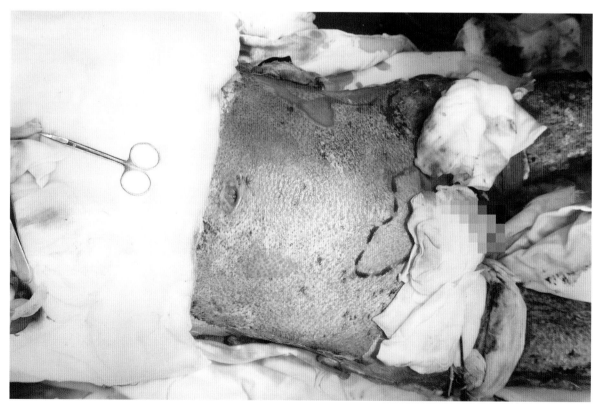

D. 腹部第一次取皮供皮区愈合(蓝线标注部分),腹部创面清洁,未见明显坏死组织附着

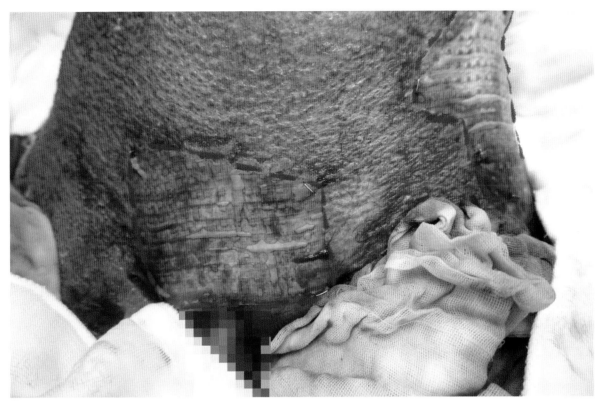

E. 腹部愈合创面扩大,行第二次取皮并行米克植皮术(蓝线标注部分),腹部创面可见散在皮岛

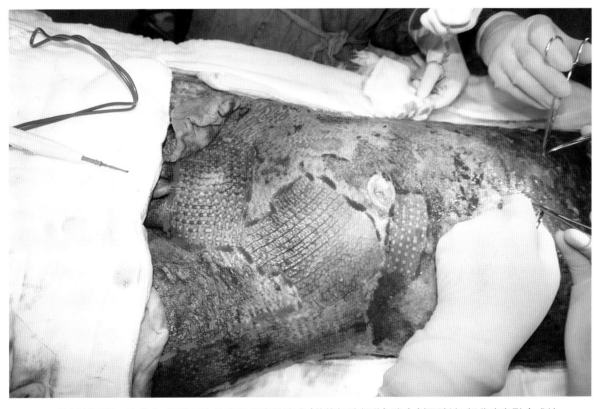

F. 腹部创面进一步愈合,行第三次取皮及米克植皮术(蓝线标注部分),残余创面清洁,部分皮岛融合成片

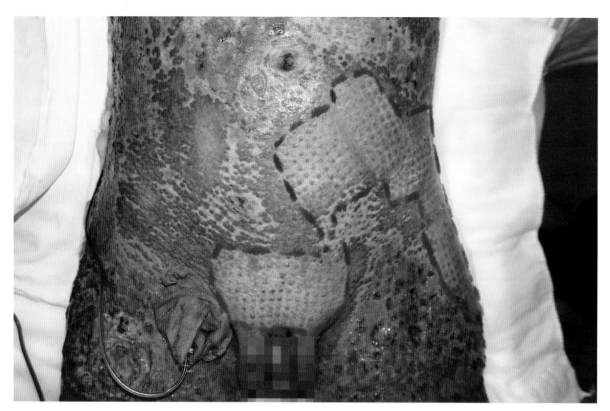

G. 腹部创面愈合融合成片,第三次取皮供皮区愈合良好(蓝线标注部分)

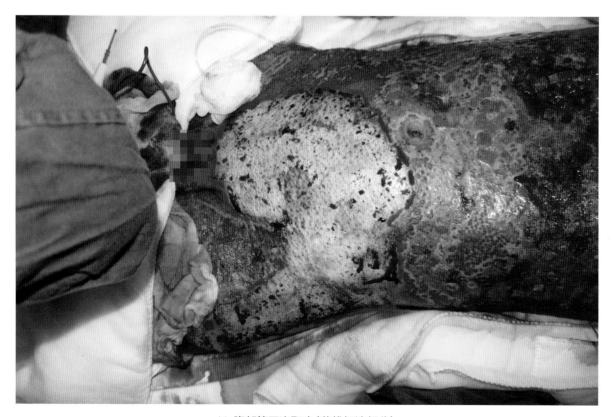

H. 腹部第四次取皮(蓝线标注部分)

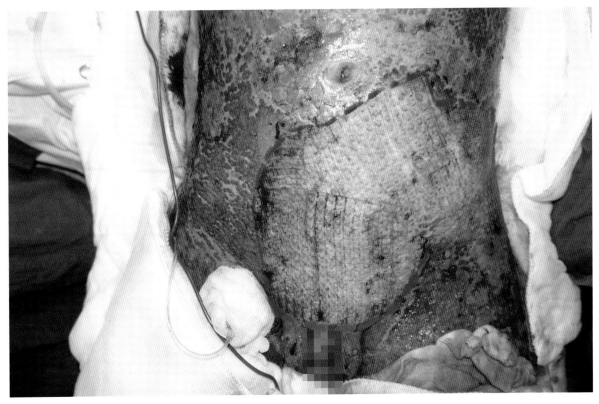

I. 腹部第四次取皮后行米克植皮术（蓝线标注部分）及腹部创面恢复情况

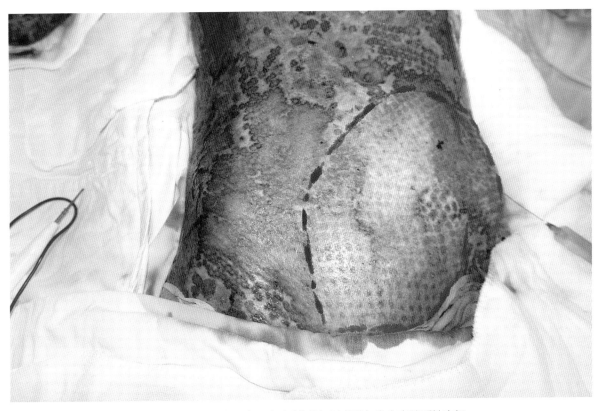

J. 腹部第四次取皮供皮区愈合（蓝线标注部分），愈合皮肤质地良好

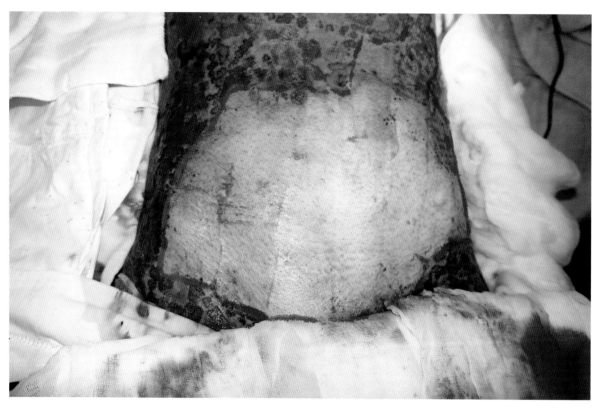

K. 腹部第五次取皮（蓝线标注部分）

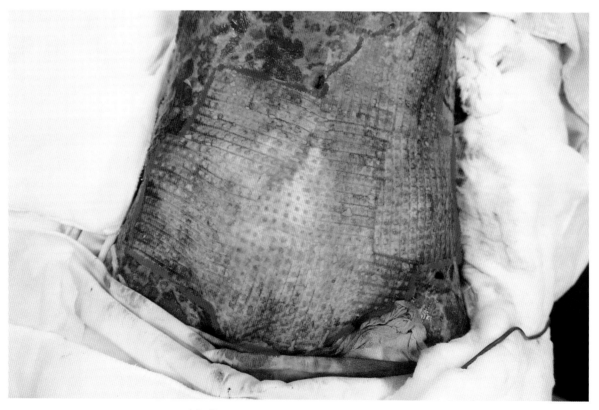

L. 腹部第五次取皮后行米克植皮术（蓝线标注部分）

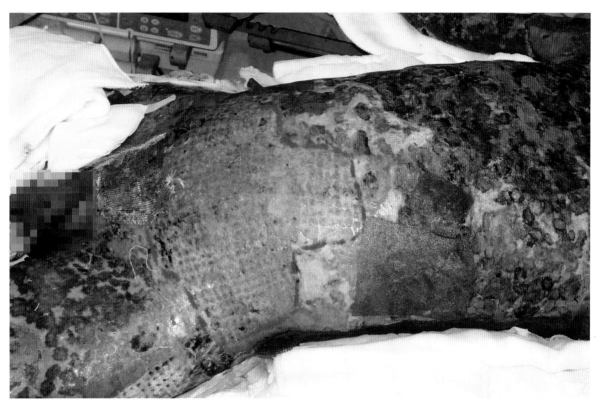

M. 腹部第五次取皮供皮区愈合情况（蓝线标注部分）

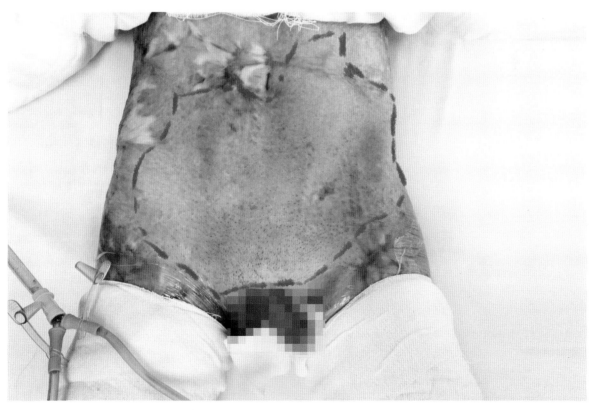

N. 腹部供皮区 1 年后随访情况（蓝线标注部分），瘢痕增生轻，皮肤质地柔软、耐磨，对患者生活无明显影响。

【讨论】

大面积烧伤患者供皮区不足是临床治疗的巨大难题,头皮因其毛囊密集、血供丰富、愈合时间短、可反复利用而成为大面积烧伤患者最重要的供皮区。然而在临床实践中,更多的大面积烧伤患者存在无头皮可用的现实困难。这类患者与存在头部供皮区的患者相比,存在救治时间明显延长、救治难度明显加大、救治花费明显增多、救治死亡率明显增高的特点。究其原因,主要是躯干、臀部及四肢供皮区二次取皮间隔时间长、反复利用能力差、创面愈合不良风险高等问题,明显延长了全身创面的封闭时间,大大增加了治疗风险。因此,临床上急需一种方式,可以将躯干、臀部及四肢供皮区"头皮化",用以增加躯干、臀部及四肢供皮区反复利用率,缩短愈合时间,保障创面愈合,使之成为新的"自体皮库"。

笔者单位将米克皮片回植于大面积烧伤患者躯干、臀部及四肢供皮区创面,用于改善其反复利用率低、愈合时间长,甚至迁延不愈的问题,取得了良好的临床治疗效果。与传统的供皮区处理方式相比,供皮区米克植皮,具有以下特点:①愈合效果稳定,愈合率明显增加,行 200 余例(次)手术,除 2 例足背创面愈合不良外,余均无延迟不愈情况。②可以明显缩短躯干、臀部及四肢供皮区愈合时间。从治疗结果看,1∶6 扩展比的米克皮片完全上皮化多在 8~12 天,1∶9 扩展比的米克皮片上皮化时间多在 2~3 周,较长的时间与取皮部位、次数与厚度相关;而传统方式,供皮区愈合时间则集中在 14~23 天,部分创面出现迁延不愈表现。③可以明显改善躯干、臀部及四肢供皮区愈合质量,提高躯干、臀部及四肢供皮区反复利用率。笔者团队曾在患者同一部位,甚至是经长时间换药愈合的部位,重复取皮次数最大达 5 次,且供皮区愈合质量好,皮肤坚韧、质地柔软,仍可再次取皮;而传统治疗方式,取皮次数最多仅 3 次,不仅愈合时间明显延长,且愈合后质量差,皮肤菲薄、反复破溃,难以再次取皮。④供皮区愈合后瘢痕增生轻微,大大改善了大面积烧伤患者后期的瘢痕整复"一皮难求"的困境。

初步的临床实践表明,米克植皮术应用于大面积烧伤患者躯干、臀部及四肢供皮区创面,可以将躯干、臀部及肢体等供皮区的愈合"头皮化""皮库化",在一定程度上缓解了大面积烧伤患者供皮区"供需"不对称的困境,值得推广。

(申传安 蔡建华)

第五节 大面积烧伤后感染创面的负压治疗

【新技术背景】

大面积烧伤后,创面感染是最常见的并发症。一般创面感染可通过局部清创、换药和全身使用抗生素控制。感染创面处理不及时可能导致感染加重,向深部健康组织侵袭,甚至细菌入血引发脓毒症,危及生命。

笔者采用负压治疗技术处理大面积烧伤感染创面,特别是严重感染创面,促进肉芽生长,为创面受皮创造条件,取得了很好的临床效果。

【技术实施要点】

应用负压治疗技术治疗大面积烧伤后感染创面的技术实施要点主要有:①感染创面坏死组织、分泌物和渗出较多,难以一次彻底清创时,负压材料第一次放置时间控制在 2~3 天,不宜过长,以免材料微孔被堵塞,影响引流效果。待创面相对清洁时,可延长负压材料放置时间至 3~5 天。②引流物多或黏稠时,可选用有冲洗管的负压材料,予呋喃西林或庆大霉素盐水溶液间断冲洗。③积极清除污物和坏死组织,用大量过氧化氢溶液和碘附、生理盐水冲洗,清创后负压封闭引流材料覆盖创面进行引流。④保持创面密封,维持有效负压引流。⑤要注意患者血常规和体温变化,拆除或更换负压材料时需行细菌培养及药敏试验,以便根据细菌培养结果及时有效调整抗生素。

【典型病例】

患者,男性,37 岁。

主诉:全身多处铁水烫伤近 27 小时入院。

病史:患者于 2012 年 5 月 20 日在单位工作时,不慎滑倒落入铁水池内(铁水深约 0.5m,温度 700~800℃),致全身多处被烫伤,迅速逃离现场,经长途转运 27 小时后到达我院,收入院治疗。

入院诊断:①烧伤 80%TBSA,Ⅲ度,全身多处;②气管切开术后。

查体:患者经积极抢救治疗 20 天,躯干及双上肢创面基本愈合,双下肢、臀部创面裸露未封闭。患者双下肢创面出现全耐药铜绿假单胞菌感染,且出现典型的脓毒症表现,神志恍惚、谵妄,体温高达 40℃,外周血白细胞计数高达 26.5×10^9/L,中性粒细胞比例为 93%,同时伴有严重的肺部感染,经多次反复清创及每日多次换药治疗,效果仍差,行多次手术植皮,移植皮片均成活欠佳(图 5-37)。

图 5-37　双下肢创面感染情况

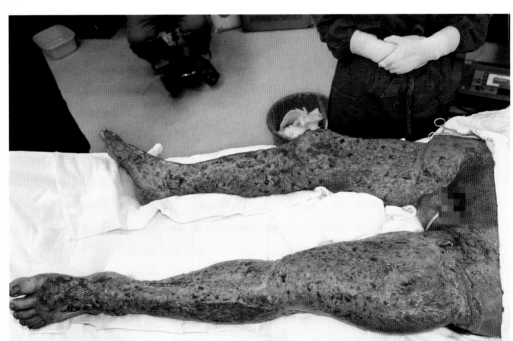

治疗过程

1. 综合治疗措施　①补液、抗休克治疗。②肠外营养与肠内营养相结合,加强营养供给。③控制血糖。④保护各脏器功能。⑤根据细菌培养药敏结果,针对性选择抗感染治疗。入院后,首先经验用药:亚胺培南 + 万古霉素联合抗感染治疗,5 月 30 日创面细菌培养结果为铜绿假单胞菌对哌拉西林敏感,鲍曼不动杆菌对左氧氟沙星敏感,将抗生素调整为哌拉西林 + 左氧氟沙星 + 万古霉素联合抗感染,停用亚胺培南,同时予卡泊芬净预防真菌感染。⑥予丙种球蛋白及胸腺肽提高免疫力。⑦心理疏导治疗。

2. 创面处理　双下肢创面清创术后行负压封闭引流治疗,并持续行冲洗治疗,同时负压内留置充氧管间断充入纯氧(图 5-38,图 5-39)。首次于术后第 3 天拆除负压可见,虽然负压材料绿染明显,但绿染明显部分均为坏死组织覆盖创面,余创面较清洁,创面整体情况改善(图 5-40,图 5-41),遂行第二次手术清创。

第二次清创后即以患者少量自体皮片与其家属所供部分亲体皮片相间移植于双下肢创面(图 5-42),同时继续行持续负压治疗。术后 3 天再次拆除负压见负压材料绿染明显(图 5-43),但创面移植皮片在位,创面较清洁,无明显绿染(图 5-44)。

此后经多次清创及持续负压治疗,并根据创面清洁程度逐渐延长负压更换时间,患者创面感染得到有效控制,创面可见新鲜肉芽组织生长,形成良好的受皮条件(图 5-45。图 5-46),后经多次手术植皮封闭创面(图 5-47),20 天后患者顺利脱险。

3. 随访　创面愈合,经康复治疗后患者双下肢功能无明显受限。

图 5-38　负压使用情况
手术清创后以负压封闭引流材料覆盖创面,并放置引流管持续创面冲洗及输氧管,同时接持续负压。

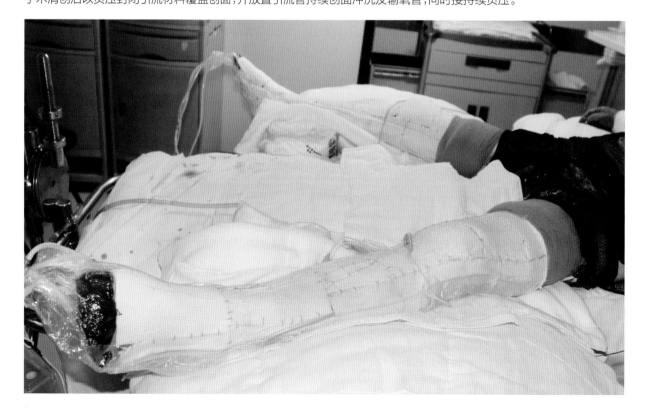

图 5-39　第一次手术后 3 天情况，可见负压材料绿染明显

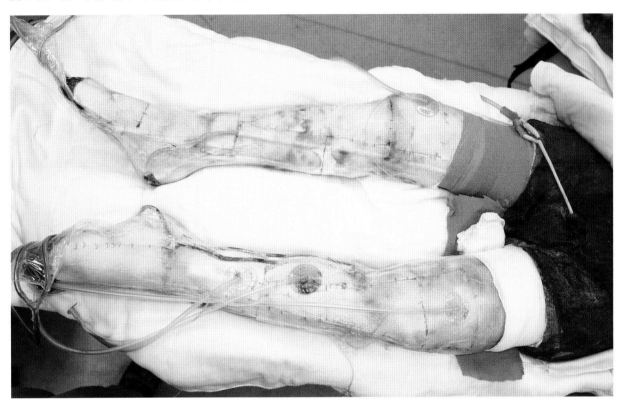

图 5-40　第一次术后左下肢拆除负压的创面
拆除负压材料，可见绿染明显部分均为有坏死组织覆盖创面，余创面较清洁，无明显绿染。

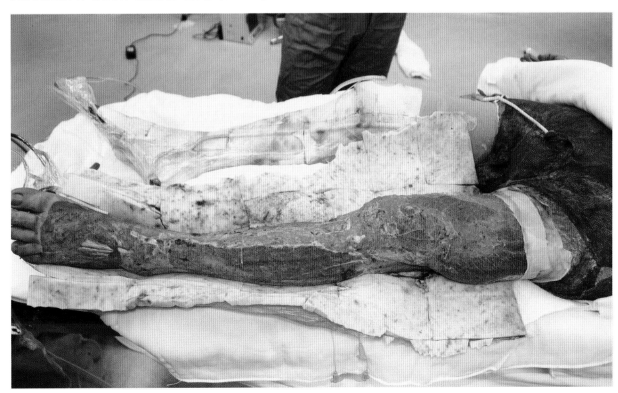

图 5-41　第一次术后右下肢拆除负压的创面

拆除负压材料,可见绿染明显部分均为有坏死组织覆盖创面,余创面较清洁,无明显绿染。

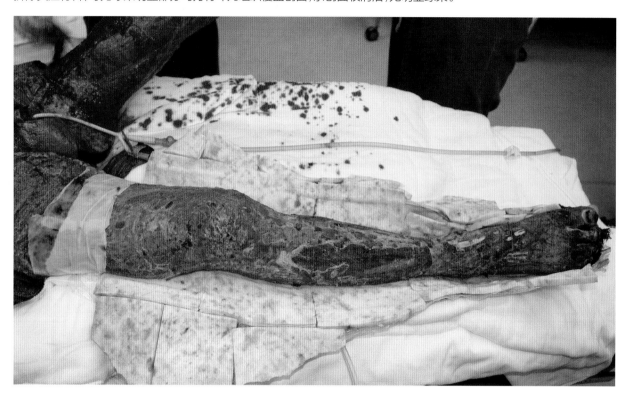

图 5-42　第二次清创术后创面

创面再次行手术清创,并将患者少量自体皮片与其家属所供部分异体皮片相间移植于双下肢创面。

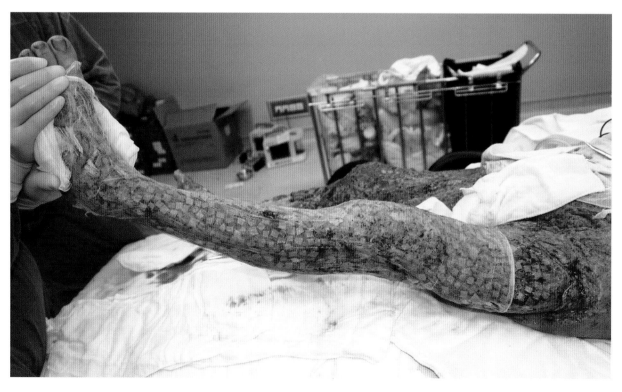

图 5-43　第二次手术后 3 天负压情况，可见负压材料绿染明显

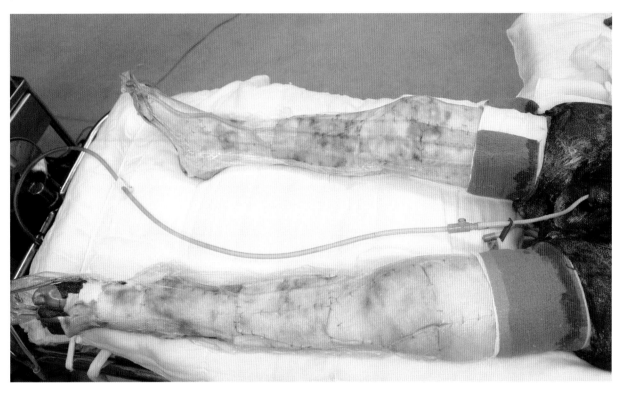

图 5-44　第三次清创前创面

拆除负压材料可见，虽然材料绿染明显，但创面移植皮片在位，创面较清洁，无明显绿染。

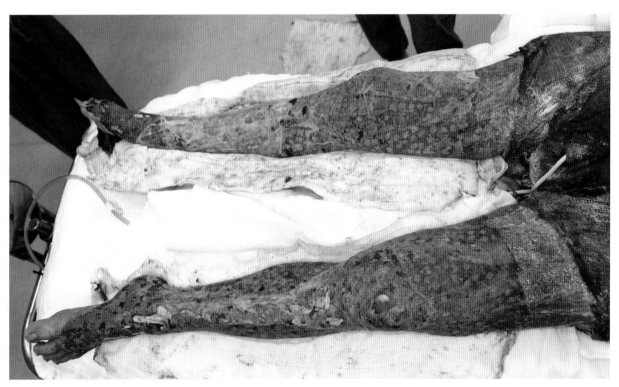

图 5-45　第三次清创术时创面情况,创面移植皮片后继续采用负压治疗

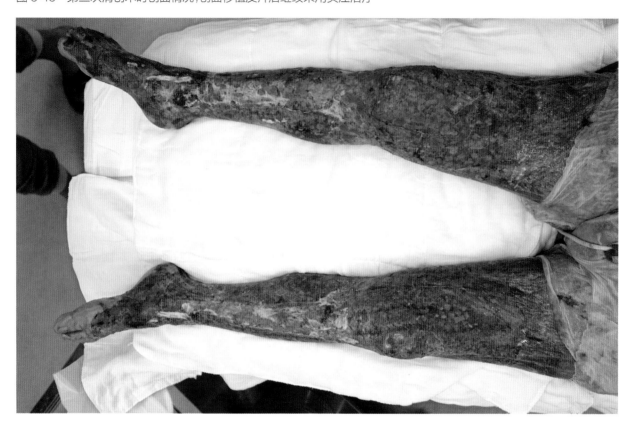

图 5-46　第三次清创术后 1 周情况
拆除负压见裸露创面肉芽组织新鲜,移植皮片成活好,后经两次手术清创植皮,创面愈合。

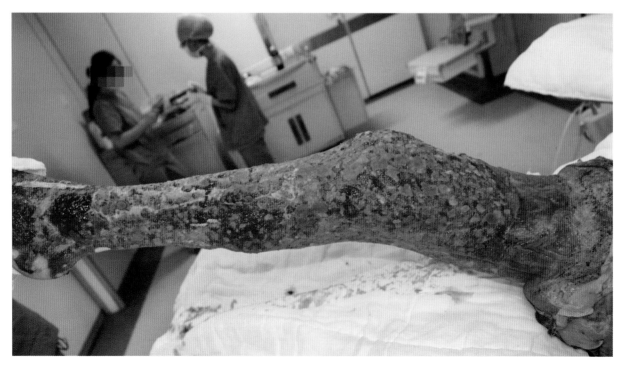

图 5-47　双下肢创面完全愈合时情况

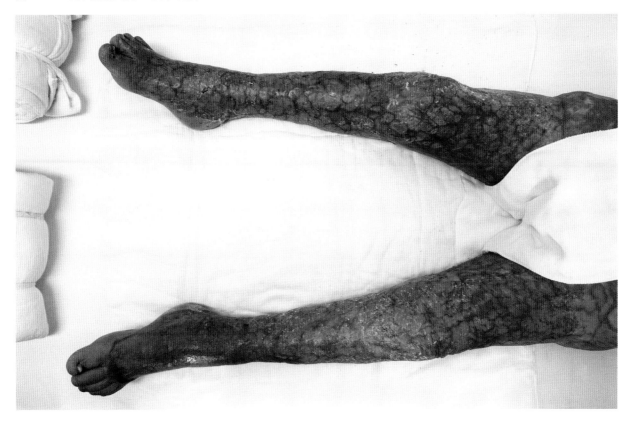

【讨论】

1. 负压材料通过与创面点对点全面接触、引流，更为彻底、有效地引流渗出液，避免了外科常见的因分泌物积聚导致的伤口感染。

2. 负压治疗技术能提高创面微循环血流速度，扩张微血管，而且能显著增加急性创面毛细血管密度，促进成纤维细胞的生长及刺激血管增生，促进肉芽组织生长，加快创面修复速度。

3. 负压治疗技术还能刺激多种相关因子和酶类的基因表达、增殖和释放，促进创面上皮化。

4. 负压治疗技术能够减轻创面水肿，减轻渗出液中炎症介质、乳酸等物质的损害，其形成缺氧和微酸性的密闭环境有利于创面愈合。

对于创面周围没有足够的健康皮肤用于贴附负压贴膜时，笔者发明了"异种皮衬垫法"安置负压，创新性采用商品化异种真皮作为衬垫，贴附于周围痂皮和肉芽创面后，使用吹风机吹干异种皮，使其牢固贴附于创面上，然后将负压贴膜贴附在干燥的异种皮上，缝皮钉适当固定，即可创造密闭的负压环境。如创面连接会阴部时，也可将会阴一并贴附在医用负压材料下，但应当随时注意边缘创面溶痂可能导致负压漏气的发生，并及时调整处理。

（申传安　李大伟）

第六节　创面换药新理念

一、分区分类分时段换药技术

【新技术背景】

烧伤换药是修复创面的基本技术,旨在创造创面生长的适宜环境,引流分泌物,促进坏死组织清除,促进上皮化修复创面,或促进肉芽生长,形成受皮条件。同样的创面,不同医师的换药方法不同,效果可能相差甚远。换药方法得当,可以很大限度地降低创面感染率,提高整体救治质量。

笔者在实践中总结出创面分区分类分时段换药技术:分区换药,防止创面等待;分类换药,突出重点,提高效率,防止交叉感染;分时段换药,保障患者休息;通过消毒和冲洗液的温度管控,保障消毒和引流效果。

【技术实施方案】

(一)创面分区换药

大面积烧伤往往涉及躯干、四肢、头面部、会阴部,创面广泛分布在全身各个部位。分区换药的概念,是指四肢、躯干创面不要同时打开,避免创面长时间等待暴露,创面干燥、细菌定植,增加感染的风险。换药时,不同部位的创面分别依次进行,如头面部、前躯干、后躯干、一侧肢体、会阴部,还包括气管切开处、深静脉动脉穿刺置管处,各为一个区域,各区域单独准备换药包、敷料,避免换药器械交叉使用。一个部位处理完毕后,应更换无菌手套再处理下一个部位。

(二)创面分类换药

按照创面的洁净程度,区别对待,进行分类换药。洁净创面,换药后包扎,可以隔日换药。污染创面、感染创面,彻底清创后,应适当增加换药频次,加强分泌物引流和坏死组织清除。不同分类创面,分开包扎,以方便局部换药,也可避免交叉污染。

(三)创面分时段换药

创面分时段换药,一般安排上午集中换药,中午尽量不打扰患者休息,对于需要多次换药的感染创面应选择下午或晚间换药,让患者有充分休息时间。

(四)创面换药时的温度管控

换药前,准备恒温水浴锅,温度调整为40℃,将常用的碘附、生理盐水予以水浴加温。对于酶类消毒剂(如溶菌酶),放置于37℃水浴中预热。换药过程中,注意给患者保温。

【典型病例】

患者,男性,70岁。

主诉:全身多处火焰烧伤后12天。

病史:患者于2021年3月27日15:00左右在户外因烧野草被火焰烧伤全身多处,伤后自行翻滚到小河中,后被路人发现后急诊送往当地县医院就诊,予以补液、全身创面清创包扎等治疗,并于当日16:00转院至当地省级医院救治。3月29日给予气管切开,后又进行颈部植皮+腹部取皮术,其余具体治疗不详。于2021年4月8日经长途转运,收入我院。入院时患者神志尚可,意识清晰,睡眠及食欲不佳,尿少,营养状况欠佳。

既往史:糖尿病病史18年;脑梗死病史7年余,曾2次发作;高血压病史1年余,最高血压160/70mmHg;胸闷、憋气8个月,当地诊所诊断为冠心病。

专科查体:患者头面颈、双腕部、双下肢、臀部、后躯干等处可见烧伤创面,总面积约60%TBSA(图5-48),面部及颈部可见大量脓性分泌物附着,残余部分痂皮覆盖,痂下较多脓性分泌物;颈部已行气管切开,可见一约5cm×12cm自体皮片移植,皮片成活欠佳,软骨环外露,气管套管在位通畅,吸痰可见大量脓痰。双下肢、臀部、后躯干创面呈焦痂样,部分痂下积脓,触痛消失,双下肢散在部分创面基底红白相间;左下腹可见取皮区约1%TBSA,未愈合不良。四肢远端末梢血供良好。

入院诊断:①烧伤60%,深Ⅱ度10%、Ⅲ度50%,全身多处;②吸入性损伤、气管切开术后、双肺肺炎;③创面感染;④贫血;⑤低蛋白血症;⑥糖尿病;⑦高血压病2级;⑧冠心病;⑨脑梗死后遗症。

治疗过程

1. 创面分区换药　患者头面颈、双腕部、双下肢、臀部、后躯干等处可见烧伤创面,总面积约60%TBSA。背部、臀部、右上臂、双小腿Ⅲ度创面涂1%碘酊,以吹风机持续吹干,形成完全干燥的痂皮。其余创面分区换药,双手为一组,双大腿为一组,头面颈部为一组。换药安排在上午进行,相对洁净创面优先换药,相对污染创面最后换药,换药顺序为:双手、双大腿、头面颈部。换药前,将碘附、生理盐水置于40℃水浴锅中加温。

2. 创面分类、分时段换药　患者面部及颈部可见大量脓性分泌物附着,残余部分痂皮覆盖,痂下较多脓性分泌物,较其余创面污染严重,创面细菌培养结果为铜绿假单胞菌。每天上午、傍晚各安排一次换药,晚间视分泌物及体温情况再加换一次,每次换药与其他部位换药分区安排,放置在最后。每天上午换药,以温碘附、温生理盐水反复湿敷,避免冲洗,尽量清除分泌物和坏死组织;傍晚换药予以简单清创;晚间加换时,仅更换敷料。

通过分区、分类、分时段换药,面部及颈部创面分泌物逐渐减少,残余痂皮逐渐溶脱,见肉芽组织生长,于入院后2周,面部及颈部创面细菌培养结果为阴性,其余创面细菌培养未新发现铜绿假单胞菌阳性结果。于入院后3周行面颈部清创+自体大张皮移植+躯干取皮术,创面封闭愈合。双下肢、背部、臀部创面,于入院后4天、11天、15天行切削痂植皮术(自、异体小邮票状皮片胶连皮片移植或大张自体皮移植),创面封闭愈合。

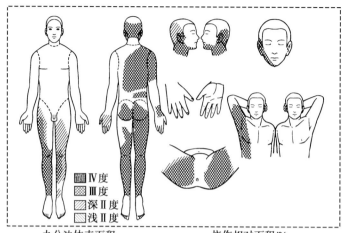

九分法体表面积

部位		面积/%
头部	头	3
	面	3
	颈	3
躯干	前躯干	13
	后躯干	13
	会阴	1
双上肢	上臂	7
	前臂	6
	手	5
双下肢	臀	5
	大腿	21
	小腿	13
	足	7
	合计	100

烧伤相对面积/%

部位	浅Ⅱ度	深Ⅱ度	Ⅲ度	Ⅳ度
头		1	1	
面		2	1	
颈			2	
前躯干				
后躯干		1	12	
会阴				
上臂			4	
前臂				
手		1		
臀			4	
大腿		4	15	
小腿		1	11	
足				
合计		10	50	
总面积	60%			

图5-48　患者烧伤深度、烧伤面积分布示意图

【讨论】

　　分区、分类、分时段换药的概念很好理解。比如,桌面上有一滴油,清洁时,如果不区分对待,直接擦拭整个桌面,那么一滴油就会变成一桌油,费时费力,还擦不干净。如果先擦没有油的地方,再重点擦拭有油的地方,就会事半功倍。烧伤创面换药也是这样的道理。

　　擦除油污,用温水和冷水的效果不同,换药亦是同理。39~40℃的消毒剂对创面清洁非常有效。一些酶制剂,可以起到杀菌作用,其使用温度以37℃为宜,温度过高或过低都会降低酶的活性。因此,在换药过程中,要对消毒剂、酶制剂提前预热。温度有利于消毒液充分发挥作用,温暖的冲洗液给患者带来舒适感,防止体温丢失和能量消耗。

　　综上,创面分区换药处理及动态管理技术切实可行,效果显著,为大面积烧伤患者临床换药提供了一种新的可操作的标准流程,有利于创面修复,提高救治成功率,具有应用及推广价值。

（**申传安　孙天骏**）

二、大面积烧伤创面的动态管理

【新技术背景】

大面积烧伤患者的创面修复是一个动态发展的过程,随着救治的进展,浅度创面逐渐愈合,深度创面也经植皮逐步修复,患者创面的实际总面积在不断地变化,与此对应,患者的液体消耗量、热量消耗数和营养补充量也发生变化,初始诊断的烧伤面积值已经不再适合实际计算需要。据此,笔者提出了大面积烧伤创面的动态管理新策略,于烧伤后 2 周、3 周、4 周、5 周,动态评估创面种类,分类计算创面面积,动态估算营养需求,用于指导不同阶段精准治疗措施的制订。

【技术实施方案】

(一) 动态评估创面种类,分类计算创面面积,精准制订治疗对策

1. 伤后早期使用面积图评估烧伤深度和面积,主要区分浅Ⅱ度、深Ⅱ度、Ⅲ度、Ⅳ度创面的面积各为多少。
2. 伤后 2 周、3 周、4 周、5 周,直至大部分创面愈合,全阶段评估创面类型和面积,包括初始面积、已愈合面积、已手术未愈合面积、待植皮创面(生物敷料覆盖、痂皮覆盖、肉芽创面)及换药可愈合创面,对创面予以动态、分类、量化管理(表 5-3)。

表 5-3　烧伤创面动态评估表

部位	初始烧伤面积	已愈合面积	已手术未愈合面积	待植皮创面			换药可愈合创面
				生物敷料	痂皮覆盖	肉芽创面	
头 3%							
面 3%							
颈 3%							
躯干 27%							
上臂 7%							
前臂 6%							
手 5%							
臀 5%							
大腿 21%							
小腿 13%							
足 7%							
合计 100%							

（二）动态评估创面面积，动态估算营养需求

根据动态评估的创面面积，减去已经愈合的创面，减去异体皮覆盖成活良好的创面，计算营养、液体需求（具体见第八章）。

【典型病例】

患者，男性，51岁。

主因"液化石油气爆燃致全身多处烧伤5小时"入院，伤后无昏迷史，伴有声嘶、咳痰，急诊予以气管切开。

既往有高血压、糖尿病病史，有脑梗死病史。

入院诊断：①烧伤92%，浅Ⅱ度2%，深Ⅱ度20%，Ⅲ度70%，全身多处（图5-49）；②吸入性损伤；③气管切开术后。

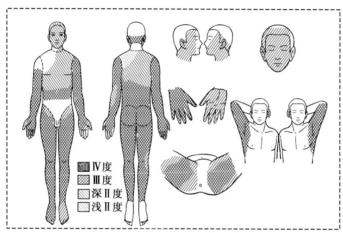

九分法体表面积

部位		面积/%
头部	头	3
	面	3
	颈	3
躯干	前躯干	13
	后躯干	13
	会阴	1
双上肢	上臂	7
	前臂	6
	手	5
双下肢	臀	5
	大腿	21
	小腿	13
	足	7
	合计	100

烧伤相对面积/%

部位	浅Ⅱ度	深Ⅱ度	Ⅲ度	Ⅳ度
头		1		
面		3		
颈		3		
前躯干	2	6	5	
后躯干		5	7	
会阴				
上臂			6	
前臂			6	
手		1	4	
臀			5	
大腿			21	
小腿			13	
足		1	3	
合计	2	20	70	
总面积	92%			

图5-49　患者烧伤深度、烧伤面积分布示意图

创面动态管理过程

1. 伤后 2 周创面评估　伤后第 3 天,行左上肢、右下肢切削痂,米克植皮术、异种真皮覆盖,头部、前躯干取皮术。伤后第 5 天,行右上肢、左下肢切削痂,米克植皮术、异种真皮覆盖,右上肢、左下肢、前躯干取皮术。伤后 2 周,四肢为切削痂植皮术后,包扎在位;躯干、臀部创面为痂皮覆盖,继续涂 1% 碘酊保痂;头部、面部、颈部创面继续清创换药(表 5-4)。

表 5-4　烧伤创面动态评估表(伤后 2 周)

部位	初始烧伤面积	已愈合面积	已手术未愈合面积	待植皮创面			换药可愈合创面
				生物敷料	痂皮覆盖	肉芽创面	
头 3%	1					1	
面 3%	3					3	
颈 3%	3					3	
躯干 27%	25	2	2		21		
上臂 7%	6		5		1		
前臂 6%	6		6				
手 5%	5		2			3	
臀 5%	5				5		
大腿 21%	21		11	5	5		
小腿 13%	13		11	2			
足 7%	4		4				
合计 100%	92	2	41	7	35	7	

2. 伤后 3 周创面评估　伤后第 19 天,行后躯干、臀部削痂,米克植皮术,头部、后躯干取皮术。第一次手术的左上肢、右下肢,第二次手术的右上肢、左下肢,分区予以更换外层敷料。伤后 3 周时,头部、面部、颈部创面愈合;前躯干创面溶痂予以清创换药;左上肢、右下肢为一组,右上肢、左下肢为一组,隔日轮替换药(表 5-5)。

表 5-5　烧伤创面动态评估表(伤后 3 周)

部位	初始烧伤面积	已愈合面积	已手术未愈合面积	待植皮创面			换药可愈合创面
				生物敷料	痂皮覆盖	肉芽创面	
头 3%	1					1	
面 3%	3	3					
颈 3%	3	3					

续表

部位	初始烧伤面积	已愈合面积	已手术未愈合面积	待植皮创面			换药可愈合创面
				生物敷料	痂皮覆盖	肉芽创面	
躯干27%	25	3	13		9		
上臂7%	6	1	5				
前臂6%	6		6				
手5%	5		2		3		
臀5%	5		5				
大腿21%	21		11	5	5		
小腿13%	13		11	2			
足7%	4		4				
合计100%	92	10	57	7	17	1	

3. 伤后4周创面评估　伤后4周,行前躯干、右下肢清创,米克植皮术、邮票状皮片植皮,头部、前躯干取皮术。右大腿外侧根部仍有部分痂皮;双手有部分痂皮及散在创面;双上肢米克皮片大部分扩展愈合良好;左下肢米克皮片大部分扩展,散在残余创面(表5-6)。

表5-6　烧伤创面动态评估表(伤后4周)

部位	初始烧伤面积	已愈合面积	已手术未愈合面积	待植皮创面			换药可愈合创面
				生物敷料	痂皮覆盖	肉芽创面	
头3%	1	1					
面3%	3	3					
颈3%	3	3					
躯干27%	25	3	22				
上臂7%	6	5	1				
前臂6%	6	6					
手5%	5	3	1		1		
臀5%	5		5				
大腿21%	21	11	9		1		
小腿13%	13	9	4				
足7%	4		4				
合计100%	92	44	46		2		

4. 伤后 5 周创面评估　伤后 5 周,后躯干、臀部创面愈合,前躯干为米克植皮术及邮票状皮片植皮术后,右下肢为邮票状皮片植皮术后,残余创面位于双手手背及手指背侧、左下肢、右大腿根部。此后,经过两次手术清创,移植自体邮票状皮片,创面获得封闭,治愈(表 5-7)。

表 5-7　烧伤创面动态评估表(伤后 5 周)

部位	初始烧伤面积	已愈合面积	已手术未愈合面积	待植皮创面			换药可愈合创面
				生物敷料	痂皮覆盖	肉芽创面	
头 3%	1	1					
面 3%	3	3					
颈 3%	3	3					
躯干 27%	25	16	9				
上臂 7%	6	6					
前臂 6%	6	6					
手 5%	5	3	2				
臀 5%	5	5					
大腿 21%	21	16	5				
小腿 13%	13	11	2				
足 7%	4	4					
合计 100%	92	74	18				

【讨论】

烧伤创面的总面积及创面类型的不断变化,决定着治疗的策略。比如,裸露创面会蒸发水分、消耗营养,是创面感染的高风险地带。分阶段评估创面面积对于实现精准治疗有重要意义。

(申传安　孙天骏)

【参考文献】

[1] 夏照帆 . 烧伤后多脏器损伤及防治——烧伤新进展之一[J]. 中华烧伤杂志,2006,22(3):164-167.

[2] 杨宗城 . 严重烧伤治疗进展与展望[J]. 中华烧伤杂志,2006,22(3):237-240.

[3] LIU H F,ZHANG F,LINEAWEAVER W C. History and advancement of burn treatments [J]. Ann Plast Surg,2017,78(2 Suppl 1):S2-S8.

[4] JACKSON D. A clinical study of the use of skin homografts for burns [J].Br J Plast Surg,1954, 7(1):26-43.

[5] YANG C C,SHIH T S,CHU T A,et al. The intermingled transplantation of auto- and homografts in severe burns [J]. Burns. 1980,6(3):141-145.

［ 6 ］ LEE S S,CHEN Y H,SUN I F,et al."Shift to right flypaper technique" a refined method for postage stamp autografting preparation［ J ］. Burns,2007,33（6）:764-769.

［ 7 ］ 申传安 . 异体皮在烧伤外科的应用［ J ］. 中华烧伤杂志,2019,35（4）:243-247.

［ 8 ］ 蔡建华,申传安,孙天骏,等 . 新鲜异体头皮联合自体微粒皮修复大面积烧伤患者四肢创面的方法建立及疗效观察［ J ］. 中华烧伤杂志,2019,35（4）:253-260.

［ 9 ］ ZHANG M L,CHANG Z D,WANG C Y,et al.Microskin grafting in the treatment of extensive burns:a preliminary report［ J ］.J Trauma,1988,28（6）:804-807.

［ 10 ］ CHEN X L,LIANG X,SUN L,et al.Microskin autografting in the treatment of burns over 70% of total body surface area:14 years of clinical experience［ J ］. Burns,2011,37（6）:973-980.

［ 11 ］ VAN DER VEEN V C,VAN DER WAL M B,VAN LEEUWEN M C,et al.Biological background of dermal substitutes［ J ］.Burns,2010,36（3）:305-321.

［ 12 ］ SHEN C,DENG H,SUN T,et al. Use of fresh scalp allografts from living relatives for extensive deep burns in children:a clinical study over 7 years［ J ］. J Burn Care Res,2021,42（2）:323-330.

［ 13 ］ 申传安 . 烧伤学:创面修复分册［ M ］. 北京:科学出版社,2020.

［ 14 ］ COCHRANE E T. The low temperature storage of skin:a preliminary report［ J ］. Br J Plast Surg,1968,21（2）:118-125.

［ 15 ］ BAXTER C R. Skin banking in the United States［ J ］. J Burn Care Rehabil,1985,6（4）:322.

［ 16 ］ BLOME-EBERWEIN S,JESTER A,KUENTSCHER M,et al. Clinical practice of glycerol preserved allograft skin coverage［ J ］. Burns. 2002,28 Suppl 1:S10-12.

［ 17 ］ BEN-BASSAT H. Performance and safety of skin allografts［ J ］. Clin Dermatol. 2005,23（4）:365-375.

［ 18 ］ 蔡建华,邓虎平,申传安,等 . 瘢痕切除结合负压整复烧伤患儿增生性瘢痕的效果［ J ］. 中华烧伤杂志,2017,33（7）:410-414.

［ 19 ］ 葛绳德,赵成跃 . 米克微型皮片移植技术的临床应用［ M ］. 上海:第二军医大学出版社,2012.

［ 20 ］ 杨宗城,汪仕良,黎鳌 . 烧伤治疗学［ M ］. 3 版 . 北京:人民卫生出版社,2006.

第六章

烧伤并发症防治新方法

第一节　导管相关感染的防治

一、导管的规范化管理

【新技术背景】

随着烧伤创面换药技术的不断进步及创面用药和敷料的不断更新,创面脓毒症的发生率大幅降低。然而,重症医学的精确管理,催生了"导管症"的泛滥:各种导管能置尽置、能留尽留的情况日益严峻。美国重症监护病房每年约有 80 000 例患者发生导管相关性感染,感染所导致的病死率高达 12%~25%,而大面积烧伤患者因全身免疫力降低,更易出现感染,国内烧伤重症监护病房每千导管日感染发生率高达 30‰,导管脓毒症已经成为大面积烧伤最大的致死原因。

笔者近年来提出了大面积烧伤患者各种导管规范使用与管理策略,有效降低甚至避免了导管脓毒症的发生。

【技术实施方案】

（一）深静脉导管的管理

深静脉导管根据穿刺部位可分为中心静脉导管和经外周静脉穿刺的中心静脉导管。

1. 大面积烧伤休克期补液时,如果外周静脉可用,一般不需要进行深静脉置管。

2. 大面积烧伤进行切削痂等大手术时,由于液体出入量大,特别考虑到术中可能有急救,一般要进行深静脉置管。但手术结束后,需根据实际情况,充分评估是否需要继续留置深静脉导管。

3. 日常治疗中,能用外周就用外周,若必须用深静脉导管,应创造机会应用 PICC 置管,以降低导管感染风险。

4. 全肠内营养的实现,也有利于减少深静脉导管的使用。

（二）动脉导管的管理

1. 大面积烧伤休克期补液,一般不需要留置动脉导管。

2. 大手术时,需留置动脉导管进行监测,术后患者麻醉清醒,血压稳定,即可拔除动脉导管。

3. 病情危重,患者血压不稳定时,应留置动脉导管,监测血压变化,病情稳定后及时拔除。

4. 患者病情平稳,血压无波动,不需要实时观察血压变化时,不要留置动脉导管。

（三）气管切开套管的管理

气管套管的留置时间较难把握,影响因素比较复杂。

1. 一般情况,休克期后,气道水肿减退,应及时拔除。

2. 视吸入性损伤程度,行纤维支气管镜检查,观察气道黏膜肿胀、脱落情况,评估有无气道堵塞风险,判断是否拔管。

3. 视肺部功能及全身状况,是否需要长时间机械通气,判断是否拔管。

4. 避免仅仅因手术麻醉方便,而长时间留置气管套管。

(四) 导尿管的管理

1. 大面积烧伤休克补液,需留置尿管观察每小时尿量。当患者度过休克期后,不需要观察每小时尿量时,即可进行膀胱功能的锻炼,尽早拔除尿管。

2. 后续救治过程中,按需要再留置导尿管,比如手术,但一般不需要长期留置尿管。

(五) 胃管的管理

患者伤后早期进行胃肠减压或进行鼻饲营养时,均需留置胃管,但应充分进行动态评估。随着创面的逐步缩小,营养需求量逐渐减少,应遵循"能口服就不鼻饲"的原则,为胃管的拔除创造条件。

【 典型病例 】

患者,女性,3 岁。

主诉:煤气火焰烧伤全身多处后 14 小时。

病史:患者在家中因煤气罐泄漏爆燃,致全身多处煤气火焰烧伤,伤后即往当地医院予以左侧股静脉置管,补液抗休克,清创包扎处理,于伤后 14 小时由外埠长途转运至我院,急诊予以气管切开、切开减张。

专科查体:全身多处可见烧伤创面,面积约 85%TBSA,正常皮肤散在分布于前躯干近颈部、前躯干脐周、前躯干靠近双大腿处、后躯干及双上肢腋窝处。大部分创面苍白,质韧。面颈部、双下肢部分创面红白相间,渗出较多。口唇呈鱼嘴状。气管切开套管固定在位、通畅,外接呼吸滤器吸氧。左侧股静脉置管在位通畅。

入院诊断:①烧伤 85%,深Ⅱ度 30%,Ⅲ度 55%,全身多处;②吸入性损伤;③气管切开术后;④水电解质平衡紊乱;⑤凝血功能紊乱;⑥低蛋白血症。

导管规范化管理的实施过程:根据上述技术实施方案,对深静脉导管、动脉导管、气管切开套管、导尿管及胃管是否需要留置进行评估,予以规范化管理。患者未出现导管相关性感染及脓毒症,救治过程顺利,救治成功。具体导管管理情况如图 6-1。

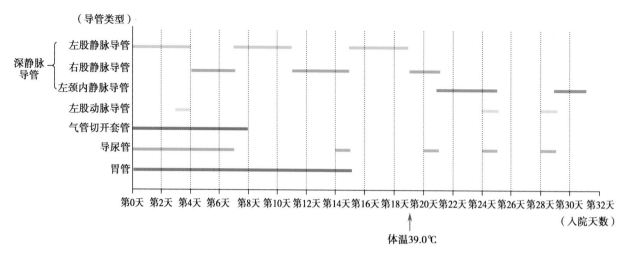

图 6-1　患者导管管理情况

【讨论】

在大面积烧伤患者的救治过程中,需对留置导管的必要性进行充分的论证,根据实际情况决定是否留置导管对降低导管相关性感染的发生具有显著意义。

1. 严重烧伤后患者进行深静脉导管及动脉导管的留置,尤其是经过创面进行穿刺留置,会增加感染的风险,应根据需要谨慎选择穿刺点、轮替时间和留置时长。

2. 气管切开套管拔除后,患者可能出现气道狭窄、肉芽增生、气道食管瘘等现象,要予以充分重视并每日进行检查评估。

3. 留置导尿管的操作,特别是对于女性患者而言,极易出现泌尿系统的逆行性感染,导尿管的及时拔除很有意义,但是在拔除过程中,应注意循序渐进的原则,一定要注意夹闭,锻炼膀胱功能,以免拔除导尿管之后出现排尿困难再行导尿,给患者带来痛苦。

根据统计,笔者团队近年来采用了导管的规范化管理后,将大面积烧伤患者单次深静脉导管留置时间控制在 3 天,深静脉导管总留置时间控制在 11 天,单次动脉导管留置时间控制在 1 天,动脉导管总留置时间控制在 3 天,经气管套管机械通气总时间控制在 8 天,单次留置导尿时间控制在 9 天,总留置导尿时间控制在 23 天,均较以往有了较大幅度的缩短,同时导管相关性感染也有了大幅度的减少,效果显著,值得推广。

（申传安　孙天骏　张博涵）

二、动脉导管

【新技术背景】

有创动脉血压监测能动态、实时、准确地反映血压水平,是大手术、危重患者血压不稳、心肺复苏等特殊情况下必备技术。普通患者常用的动脉穿刺点在足背动脉、尺桡动脉、肱动脉、股动脉等处。由于烧伤创面及肢体手术等因素影响,大面积烧伤患者经常用股动脉进行穿刺置管。股动脉为主干动脉,管腔较粗,平均内径在 8mm 左右,容易触摸及穿刺成功。目前临床常用成人动脉留置针规格为 20G (1.10mm×45mm),套管材质是聚四氟乙烯,用于大面积烧伤股动脉穿刺置管时,套管进入血管的有效长度较短,容易发生套管折叠、闭塞、脱管等情况。

笔者近年来反复尝试,用小儿中心静脉导管(5F×13cm 型号,双腔内径分别为 20G 和 18G,导管扩张器外径 1.7mm,管材质是聚脲氨酯)进行股动脉穿刺置管,术中监测血压,稳定可靠(图 6-2)。

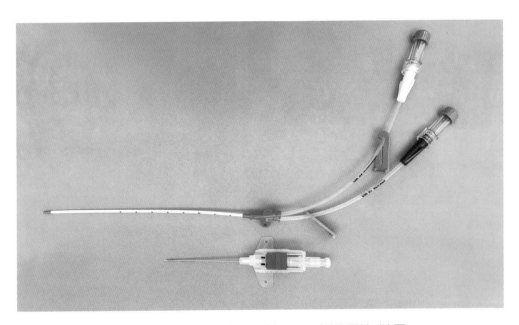

图 6-2　5F 小儿中心静脉导管与 20G 动脉留置针对比图

【技术实施方案】

(一) 评估患者

评估患者生命体征、意识状态及烧伤创面情况,查看外周动脉可用状况,股动脉穿刺点皮肤状况、组织肿胀情况,确认患者必须行股动脉穿刺置管,无其他替代方案。

(二) 技术关键

1. 严格进行无菌操作,洗手、穿一次性手术衣,戴口罩、帽子及无菌手套。

2. 穿刺点周围 15~20cm 反复碘附消毒,铺无菌大洞巾。

3. 建议由有经验的医师准确操作,避免反复抽拉盲穿,必要时在 B 超引导下进行穿刺。

4. 痂皮坚韧时,可以尖刀片破痂,置管时动作轻柔迅速,避免暴力扩皮置管。

5. 体位摆放保持仰卧位,可将臀部下方垫起,保持腹股沟处皮肤外露紧绷。

6. 确认股动脉穿刺成功后再下导丝置管,导管末端露出导丝后固定,沿导丝快速置入导管后快速撤出导丝,避免导丝进入血管。

7. 置入导管后即刻夹闭导管上小夹子,脉冲式推注肝素盐水封管。

8. 缝合固定导管。

9. 穿刺口用碘附纱条包绕,若有正常皮肤可用贴膜贴敷封闭。

10. 置管时间不宜太久,血压稳定后尽早拔除。

11. 拔管后穿刺点按压止血 10~15 分钟,必要时继续用沙袋压迫。

12. 签署知情同意书,告知相关风险及并发症的可能。

【典型病例】

患者,男性,20 岁。主因煤气泄漏爆燃致全身多处火焰烧伤 3 小时入院。入院诊断:①烧伤 80%,Ⅱ~Ⅲ度,全身多处;②吸入性损伤。

治疗过程:患者入院后立即给予建立静脉补液通路、焦痂切开减张等处理,并予重症监护、营养及支持治疗。经过三次大手术分别修复了双上肢、双下肢及躯干深度烧伤创面。三次手术均利用小儿中心静脉导管建立股动脉血压监测置管,术前置管,术后 2 小时内及时拔除,整体过程顺利可靠,股动脉穿刺置管均未发生脱管、堵管、打折、感染等,导管拔除后未发生股动脉出血。

【讨论】

大面积烧伤患者手术时,常选择股动脉进行穿刺置管进行有创动脉血压监测以管理术中生命体征。需要一种确切、牢固的股动脉穿刺置管方法。

大面积烧伤患者切削痂术区面积广,出血多,输液量大,术中低血压时有发生,需要进行动脉血气分析反复抽检。这都需要确切的有创动脉血压监测。5F 规格导管常用于动脉造影,非常安全。笔者总结 118 例次大面积烧伤术中采用 5F 双腔小儿中心静脉导管进行成人股动脉穿刺置管,未发生折叠、闭塞、脱管等情况,拔管后未发生出血、感染等并发症,效果良好。

使用 5F 小儿双腔中心静脉导管进行股动脉穿刺置管,其优点在于:①置管成功率高,利用其导管套装,置管步骤近似股静脉穿刺置管;②导管为聚脲氨酯材质,光滑柔软、不易打折,不易形成血栓,抗感染性能好,对血管壁刺激性小;③导管长度 13cm,可用缝线牢固固定,不易滑脱,更加适用于肥胖及肿胀患者;④双腔导管便于术中采集动脉血进行血气分析;⑤具有不透 X 线功能,导管在动脉中可被清晰定位。

其不足之处在于,操作较为烦琐,成本较高,置管时出血较多,导管拔除时应格外注意出血风险。穿刺置管需要经验丰富的医师操作,严格无菌要求,术后及时拔除动脉导管,尽量不要长时间留置,严格遵守要求并注意避免发生并发症。

(申传安　李东杰)

第二节　消化道出血

一、负压技术在消化道大出血治疗中的应用

【新技术背景】

应激性溃疡可导致食管、胃肠道等部位急性糜烂、溃疡,严重时可致消化道出血、穿孔,引起急性腹膜炎,从而加重原有病变。烧伤引起的应激性溃疡也称为 Curling 溃疡,其多发生在烧伤后 1~3 周,发病率报道不一。随着纤维胃镜等检查手段的进步,其阳性率有逐步增高的趋势,但严重大出血合并穿孔者并不多见,尤其形成十二指肠腹膜后穿孔者更为罕见。十二指肠腹膜后穿孔存在穿孔部位不易吻合,吻合口瘘发生概率高,易导致腹腔感染,同时腹部需要留置多处引流管,腹腔存在内外交通感染风险高等危险因素,存在较高的死亡率。当患者合并大面积烧伤,尤其还有腹部深度烧伤创面时,情况就变得更为复杂。Curling 溃疡多发生在烧伤后早期,发生越早,对患者的全身情况影响就越大,大量失血、输血本身就可以带来如缺血再灌注损伤及凝血功能障碍等一系列严重问题,同时也大大延迟了烧伤创面修复的正常进程,导致大量深度创面没能得到及时有效的处理,进一步加重了病情。而腹部深度烧伤创面可导致腹腔手术切口难以封闭,创面及腹腔感染的风险急剧升高。另外,胃肠道旷置,肠内营养补充途径的丧失,致使患者只能依靠肠外途径补充营养,在大面积烧伤的情况下,导管脓毒症的发生风险升高,整体病情更为复杂、危重,死亡风险极高。

笔者团队使用负压封闭引流技术,用于改善该类患者术后腹腔切口开裂、网膜组织外露等不良预后,降低腹腔引流管内外交通感染风险,以及促进深度烧伤创面,包括腹部手术切口周围创面的愈合方面,取得了良好的临床治疗效果。

【技术实施方案】

(一) 技术要点

1. 腹腔手术切口　应将切口周围创面清创后,将手术切口连同周围创面一并完全贴附在医用负压材料下,方式采用减张固定方式(详见第五章第三节,三、深度烧伤创面分次切除缝合术)。

2. 腹腔引流管　应将引流管与腹壁皮肤交接处应用负压材料完全封闭,但应当注意负压材料在负压状态下有收缩形变,应在负压材料上留好足够空隙,避免负压收缩后压迫管腔,阻碍引流。

3. 腹部创面较大,导致没有足够的健康皮肤贴负压贴膜时,可用商品化异种皮贴附于创面四周的痂皮组织上,使用吹风机吹干,使异种皮牢固贴附在痂皮组织上,然后将负压贴膜贴附在干燥的异种皮上,缝皮钉适当固定,同样可以形成较好的密闭负压环境;如创面同时连接会阴时,也可留置导流管后将会阴一并贴附在医用负压材料下(图 6-3),但应当随时注意边缘创面溶痂可能导致负压漏气的发生,应当及时调整处理。

图 6-3　异种皮作衬底的安置负压方法
因大腿缺乏正常皮肤,遂于大腿根部创面贴附异种皮,吹干后用于和负压贴膜粘贴,形成密闭环境,
患者会阴部同时存在创面,遂行导尿后连同阴茎一并贴入负压装置内,经上述处理见负压封闭良好。

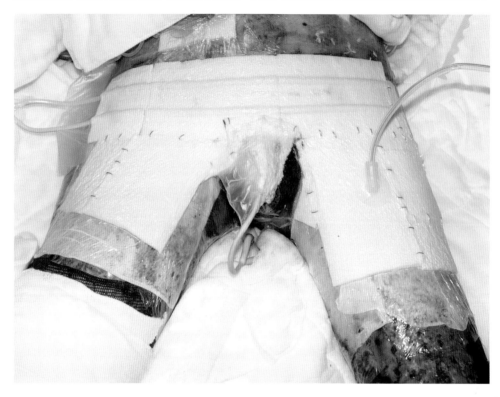

4. 负压在手术早期容易被凝血块堵塞,应及时疏通,必要时需要予以更换。

5. 应当根据创面清洁情况及时更换负压材料,较为清洁创面负压材料可应用 5~7 天,对于有明显感染创面,则因应当缩短更换时间,一般以 2~3 天为宜。

6. 腹腔引流管负压不建议使用冲洗管,避免自外向内的逆行感染。

7. 通过持续的大剂量腹腔冲洗及通畅引流,可以尽可能地避免腹腔感染,因此要随时注意腹腔引流管有无堵管现象。注意即便是创面手术过程中也应当接医院中心负压引流,保持引流通畅。

8. 腹腔冲洗液应适当加温(37℃),避免大量低温液体进入腹腔;冲洗应以快速持续为宜,可以尽可能避免腹腔引流管堵塞。

(二) 其他治疗

患者排气后可逐步给予鼻饲葡萄糖氯化钠溶液、米汤、肠内营养乳剂等,如腹部吻合口愈合顺利可逐步过渡到正常饮食。如术后出现吻合口瘘,可根据患者生命体征、局部症状及化验指标等综合判断,联合相关专科会诊,选择再次急诊开腹手术或采用负压封闭引流 + 腹腔持续冲洗的保守治疗方案。保守治疗过程中,因无法进行肠内营养补充,所有营养均靠肠外途径补充,应当注意补充的量与质,首先应控制静脉输液总量,避免加重心肺负担;其次,输液成分除常规的葡萄糖、氨基酸及脂肪乳外,需要同时补充各种维生素及微量元素等;最后需要注意加强深静脉管路的维护,避免导管脓毒症的发生。

【典型病例】

患者,男性,50 岁,因接触 1 万伏高压电致全身大面积烧伤,伤后 3 小时至当地医院。

入院后诊断电烧伤 70%TBSA,深Ⅱ~Ⅳ度,全身多处。予以抗休克、抗感染、脏器保护、营养支持及创面清创及部分创面手术治疗等,伤后 10 天出现消化道出血,首发便血,量约 1 000ml,其后间断呕血及便血,最大一次出血量超过 4 000ml,于伤后 16 天转来我院。

入本科时患者消瘦、贫血貌,发热,体温 38.6℃。双肺可闻及明显湿啰音,肠鸣音活跃。烧伤面积约 70%TBSA,头顶、腹部、臀部部分创面可见黄白色坏死组织附着,余创面呈深黑色痂皮状,部分焦黑炭化,双下肢微粒植皮术后,大腿部分异体皮片成活良好,部分创面溶痂,其下可见脓性分泌物,小腿异体皮成活欠佳,右小腿可见异体皮干性坏死紧贴胫骨骨质(图 6-4A)。急查化验示:白细胞计数 15.01×10⁹/L,中性粒细胞百分比 91.4%,红细胞计数 3.65×10¹²/L、血红蛋白 112g/L,血小板计数 151×10⁹/L;生化检查示血钾 3.23mmol/L、血钠 153mmol/L、血氯 112mmol/L;降钙素原 18.88ng/ml;脑钠肽 1 896pg/ml。患者既往体健,否认溃疡及其他基础病史。胸片及 CT 提示:双肺感染、肺不张伴胸腔积液,盆腔积液。

入院诊断: ①电烧伤 70%TBSA,深Ⅱ度 20%TBSA,Ⅲ度 44%TBSA,Ⅳ度 6%TBSA,全身多处;②消化道出血;③肺部感染;④双侧肺不张;⑤双侧胸腔积液;⑥腹腔积液;⑦盆腔积液;⑧电解质紊乱。

入院治疗: 入本科后予禁食、水,持续泵入生长抑素、埃索美拉唑,补充血液制品与肠外营养支持等治疗。住院当日晚间再次出现呕血及多次血便,量约 1 600ml,经治疗缓解,但每日仍有间断黑便,量约 400ml。伤后第 25 天晚间,患者再次大量便血及少量呕血,量约 1 200ml,并伴有休克表现,保守治疗效果欠佳。床旁胃镜检查见十二指肠巨大血肿伴活动性渗血(图 6-4B)。经消化内科、普外科及介入科会诊讨论后于次日凌晨行急诊剖腹探查术。术中见十二指肠水平部起始端 3cm×3cm 破裂口,腹膜后巨大血肿形成,量约 3 000ml,腔壁可见脓苔。遂行胃大部切除(毕Ⅱ式),十二指肠破裂修补、造瘘术,并于十二指肠修补处、后腹膜腔最低点,左侧膈下、十二指肠残端放置双套管引流,于右膈下、左侧盆底放置乳胶引流管,并留置小肠营养管、胃管、十二指肠造瘘管、胆囊造瘘管(图 6-4C)。术后腹部切口、瘘道口及腹部创面均以负压封闭固定(图 6-4D),双套管接医院中心负压引流,负压大小为 -59.8~-79.8kPa。每日通过大量生理盐水、呋喃西林灭菌溶液及庆大霉素生理盐水交替持续腹腔冲洗,防止管道堵塞。排气后逐步给予鼻饲葡萄糖氯化钠溶液、米汤、肠内营养乳剂等,并逐步拔除左、右膈下、左侧盆腔、十二指肠残端引流管及胃管。但治疗期间患者腹膜后引流管内反复有食糜样物质引出,经普外科多次会诊,先后多次行腹部造影及 CT 检查等明确十二指肠瘘、结肠瘘,根据腹腔引流情况禁食,主要经肠外途径补充营养,继续腹腔内持续冲洗引流等。伤后第 127 天,患者因发热及 CT 检查提示右侧髂窝内积液,急诊行腹腔脓肿清创引流置管术,术中见右侧腹膜后腔隙内残留约 150ml 左右稀薄脓液,未与腹腔相通,遂于窦腔最低点放置 2 条双套管引流。术后各引流管、手术切口及腹部残余创面继续予负压封闭,予腹腔持续冲洗引流,并予流食。治疗过程中,根据引流及创面情况定期更换负压材料;患者腹部正中手术切口术后局部线状开裂,可见网膜组织外露(图 6-4E);经多次负压治疗后,切口逐步肉芽化(图 6-4F),以植皮封闭(图 6-4G)。治疗期间无严重腹腔感染等不良并发症发生。

图 6-4　电击伤致十二指肠腹膜后穿孔合并消化道大出血患者的治疗

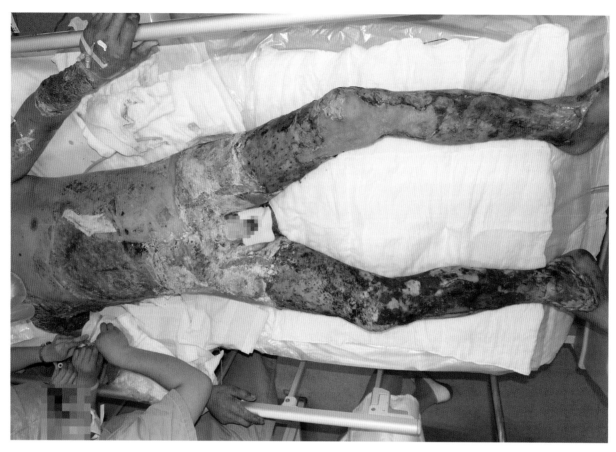

A. 入院时创面情况

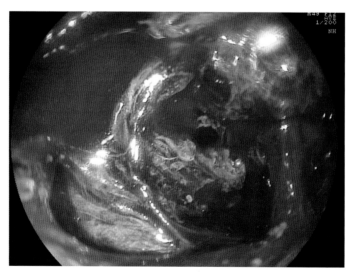

B. 胃镜检查见十二指肠巨大血肿伴活动性渗血

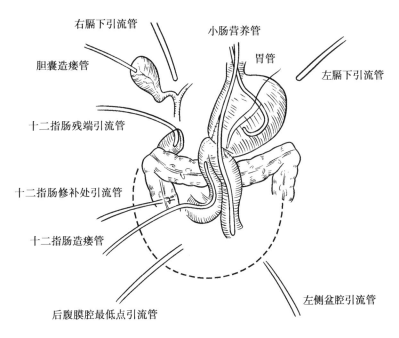

右膈下引流管　　　小肠营养管

胆囊造瘘管　　　　胃管

左膈下引流管

十二指肠残端引流管

十二指肠修补处引流管

十二指肠造瘘管

后腹膜腔最低点引流管

左侧盆腔引流管

C. 剖腹探查术后引流管放置示意图

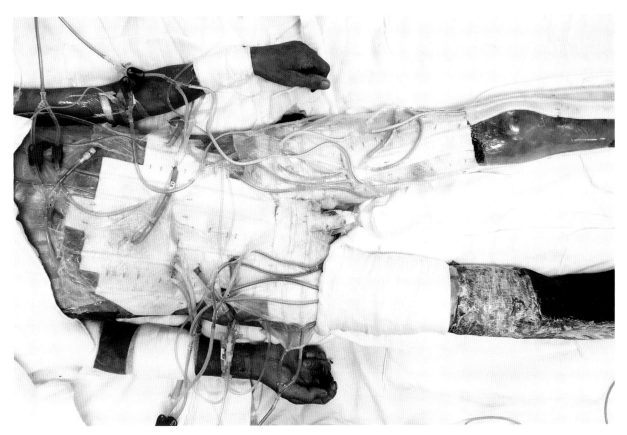

D. 腹部手术切口、瘘道口及创面均以负压封闭固定

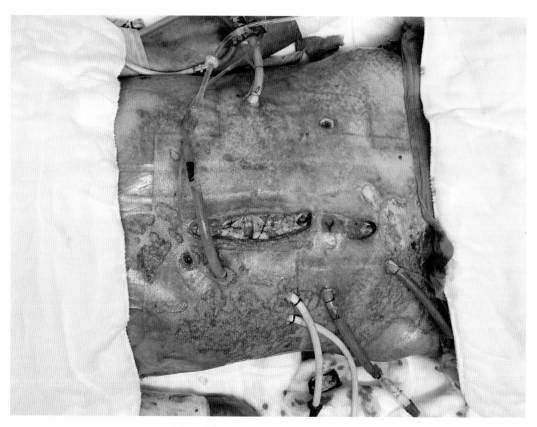

E. 腹部手术切口开裂，表面可见大量坏死组织

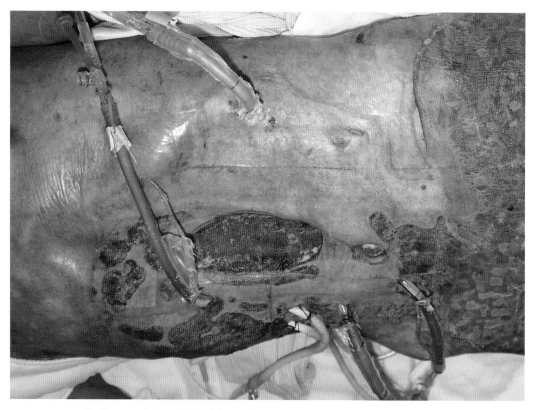

F. 伤后 56 天，经负压治疗，腹部开裂切口坏死组织清除，可见新鲜肉芽组织增生

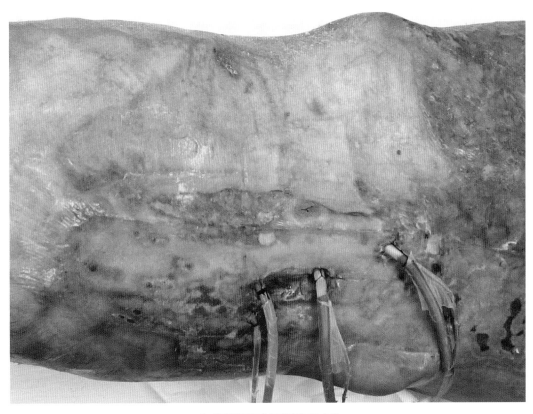

G. 腹部切口创面经植皮痊愈

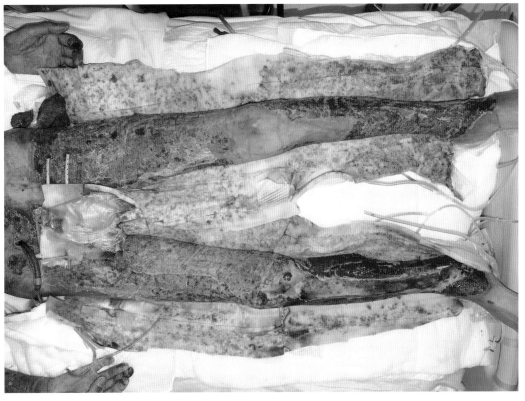

H. 剖腹探查术后 31 天,负压封闭引流治疗下创面清洁,移植皮片成活良好

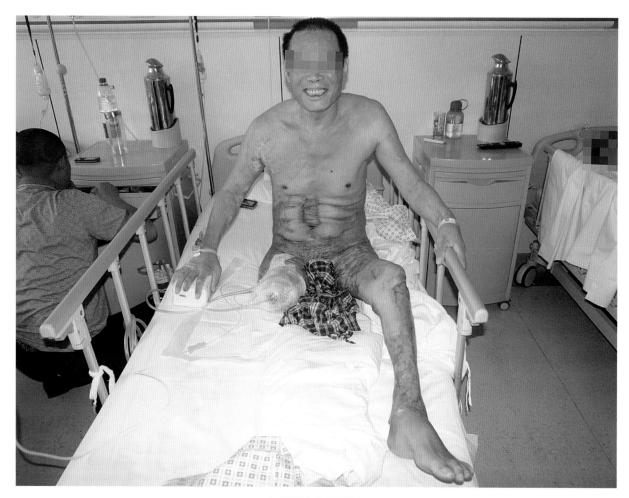

I. 创面愈合后情况

患者经本科治疗 4 个月,治疗期间因右小腿大范围胫骨外露,膝关节、踝关节开放并发化脓性关节炎,行右大腿截肢。创面采用分次自异体皮混合移植,负压封闭引流固定,促进愈合(图 6-4H)。创面逐步封闭,拔除部分腹腔引流管,于伤后 158 天转往普外科,经手术及全肠外营养治疗等,逐步拔除全部腹腔引流管痊愈出院(图 6-4I)。

【讨论】

大面积烧伤救治过程中,消化道出血是比较常见的并发症。一般情况下,经过保守治疗可控制出血,但出现动脉出血或肠穿孔等情况,则需要开腹手术。大面积烧伤本身病情就严重,开腹手术会增加病情严重程度,特别是腹部烧伤创面会增加引流口逆行感染风险,经创面的切口不易愈合,感染风险大。负压封闭腹部手术切口、腹腔引流窦道口和腹部创面,其独立封闭环境及负压形成的高效对外单向引流,避免了周围烧伤创面及体外环境通过污染与腹腔相通的窦道、手术切口等而导致的腹腔感染。通过负压的固定作用,可以明显减少腹部切口张力,降低切口开裂风险。因腹部创面导致切口开裂时,也可临时封闭创面,防止开裂范围进一步扩大,并迅速肉芽化开裂切口。通过应用负压封闭腹腔引流管与窦道之间的空隙,增加腹腔引流管负压吸力,有利于避免引流管管腔堵塞,保障引流通畅。腹部创面上使用负压材料,在缺乏健康皮肤的情况下是一个难题。笔者团队创造性的利用异种皮干燥后容易紧贴创面的特点,使用文中所提到的异种皮衬垫法,解决了这一难题。

烧伤创面的好转对消化道出血及其并发症的恢复有着极其重要的影响,负压治疗在烧伤创面修复方面同样也发挥了积极的作用。通过反复清创、负压封闭创面、定期更换的方式,使创面坏死组织得以快速清除,并使暴露创面得以临时封闭,患者感染得到迅速控制。负压敷料能够全方位地与创面接触,有效引流渗出液,有利于消除局部肿胀,减轻渗出液中炎症介质、乳酸等物质,从而改善创面愈合环境,促进组织生长。负压对手术移植皮片具有良好的固定、引流作用,明显提高了植皮成活率,缩短了整体创面愈合时间。

(申传安　蔡建华)

二、介入治疗在大面积烧伤合并小肠动脉瘤出血中的应用

【新技术背景】

消化道出血时严重烧伤后的常见并发症,多为上消化道出血,小肠出血并不常见。上消化道出血可通过胃镜直视下处理,结肠部位出血可借助肠镜诊治,而小肠出血,通过胃镜、肠镜均看不到,手术也很难准确找到出血点。笔者单位 2018 年 11 月 28 日收治一名大面积烧伤患者,伤后 20 天出现消化道出血,经胃肠镜检查均未发现活动性出血。后经及时的介入治疗,超选择栓塞小肠责任动脉破裂血管瘤成功,挽救了患者生命,为后续救治赢得了机会。

【技术实施方案】

(一) 适应证

1. 消化道出血经常规内镜检查不能明确诊断者。
2. 消化道出血需行血管内介入治疗者。

(二) 禁忌证

1. 对碘过敏者(需经过脱敏治疗后进行,或使用不含碘的对比剂)。
2. 生命体征不平稳,有严重脏器功能不全者。

(三) 实施要点

1. 术前准备　常规术前化验检查;术前 8 小时禁饮食;碘过敏试验;备皮。
2. 术中操作　经股动脉穿刺、置管、在透视下超选择血管造影,无菌操作、穿刺准确,注意避免穿刺置管并发症。
3. 术后处理　压迫并加压包扎穿刺点,避免出血;监测穿刺肢体足背动脉搏动,及时发现血管痉挛或血栓形成。

目前应用介入治疗诊治下消化道出血取得了很好的临床效果,数字减影血管造影(digital subtraction angiography,DSA)对出血部位和出血靶血管可做出明确诊断,出血的异常表现包括对比剂外溢、血管局部呈丛状或囊状扩张等征象,对出血部位用弹簧圈或止血颗粒止血,效果确切,栓塞后出血征消失,这是目前诊治下消化道出血的快速有效的方法。一般采用股动脉穿刺,最佳的栓塞部位是超选至靠近出血处供血直动脉的末级血管弓进行栓塞。

【典型病例】

患者,男性,32岁,因全身多处火焰烧伤10小时于2018年11月28日10:00入院。

患者于2018年11月28日0:40左右在工作中被爆炸燃烧火焰烧伤头面颈、躯干、臀部、四肢,当时立即自行逃离现场,未做特殊处理即被送至当地医院急诊,予其气管切开、右侧锁骨下深静脉置管,约伤后5小时开始补液治疗,9:30经急救车长途转运至笔者单位,到达前补液不足1 000ml。患者精神差,口渴感明显,入院后予以快速补液、留置导尿,见酱油色尿液,总量约150ml。入院查体:体温35℃,脉搏117次/min,呼吸24次/min,血压108/85mmHg。烧伤专科查体见:全身多处烧伤创面总面积约96%TBSA,仅存双侧腋窝及会阴部部分正常皮肤,气管切开口留置气管套管。全身创面肿胀明显,痂皮呈皮革样改变,见深部粗大血管网血管,无触痛,附着黑色炭末。肢体张力大,末梢皮温凉,四肢活动困难。头面部肿胀明显,睁眼困难,口唇呈鱼嘴状。

入院诊断:①烧伤合并爆震伤96%TBSA,Ⅲ度86%、Ⅳ度10%(Ⅳ度分布部位:头面部、双手、双足);②烧伤休克;③重度吸入性损伤;④急性肺损伤;⑤急性肾功能不全;⑥电解质紊乱;⑦低蛋白血症;⑧气管切开术后;⑨凝血功能紊乱。

入院治疗:①特级护理,报病重,留置胃管;②补液抗休克,抗感染、纠正贫血、低蛋白血症、电解质紊乱,脏器保护及对症治疗;③呼吸机辅助呼吸,胃肠减压;④创面积极保痂治疗,四肢行焦痂切开减张,做好术前准备;⑤完善相关化验检查;⑥凝血功能差,切开减张口渗血,血小板减少,补充凝血酶原复合物,输入血小板,改善凝血功能;⑦根据化验检查结果调整内环境稳定,积极纠正酸碱失衡;⑧多学科会诊,分析汇总各专科意见。

经积极治疗及术前准备,11月30日行第一次手术,双上肢、左下肢切痂,双上肢创面异体皮+自体微粒皮移植,左下肢创面米克植皮,腋窝、臀部取皮、躯干焦痂切开减张、躯干创面异体皮覆盖术,手术顺利,术后复查各项指标较前略有好转,12月3日、12月16日分别在全身麻醉下行右下肢、躯干切削痂、异体皮+微粒皮移植、米克皮片移植、右臀部取皮术,和双上肢、躯干、头面颈部清创、异体邮票状皮片移植术。12月18日为伤后21天,患者病情危重中可见精神较前好转,神志清楚。20:03患者自行排柏油样便,约100ml,伴有腹胀感。立即邀请普外科床旁会诊,查体见直肠内积存暗红色大便,量约200ml。截石位3、5、9点方向可见迂曲静脉,未见活动性出血。遂予以快速静脉补液血浆200ml,人血白蛋白20g,悬浮红细胞6U,并于21:08留置右股动脉监测,血压120/69mmHg。请消化科会诊,行床旁胃镜检查,检查所见:胃底、体及胃角胃窦未见活动性出血灶,胃窦可见多发散在地图样浅表小溃疡,胃底黏液池可见鲜血及食物混杂,吸引黏液池,未见溃疡、出血及新生物。进镜至十二指肠球腔,前壁可见三处新鲜血痂,冲洗后仍黏附。降段可见十二指肠乳头,以远可见血性物,黏膜光滑。诊断考虑:上消化道出血,十二指肠球部溃疡。处理:①继续给予埃索美拉唑,8mg/h 持续泵入;②凝血酶 2 000U+ 盐水 30ml,口服,q8h.;必要时给予 100ml 冰盐水 + 去甲肾上腺素 8mg,分次口服;③适量经空肠营养管鼻饲饮食;④注意观察血压、心率及血便情况,予冰肾上腺素盐水及凝血酶原喷洒。12 月 19 日上午再次出现血便,床旁复查胃镜并行结肠镜检查,胃、十二指肠及全结肠均可见多发溃疡,未见明显活动性出血灶,同时放置空肠营养管。继续予以特利升压素、凝血酶冻干粉等药物止血治疗,持续予以奥曲肽、奥美拉唑持续泵入保护消化道,并持续予以胃肠减压、积极补液、输血治疗,消化道出血未见停止,之后出现 3 次血便,量约 150ml、200ml、300ml。为进一步明确出血位置,遂决定 19 日下午到介入科行下消化道血管 DSA 检查以及出血动脉栓塞术。

DSA 检查经左股动脉穿刺,导管在导丝引导下,将导管头端置于腹腔干动脉、肝总动脉、胃左动脉、肠系膜上动脉及肠系膜下动脉造影。DSA 影像显示:腹腔干动脉发出脾动脉、肝总动脉、胃左动脉,腹腔干各分支及肠系膜下动脉各分支未见明显异常,肠系膜上动脉造影可见回肠肝下缘区域动脉瘤,余部位未见明显对比剂外溢及动脉瘤。介入治疗过程:经 4F 介入导管引入 3F 微导管置于责任血管,使用 PVA 颗粒填塞动脉瘤,再沿导管置入 3-2 微弹簧圈 3 枚栓塞责任血管。再次造影,见责任血管栓塞确切。术后给予止血、对症治疗,便血减少(图 6-5)。

12 月 21、22 日,再次出现黑色糊状稀便 5 次,总量约 800g,12 月 22 日上午再次行肠系膜上下动脉、腹腔干动脉造影及可疑动脉栓塞术(图 6-6)。

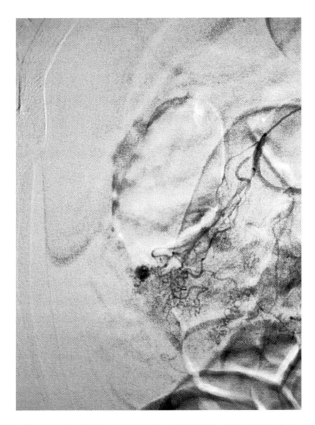

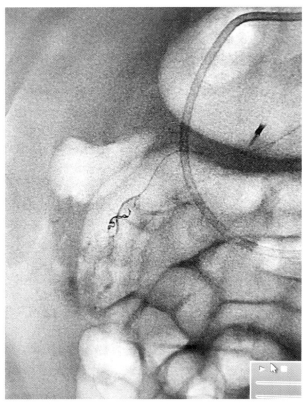

图 6-5　肠系膜上动脉造影可见回肠肝下缘区域动脉瘤　图 6-6　使用 PVA 颗粒填塞动脉瘤,微弹簧圈栓塞责任血管。再次造影,见责任血管栓塞确切

经右股动脉穿刺,置入 4F 动脉鞘,引入导丝、4F 肝管,导管在导丝引导下,将导管头端置于肠系膜上下动脉、腹腔干动脉造影。

DSA 显示:腹腔干及肠系膜下动脉未见异常变异,肠系膜上动脉分支异常增粗(左侧肾脏下缘位置),但未见明显对比剂外溢表现。

介入治疗过程:将导管超选择插管置于肠系膜上动脉内,引入 sp 微导管,超选入肠系膜上动脉可疑增粗血管分支(左侧肾脏下缘位置),预防性给予 8 枚微弹簧钢圈(1 枚 2~3mm,7 枚 2~4mm)栓塞至分支血流主干闭塞。术后排凝血块样便约 40g,之后排便转为正常大便。

12 月 31 日中午 11:45 至 23:00 患者先后排暗红色血便 9 次,总量约 1 000g。予以凝血酶原冻干粉、冰肾上腺素盐水止血治疗,持续予以奥曲肽、奥美拉唑泵入保护消化道,并予以积极补液、输血治疗及间断胃肠减压,血便情况无明显好转,遂于 2019 年 1 月 1 日,0:40 再次行下消化道出血动脉栓塞术。

经左股动脉穿刺置管,导管在导丝引导下,将导管头端置于腹干动脉、肝总动脉、胃左动脉、肠系膜上动脉及肠系膜下动脉造影。

DSA 显示:腔干动脉发出脾动脉、肝总动脉、胃左动脉,腹腔干各分支未见明显异常,肠系膜上动脉造影可见结肠脾下缘区域对比剂外溢,肠系膜下动脉见右下腹结肠供血区域对比剂外溢,余部位未见明显对比剂外溢。

介入治疗过程:将导管超选择插管置于肠系膜上下动脉内,引入微导管,超选入其分支出血血管内,分别以 2~3 微弹簧圈 3 枚及 2~4 微弹簧圈 6 枚栓塞至血管闭塞,重复造影未见明显对比剂外溢。2:30 返回病房。患者生命征平稳,消化道出血动脉栓塞术后,仍间断有少量血便排出,频率及出血量较前明显减少,考虑出血原因应为胃肠道黏膜溃疡出血,非动脉性出血,给予内科保守治疗:①止血药物,继续给予酚磺乙胺、维生素 K、凝血酶冻干粉,氨甲环酸,依据纤溶两项调整剂量;②纤维蛋白原、凝血酶原复合物、血浆、血小板,依据血栓弹力图结果调整输注量;③Ⅶ因子依据出血量调整用药。

经持续消化道止血治疗,2019 年 1 月 1 日至 4 日间断可见排出黑便,直至 1 月 5 日,大便变为棕褐色,未再反复,无便血发生。4 月 4 日,患者全身创面愈合,办理出院。出院诊断:①烧伤合并爆震伤 96%TBSA,Ⅲ度 86%、Ⅳ度 10%;②吸入性损伤(重度),呼吸道出血,急性肺损伤,气管切开术后,肺部感染;③延迟复苏,烧伤休克,急性肾功能不全,消化道出血,肠系膜上动脉动脉瘤破裂出血,胃多发溃疡,大肠多发溃疡;④脓毒症,菌血症;⑤双眼烧伤,双眼睑缺损、双眼角结膜Ⅲ度烧伤、双眼角膜溃疡、双眼角膜穿孔;⑥肛周窦道,腹部窦道;⑦高血压病。

【讨论】

下消化道动脉性出血发生时表现为出血量大,便出大量凝血块甚至鲜血,经常难以控制、情况紧急,以小肠的动脉性出血更多见。该病例下消化道动脉性出血成功救治具有以下特点和经验:

1. 出血部位的特殊性　本病例动脉性出血无法用常规胃肠镜检查处置,超声、CT 等也不适于其诊治。只能依靠 DSA 得以明确,并在超选择介入下进行栓塞处理。且症状严重,出血持续时间长,这在烧伤治疗中也是很少见的。

2. 介入治疗的精准性　对下消化道出血的诊断主要依靠介入治疗的 DSA 来明确出血部位,并给予超选择介入栓塞治疗。这对下消化道动脉性出血的治疗起到决定性的作用,伴随治疗的精准性提高,肠管坏死并发症的风险大大降低。

3. 介入治疗的可能并发症　肠源性感染。动脉性出血暴露,使肠道内的细菌更容易入血感染,本例患者出现了全耐药肺炎克雷伯菌的感染,考虑与肠源性感染有关。

4. 全身支持治疗非常重要,创面处理是关键　在消化道出血后及时补充输血、输凝血因子以及营养,临时性地以异体皮片等生物敷料封闭全身创面,减少渗出、避免感染,缓解了消化道出血引发的连锁反应。

5. 消化道出血对肠内营养的影响很大,出血治疗时要中断肠内营养,此时可采用静脉营养作为代替,同时加强血浆、白蛋白等血制品输入。而消化道出血一旦停止,可立即逐步恢复肠内营养的供给。

综上所述,下消化道动脉性出血与烧伤严重程度直接相关,该患者烧伤合并爆震伤 96%TBSA,Ⅲ度 86%、Ⅳ度 10%,延迟复苏并合凝血功能紊乱、烧伤休克等,都是诱发消化道出血的原因。在大面积烧伤救治时应重点进行预防和早期诊治。

(申传安　李利根　孙天骏　李东杰)

第三节　血液制品在大面积烧伤救治中的应用新理念

【新技术背景】

大面积烧伤救治过程中,贫血、低蛋白血症、低球蛋白血症都是常见并发症。贫血影响患者的本质在于血液携氧能力下降,机体组织处于相对乏氧状态,没有精神,食欲缺乏,创面生长速度慢。低蛋白血症导致血液胶体渗透压降低,组织水肿,影响全身,包括创面修复,脏器功能等。球蛋白低,机体抵抗力低,增加感染风险。因此,通过输注血制品及时纠正贫血、低蛋白血症、低球蛋白血症,维持正常的生理水平,对大面积烧伤救治很重要,但在实际临床工作中,治疗标准不一,且容易被忽视。

笔者在救治大面积烧伤的过程中,非常重视对贫血、低蛋白血症、低球蛋白血症的防治。

【技术实施方案】

注意监测患者血中血红蛋白、白蛋白和球蛋白的变化,及时足量补充,维持血红蛋白、白蛋白、球蛋白在生理水平。

1. 输血　输注红细胞悬液是纠正贫血最直接最有效的办法。减少手术出血,防治消化道出血,降低换药出血量等都是防治贫血的措施。关键是重视合理输血,以维持血红蛋白在生理水平为标准,建议不低于 11g/L。

2. 补充白蛋白和球蛋白　白蛋白和球蛋白的标准也是生理水平,建议分别不低于 40g/L 和 30g/L。

3. 全血的使用　遵循丢什么补什么的原则,大面积烧伤患者在大手术的时候,由于出血量大,丢失的是全血,输入新鲜全血利大于弊,特别是严重感染和消耗的患者。

【典型病例】

患者,男性,18 岁。

主诉:全身多处天然气火焰烧伤后 3 小时余。

病史:患者在单位工作时因天然气罐爆燃烧伤头面颈、四肢、躯干等全身多处,伴热气及火焰吸入,于伤后 2 小时左右至我院就诊。

诊断:①烧伤 90%,深Ⅱ度 40%,Ⅲ度 50%,全身多处;②吸入性损伤;③气管切开术后;④凝血功能紊乱;⑤低蛋白血症。

专科查体:全身多处可见烧伤创面,面积约 90%TBSA,正常皮肤散在分布于前躯干近颈部、右下肢外侧、右侧臀部、后腰部及双上肢近肘窝处。面颈部、躯干、四肢大部分为烧伤创面,未闻及明显异味。大部分创面苍白,触之质韧,触痛消失。面颈部、双下肢分创面基底红白相间,痛觉迟钝,渗出较多。患者肢端凉,阴茎肿胀明显。患者睑结膜肿胀明显,双眼不可视物,口唇呈鱼嘴状,气管套管固定在位、通畅,外接呼吸滤器吸氧。

治疗:患者入院后予以重症烧伤护理、补液抗休克、抗感染治疗、器官功能保护、全肠内营养治疗、免疫支持、创面清创换药处理、血液制品的合理应用(如表 6-1)以及按计划实施手术治疗,患者治疗 40 天后顺利出院。

表 6-1　患者血液制品应用情况

伤后时间 /d	血液制品输入量				化验指标			手术情况
	红细胞输入量 /U	血浆输入量 /ml	白蛋白输入量 /g	丙种球蛋白输入量 /g	血红蛋白 /（g/L）	白蛋白 /（g/L）	球蛋白 /（g/L）	
1		1 800	200		182	26.4	23.6	
2		2 800	200		192	30.8	25.9	
3		3 200	100		180	30.1	23.7	
4		2 190	40		161	40.9	31.3	
5		1 220	60		107	35.6	26.8	
6	2	920	60		105	35.7	29.3	
7	10	3 400	90		95	37.4	25.9	有手术
8	2	800	110		89	39.2	25.9	
9	2	390	20	10	120	39.7	26.2	
10		410	40		113	35.0	32.9	

伤后时间 /d	血液制品输入量				化验指标			手术情况
	红细胞输入量 /U	血浆输入量 /ml	白蛋白输入量 /g	丙种球蛋白输入量 /g	血红蛋白 /(g/L)	白蛋白 /(g/L)	球蛋白 /(g/L)	
11	2	200	40	10	109	34.0	28.2	
12		900	40	10	106	35.8	30.0	
13	4	800	0	10	101	38.3	29.8	有手术
14	2	980	60	10	133	39.0	29.5	
15		1 010	40	10	133	35.2	29.6	
16		800	40	10	133	32.5	31.0	
17		1 200	90	10	121	35.0	31.4	
18	4	1 200	60	10	106	38.7	30.7	
19	10	1 000	80		92	32.6	29.0	有手术
20		1 000	20		104	34.2	29.8	
21		1 600	60	10	114	41.5	29.5	

（申传安　孙天骏　张博涵）

第四节　连续性肾脏替代治疗烧伤专科化

【新技术背景】

连续性肾脏替代治疗（continuous renal replacement therapy，CRRT）是指一组体外血液净化的治疗技术，是所有连续、缓慢清除水分和溶质治疗方式的总称。适用于慢性肾功能衰竭以及各种原因导致的急性肾功能衰竭、容量负荷过重、严重的电解质紊乱及酸碱失衡的危重患者。大面积烧伤由于创面大，创伤严重，在救治过程中，机体液体出入量大，营养消耗多，感染风险大，水电酸碱平衡容易紊乱，脏器功能易受损，甚至发生脓毒症和多脏器功能不全，经常需要用到CRRT。CRRT源于肾内科透析室，后由于广泛用于重症患者的救治，成为重症监护室的常规治疗技术。鉴于CRRT机器智能化程度高，操作简单，过程安全，大面积烧伤救治非常需要，笔者所在科室自2012年开始，购买机器，培训医护人员，实现了CRRT烧伤专科化。此后，先后为55例大面积烧伤患者治疗587次，共计16 908小时，是全国开展CRRT烧伤专科化最早、积累病例最多的单位之一。通过全员培训、医护合作，实现精细化、标准化全流程管理，是CRRT烧伤专科化成功的关键。

【技术实施方案】

（一）CRRT 专科化治疗方案

1. 适应证把握　大面积烧伤并发肾衰竭、保守治疗难以纠正的严重水电酸碱平衡紊乱、严重脓毒症等。

2. 方式的选择　可根据患者凝血功能状态，选择合适的治疗模式、滤器抗凝剂等。

3. 时间的掌握　可根据病情的发展，及时选择开始的时间，视病情需要可连续 24 小时不间断治疗。

4. 配方的调整　根据患者具体情况，制定相应的配方，并根据监测指标的变化，对钠、钾、碳酸氢钠、脱水量、抗凝剂量等进行调整。

5. 根据 CRRT 治疗时间，选择抗生素的使用时机，必要时调整剂量。

（二）烧伤专科化治疗全流程观察要点

1. 观察静脉压、动脉压、跨膜压的变化趋势图。

2. 观察透析液泵、置换液泵、血泵、滤出液泵运转情况。

3. 观察透析液加温囊、置换液加温囊内液体量、温度。

4. 观察治疗过程中透析液、置换液及废液量变化情况。

5. 观察治疗过程中患者的主诉、生命体征。

6. 根据患者血压、中心静脉压、乳酸（后期包括尿量）动态调整超滤量，在维持血压前提下优先脱水降低中心静脉压。

7. 观察器前及器后血气值，根据血气结果调节枸橼酸钠、碳酸氢钠、葡萄糖酸钙速度及透析液配方。①器前血气各项值的关注和调整配方。pH：7.35~7.45（一般维持在 7.4 左右，小于 7.35 偏酸，大于 7.45 偏碱）；Na^+：135~145mmol/L（一般维持在 140mmol/L 左右，可 50~100ml 调整配方中 NaCl 的量）；K^+：3.5~4.5mmol/L（一般维持在 4mmol/L，可 0.5~1ml 调整配方中 KCl 的量）；Ca^{2+}：0.9~1.2mmol/L（可 1ml/h 调整葡萄糖酸钙速度，如低于 0.9mmol/L 可快推 5~10ml）；乳酸：±2（调节透析平衡）；HCO_3^-：22~28mmol/L（维持在 24~25mmol/L，可 10ml/h 调整 $NaHCO_3$ 速度）；BE：−3~+3mmol/L；BG：3.9~6.1mmol/L（勿出现低血糖）。②器前血气各项值的关注：Ca^{2+}：0.2~0.4mmol/L（小于 0.2mmol/L，枸橼酸钠下调；大于 0.4mmol/L，枸橼酸钠上调，最快不能超过 220ml/h）。③血气分析的检测：器前血气（换袋后半小时，换袋前半小时）和器后血气（换袋前半小时）。

（三）CRRT 治疗过程中的记录要点

1. 记录更换或调节透析液、置换液、枸橼酸钠、碳酸氢钠、葡萄糖酸钙的时间，患者的生命体征，动脉压、静脉压、跨膜压、净超滤速度、置换液总入量、净排出总量、透析平衡、枸橼酸钠、碳酸氢钠、葡萄糖酸钙的速度。

2. 对于高热或低体温患者记录体温变化情况。

3. 记录透析机报警并分析出现此报警的原因,及时调整。

4. 根据血气结果调节参数时记录1中各项数值。

5. 记录上机、下机、清零时间及1中各项数值。

6. 调整配方、更换透析液及置换液时记录1中各项数值。

7. 记录治疗过程中患者的主诉、生命体征。

(四) 治疗过程维护要点

1. 管道的维护 每日评估导管,根据评估结果更换敷料;使用中的导管,在治疗结束后需冲、封管;冲、封管后更换新的肝素帽及包裹敷料;未使用的导管可考虑拔管,留取尖端培养。

2. 机器的维护 按照医院感染控制要求,擦拭消毒机器,消毒后经核查,挂上核查消毒标志,备用。

(五) 注意事项

1. 尽量避免经锁骨下静脉建立临时血管通路。

2. 个体化治疗,根据不同的病理生理状态选用不同的治疗模式、置换液配方、抗凝方案,随时调整治疗参数以保证患者的水、电解质、酸碱平衡。

3. 定期监测电解质、凝血功能、血气分析,为参数调整提供依据。

4. 妥善固定体外循环通路,保持体外循环管路密闭、通畅;保持穿刺部位清洁、干燥,以减少导管相关性感染的发生。

5. 严密监测体外循环管路的各压力变化,及时发现管路或滤器凝血,及时更换。

6. 开启加温器并监测体温以预防医源性低体温。

(六) 操作流程

1. 上机前准备 护士着装整洁、洗手、戴口罩;患者取合适体位(卧翻身床患者取仰卧位,卧悬浮床或普通床患者取仰卧位或半坐卧位);根据患者烧伤部位、深度,建立临时血管通路,可选择股静脉、颈内静脉、锁骨下静脉;准备透析液、透析机、管路;透析机已核查消毒,处于备用状态;根据患者生化指标、血凝结果配制合适的透析液、置换液,确定治疗模式。

2. 上机操作

(1) 选择合适的治疗模式,按照屏幕提示安装管路,安装顺序为:滤器→动静脉管路系统(AVF管)→废液袋→透析液管路(D管)→置换液管路(S管)→安装肝素注射器(如不需要可忽略);D管连接于滤器与静脉端邻近的侧孔,废液端连接于滤器与动脉端邻近的侧孔。

(2) 连接预冲液、透析液、置换液;透析液放置于Ⅰ秤上,置换液放置于Ⅱ称上,D管与透析液连接,S管与置换液连接,必须按照要求正确连接。

（3）检查安装是否正确,进入系统参数设置膜内预冲量最少 800ml;膜外预冲量最少 500ml;回输量 500ml。

（4）启动管路冲洗(勿调节冲洗速度),倒置动脉壶填充动脉壶 2/3 满,当屏幕提示提升静脉壶液面高度时,通过屏幕调节静脉壶液面高度的向上箭头提升静脉壶液面至 4/5 满。

（5）管路冲洗完成之后,将静脉端与静脉收集袋断开后,通过三通与动脉端相连,并与预冲盐水相通。

（6）按照屏幕提示将滤器翻转(翻转滤器的目的是为了排除膜外气体),启动超滤冲洗,可调节血泵速度 200~300ml/min。

（7）超滤冲洗结束之后即可按照屏幕提示,进入连接患者阶段,按屏幕右侧 Stop 键,将动脉管路、静脉管路与患者插管连接。

（8）根据屏幕右下角提示,按[OK]确认键,动脉管路开始引血。

（9）光学探测器探测到血液后,根据屏幕右下角提示,按[OK]确认键开始治疗,根据医嘱设置治疗参数,开始治疗。

3. 下机操作

（1）治疗结束,选择结束治疗并确认,按照密闭式回血流程完成血液回输。

（2）血液回输结束,断开管路与患者的连接,移除管路系统,记录治疗历史。

（3）关机,清洁机器。

【 典型病例 】

患者,男性,27 岁。

主诉:因被掉落高温钢板、钢水包压于地上约 2 小时致 80% 全身深度热压伤。

入院诊断:①热压伤 80%,Ⅱ~Ⅳ度,全身多处;②脓毒症休克;③菌血症;④多脏器功能不全:心、肾、肝脏,凝血功能障碍;⑤双肺肺炎;⑥低蛋白血症;⑦多处肋骨骨折;⑧气管切开术后。

入院查体:外院治疗期间,延迟复苏,组织损伤重伴肾功能不全行透析治疗,多次手术植皮成活欠佳。出现严重感染表现,创面及血培养提示泛耐药铜绿假单胞杆菌感染,体温持续 >39℃,少尿,凝血功能障碍等,病情极其危重。伤后 34 天长途转运至我院,途中病情不平稳。高热(40℃),心动过速(170 次 /min),呼吸浅快(49 次 /min),转运来入院时,突发心脏停搏,后自主呼吸丧失,立即行抢救治疗,抢救约 15 分钟后患者自主心搏及自主呼吸恢复,意识于抢救 12 小时后恢复。复苏后生命体征:体温 39.9℃,心率 160 次 /min,呼吸 33 次 /min(呼吸机辅助呼吸),血氧 94%,血压 113/64mmHg(去甲肾上腺素维持),中心静脉压 30cmH$_2$O(锁骨下),深昏迷。

辅助检查显示:感染指标明显升高,白细胞及血小板降低,降钙素原 >100ng/ml;多器官或系统功能障碍,肾功能不全;肝功能异常;左心负荷增加;凝血功能异常;双肺肺炎;营养不良,酸中毒,高乳酸血症(pH 最低至 7.06)(图 6-7)。

图 6-7　CRRT 治疗效果分析

日期	CVP/cmH₂O	液体平衡 /ml	尿量 /ml
2016-04-11	30	4 434	303
2016-04-12	22	-1 130	902
2016-04-13	16	2 847（手术）	1 361
2016-04-14	15.5	-1 097	1 450
2016-04-15	7	2 244	2 060
2016-04-16	6.5	1 196	2 080

A. 中心静脉压（CVP）变化情况

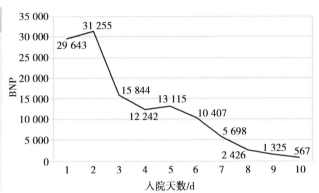

B. 脑钠肽前体（NT-proBNP）变化情况

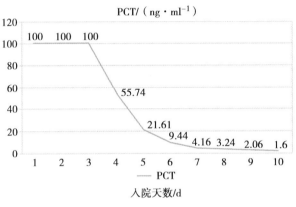

C. 降钙素原（PCT）变化情况

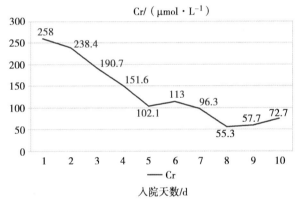

D. 肌酐（Cr）变化情况

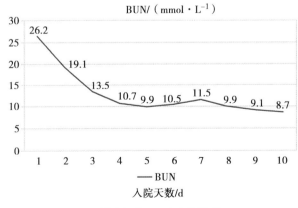

E. 尿素氮（BUN）变化情况

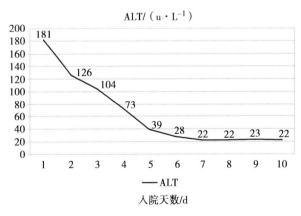

F. 谷丙转氨酶（ALT）变化情况

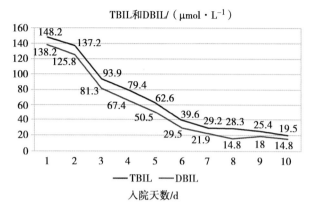

G. 总胆红素(TBIL)和直接胆红素(DBIL)变化情况

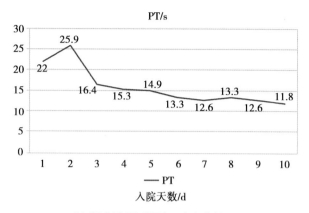

H. 凝血酶原时间(PT)变化情况

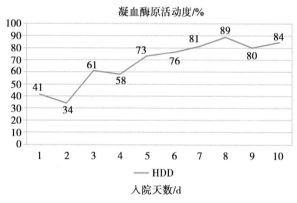

I. 凝血酶原活动度变化情况

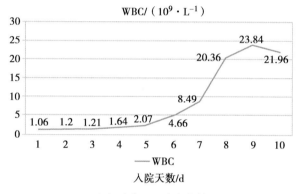

J. 白细胞(WBC)变化情况

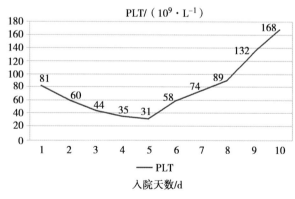

K. 血小板(PLT)变化情况

治疗过程：入院予患者复苏后 1 小时内立即开始行床旁持续 CRRT 烧伤专科化治疗，连续 24 小时不间断治疗。治疗过程中，通过透析机持续均匀的脱水，得以把抗生素溶液和红细胞悬液、血浆、白蛋白、球蛋白等血制品输注入体内，同时通过调整机器温度，协助患者散热；调整透析液电解质浓度，纠正高钠血症；调整水平衡，改善心肺功能，对症应用抗生素多黏菌素 B，急诊切痂，新鲜异体头皮覆盖创面，营养支持等综合治疗，患者情况逐渐好转，康复出院。

护理过程

1. CRRT 治疗过程中，严密观察生命体征（体温、心率、血压、呼吸、血氧饱和度、中心静脉压），持续心电监护。

2. 监测血电解质及肾功能，应定期检测患者内环境状况，每两小时抽滤器前后血气一次，根据检测结果随时调整置换液配方，现配现用，以保证患者内环境稳定。

3. 患者血管通路通畅，CRRT 有效运转。治疗期间，管路固定通畅，无脱落、打折、贴壁、漏血等发生。

4. 操作动作应轻柔、避免用力拖拽尤其是翻身床时，应有一人固定管道，防止透析管路脱出。

5. 并发症的观察及预防　①出血：选择合适的抗凝剂，监测凝血功能；②血栓：抗凝及早期康复；③酸碱失衡：根据电解质的测定结果调整碳酸氢钠和液体输入；④营养不良，应用肠内营养与肠外营养搭配，改善患者营养状况；⑤电解质紊乱：密集监测，及时配方；⑥感染：感染控制抓细节、关键环节精细化护理；⑦失用：功能康复，早期开展；⑧体外凝血：密切监测、实时调整。

【讨论】

大面积烧伤伤在体表，危及全身。在休克复苏，以及随后的创面修复过程中，水电酸碱平衡紊乱、感染、脏器功能不全的并发症时有发生，CRRT 治疗有时是唯一的选择。例如文中提及的典型病例，心搏、呼吸骤停复苏成功后，严重感染、贫血、低蛋白血症、高钠血症都需要及时纠正，但由于心肺功能差，体内过多的水出不来，治疗液体进不去，病情非常危险。CRRT 通过持续均匀的脱水把循环"静止状态"及时恢复到了"流动状态"，使得抗生素、血制品能够持续输入体内，与脱出的"废水"交换，高钠血症也通过透析，迅速得以纠正，心肺功能逐渐改善。CRRT 的治疗为后续切痂，修复创面创造了条件，在此类患者成功救治中起到了关键作用。CRRT 的烧伤专科化保障了救治的及时性、措施的针对性、治疗的连续性，可以说没有 CRRT 的烧伤专科化，就很难成功救治此类患者。

诚然，CRRT 烧伤专科化的开展需要规范化培训、优化工作流程、明确分工、积极配合，这样才能保证 CRRT 烧伤专科化的安全实施。

（申传安　王淑君）

第五节　大面积烧伤救治的群组化即时通信管理

【新技术背景】

大面积烧伤患者的救治,病情复杂多变,需要各级医师全面掌握病情变化,及时沟通,精准施治。现有的临床工作模式,通过早交班、查房、病例讨论等比较固定的形式,实现三级检诊。笔者团队在大面积烧伤救治的实践中开展群组化即时通信管理,通过微信群将救治组医护人员紧密联系在一起,提供了及时交流沟通患者病情、指导治疗的有效平台,实现了管理的群组化、通信的即时化,根据病情变化,24 小时及时调整治疗,取得很好的救治效果。

【技术实施方案】

1. 建立微信群　患者入院后,由经治医师建立救治组微信群,救治组全体医护人员参与。
2. 发送内容　见表 6-2。

表 6-2　救治组微信群发送内容

	发送内容	发送人
每天 7:30	24 小时出入量总结,必要时每 6 小时或每 12 小时发送 1 次	值班护士
每天 7:30	晨起急查的检验结果,拍照发送	值班护士
每 2 小时	1. 生命体征(监护仪、呼吸机屏幕照片) 2. 体温、尿量、血糖及其他监测指标	值班护士
即时发送	1. 查体情况,如呼吸音、肠鸣音 2. 换药时创面情况,拍照发送 3. 细菌培养结果及抗生素使用调整情况 4. 其他检查、检验结果,随到随发 5. 会诊记录,拍照发送 6. 有病情变化时立即微信群汇报,必要时电话报告 7. 关注微信群信息,落实治疗措施,发送治疗效果	救治组医师或值班护士

3. 回应与执行　救治组微信群里发送的内容,相应的值班人员负责回应。对于上级医师提出的调整治疗措施,经治医师和值班护士予以执行,确保信息通畅,处理问题不过夜。

【典型病例】

患者,男性,70 岁。因"全身多处火焰烧伤后 12 天"由外埠长途转来我院。

入院诊断:①烧伤60%,深Ⅱ度10%,Ⅲ度50%,全身多处;②吸入性损伤、气管切开术后、双肺肺炎;③创面感染;④贫血;⑤低蛋白血症;⑥糖尿病;⑦高血压病 2 级;⑧冠心病;⑨脑梗死后遗症。

群组化即时通信管理：入院后，由经治医师建立微信群，学部主任、救治组全体医护人员参与，按照"技术实施方案"发送信息，实现群组化即时通信。发送内容示例如下（图 6-8）。

图 6-8　救治组微信群截图

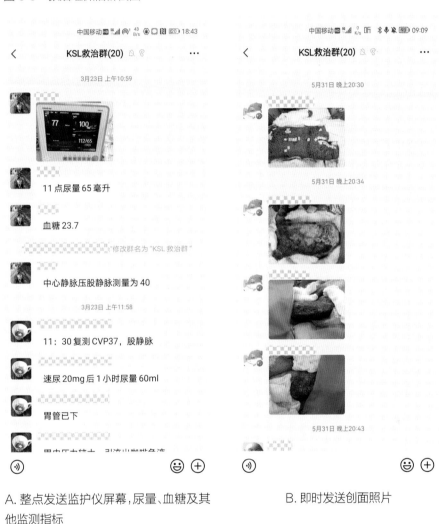

A. 整点发送监护仪屏幕，尿量、血糖及其他监测指标

B. 即时发送创面照片

【讨论】

大面积烧伤救治的群组化即时通信管理，可以通过建立救治组微信群实现。微信群加强了救治组成员之间相互沟通，各级医师及时回应，整个救治组都能随时掌握病情，体现了交流的通畅性、信息的全面性、治疗的及时性，改变了传统查房收集、汇报信息的烦琐程序，节省了早交班时间。

微信群在救治中发挥了重要作用，但不能替代查房、病例讨论等现有的临床工作模式。微信群交流与现场查房互为补充，相辅相成，有效提升了工作效率，提高了救治质量。

（申传安　孙天骏）

【参考文献】

［1］盛志勇,杨宗城．烧伤治疗学［M］. 3 版,北京:人民卫生出版社,2009.

［2］谢屹红．动脉穿刺置管并发症的预防和护理［J］.护士进修杂志,2010,15(3):214.

［3］叶应妩,王毓三．全国临床检验操作规程［M］. 2 版．南京:东南大学出版社,2008.

［4］林静．动脉置管监测血压在重症烧伤病人中的应用［J］.影像研究与医学应用,2018,2(13):183-184.

［5］杨宗城．烧伤治疗学［M］.北京:人民卫生出版社,2006.

［6］SREUBEL P N,STINNER D J,OBREMSKEY W T. Use of negative-pressure wound therapy in orthopaedic trauma［J］. J Am Acad Orthop Surg,2012,20(9):564-574.

［7］蔡建华,申传安,庹晓晔,等．电烧伤致腹膜后穿孔合并消化道大出血一例［J］.中华烧伤杂志,2015,31(2):105-106.

［8］张翔宇,柯娥,曹长健．动脉性下消化道出血介入治疗研究进展［J］.介入放射学杂志,2021,30(6):632-635.

［9］唐先志,陈光斌,李江山,等．介入栓塞术治疗下消化道动脉性出血的预后影响因素分析［J］.医学影像学杂志,2020,30(5):907-910.

［10］LEE J,COSTANTINI T W,COIMBRA R. Acute lower GI bleeding for the acute care surgeon:current diagnosis and management［J］. Scand J Surg,2009,98(3):135.

［11］KIM Y J,KOH D H,PARK S W,et al. Upper gastrointestinal bleeding in severely burned patients:a case-control study to assess risk factors,causes and outcome［J］. Hepatogastroenterology,2014,61(136):2256-2259.

［12］龚德华,贾凤玉．重症烧伤患者救治中 CRRT 的应用［J］.中国血液净化,2016,15(7):321-324.

［13］游波．早期连续性高容量血液滤过在降低严重烧伤脓毒症发生率中的作用［D］. 2018.

第七章

吸入性损伤救治新方案

头面部烧伤患者常伴有吸入性损伤（inhalation injury，INH），吸入性损伤是由热力和/或化学烟雾引起的呼吸道和肺实质的损害，是两种不同性质的致伤因素所导致的一种复合伤。热力烧伤气道管腔，化学烟雾伤及肺末梢小支气管和肺泡，烧伤部位均具有隐蔽性；热力和化学烟雾两种致伤因素造成叠加损伤，吸入性损伤和体表烧伤造成另一种叠加损伤，双叠加效应会增加大面积烧伤患者病情的严重程度，在评估患者病情时要充分考虑。吸入性损伤具有隐蔽性和双叠加性，是一种致命性损伤，据报道，合并吸入性损伤的大面积烧伤患者病死率高达 50% 以上，提示吸入性损伤是大面积烧伤患者死亡的重要原因之一，应该引起高度重视。

吸入性损伤的不同致伤因素导致了其复杂的病理生理改变，包括上呼吸道热力烧伤、下呼吸道化学损伤、肺间质损害和全身性中毒，气道内痰液和坏死脱落的黏膜增多，造成气道充血水肿、糜烂、出血、痉挛、梗阻，继而发生肺炎、肺水肿、肺不张、肺部感染、急性呼吸窘迫综合征甚至呼吸衰竭等并发症。笔者团队从多年的临床救治工作中，总结提出了针对吸入性损伤诊断和治疗的新的综合方案，取得了较好的临床的效果，在一定程度上能够更准确的评估病情和指导治疗。

第一节　吸入性损伤的诊断

一、临床诊断新思路

吸入性损伤早期临床诊断的准确性和全面性是关键，笔者团队提出"联合、动态、全面、专科"的诊断原则，为精准治疗提供依据，强调以烧伤学科治疗创面的技术方法与呼吸内科修复呼吸道黏膜和肺组织的理念相结合的治疗思路。

【联合诊断】

根据病史、症状与体征、纤维支气管镜检查、化验检查和影像学等辅助检查结果做出联合诊断。

1. 病史采集　受伤环境是否密闭，环境中是否有火焰、化学烟雾，是否有烧伤病史，烟雾吸入病史，受伤过程是否奔跑、呼救。

2. 症状与体征　症状：①胸闷、憋气、呼吸困难；②咽喉疼痛、声音嘶哑、吞咽困难；③喘鸣、刺激性咳嗽；④烦躁不安、昏迷。体征：①头面部烧伤；②鼻毛烧焦，口鼻中大量炭渣；③呼吸频率增快、肺部啰音。

3. 化验检查　动脉血气分析各项指标中 pH、二氧化碳分压、氧分压、氧饱和度、乳酸、肺泡-动脉氧分压差等有助于判断病情和预后评估。另外，氧合指数（PaO_2/FiO_2）是反映是否存在缺氧的重要指标，能够提示是否存在急性肺损伤及呼吸功能障碍。

4. 纤维支气管镜检查　病史、症状体征和血气分析结果可初步判断是否存在吸入性损伤及肺功能情况，纤维支气管镜检查明确诊断，直接观察呼吸道黏膜的损伤深度、判断各级支气管损伤范围、确定损伤部位。吸入性损伤早期镜下可见气道黏膜红斑、充血、水肿、糜烂，并可见炭末沉积。

5. 影像学检查　胸部X线和CT检查是临床诊断吸入性损伤、评估病情的重要辅助措施,可动态观察肺组织受损情况,明确具体肺部感染灶及肺不张的部位,为治疗提供参考帮助。

【动态诊断】

连续动态观察呼吸道黏膜脱落、炭末清除及气道黏膜愈合情况,对吸入性损伤严重程度进行阶段诊断,定时(每周)评估黏膜烧伤深度,修改早期诊断,防治气道挛缩、狭窄等并发症。吸入性损伤治疗过程中支气管镜下可见炭末逐渐减少,脱落的黏膜及假膜增多,渗血、黏膜充血、水肿逐渐减轻,痰液由稠到稀、颜色由深变浅。

【全面诊断】

借助病史,评价有无烟雾伤。气管切开患者通过纤维支气管镜检查气管、支气管损伤情况,判断黏膜损伤深度。借助电子喉镜观察气管套管上方口鼻、咽喉等易忽略部位的伤情,检查有无声带受损。借助影像学及超声检查了解肺组织各级小支气管及肺泡组织的损伤和变化情况,判断肺部伤情。对上呼吸道和下呼吸道做出全面诊断,不能遗漏所有可能的伤情。

【专科评估】

吸入性损伤患者的病情变化是一个连续、动态的过程,在诊断上需要重视呼吸专科的会诊,其对于呼吸系统疾病变化的把控更敏感、对疾病的诊治更专业,是烧伤专科医师良好的补充,相当于让我们的耳朵听得更准,眼睛看得更清。但是,对于呼吸专科的意见不能盲从,因为吸入性损伤不仅仅是普通的肺炎,而是多种因素引起的具有外科特点的复合伤,病情的把握及治疗需根据患者实际情况制订出一系列有针对性、个体化的方案。

二、严重程度分类

目前国内对于吸入性损伤仍多采用三度分类法:损伤部位在声门以上,为轻度;损伤部位在气管隆嵴以上,为中度;损伤部位在气管隆嵴以下,为重度。

吸入性损伤是特殊部位的烧伤,可以从创面视角来判断气道损伤的严重程度。因此,不仅要关注受损的部位、面积,还需关注气道黏膜损伤的深度,通过深度判断指导救治措施,防治并发症。

【气道黏膜烧伤深度分类】

Ⅰ度损伤:气道黏膜小范围红斑,轻微充血水肿,小范围炭末沉积,气道无阻塞,通常在7天可愈合,后期无瘢痕及气道挛缩变形,愈后较好。

Ⅱ度损伤:气道黏膜片状红斑,明显充血水肿,斑片状溃疡灶及假膜形成,气管、支气管等大范围炭末沉积,可有创面渗血,一般无气道阻塞,愈合时间在10~14天,后期可有条索瘢痕形成。

Ⅲ度损伤:气道黏膜糜烂、渗血,管腔肿胀缩窄,大量黏膜呈黑痂样坏死,伤后5~7天会有部分坏死组织脱落或软骨外露,创基有出血表现,气道有不同程度的狭窄、塌陷甚至阻塞,愈合多在 14 天以上,后期气道内会有瘢痕和狭窄(表 7-1)。

表 7-1　吸入性损伤严重程度分类

程度	轻	中	重
气道损伤范围	声门以上	气管隆嵴以上	气管隆嵴以下
黏膜烧伤深度	Ⅰ度	Ⅱ度	Ⅲ度
肺组织烟雾吸入伤	无	无	有

【烟雾吸入伤】

有明确烟雾吸入史,伴相应的肺部影像学检查改变,即使支气管镜下气道未见明显损伤,也需高度重视,建议诊断为重度吸入性损伤。

第二节　吸入性损伤的治疗

一、早期急救

对于合并吸入性损伤的头面部烧伤患者,需严格把握气管切开的指征。不需要急诊气管切开时,保持气道通畅、减轻气道水肿是治疗关键。具体治疗措施:①保持坐位或半坐卧位;②小剂量激素(地塞米松磷酸钠注射液 10mg)减轻水肿;③甘露醇(125ml)、呋塞米(20mg)脱水利尿;④适当控制补液量;⑤鼻导管或面罩吸氧;⑥加强雾化吸入,减轻气道肿胀,降低气道梗阻风险。

当呼吸道分泌物过多、胃内容物反流或出血随时有误吸风险,通过鼻导管、面罩吸氧不能纠正低氧血症时行气管插管。

二、气道管理

遇到头面颈部深度烧伤,呼吸频率明显增快,胸闷、憋气、声音嘶哑加重,确实有水肿和气道梗阻高发风险的,应尽早予以切开。

(一)雾化吸入

科学合理地实施雾化吸入对吸入性损伤的治疗十分重要。雾化治疗的目的在于减轻呼吸道局部炎症反应、扩张支气管、降低痰液黏滞性、促进气道黏膜修复等。

常用于吸入性损伤的雾化吸入治疗方案为:①重度吸入性损伤。灭菌注射用水 100ml+ 地塞米松 5mg(使用 3 天后去除)+ 氨溴索 15mg+ 重组人表皮生长因子溶液 15ml+ 糜蛋白酶 8U,1 次 /4h。②轻、中度吸入性损伤。灭菌注射用水 2ml+ 吸入用乙酰半胱氨酸溶液 3ml+ 吸入用布地奈德混悬液 4ml,

1 次 /8h;灭菌注射用水 2ml+ 吸入用异丙托溴铵溶液 2ml+ 吸入用硫酸沙丁胺醇溶液 2.5ml,1 次 /8h。③恢复期。吸入用异丙托溴铵溶液 2ml+ 吸入用硫酸沙丁胺醇溶液 2.5ml+ 吸入乙酰半胱氨酸溶液 3ml,1 次 /8h。

气道黏膜出血患者可雾化吸入垂体后叶注射液 6U+0.9% 氯化钠注射液 3ml,1 次 /8h。痰液黏稠患者临床中可大剂量氨溴索(300mg)以 4ml/h 持续泵入。气道高反应可以配伍氨茶碱 0.25g+5% 葡萄糖注射液 48ml 以 5ml/h 持续泵入或二羟丙茶碱 0.25g 静脉壶入,同时配合雾化吸入方案,可取得较为满意的治疗效果。

(二)卧位排痰

吸入性损伤患者有效排痰是改善气道通气的根本。加强气道护理,通过分步分段吸痰法(见相关章节)可以吸出口腔、鼻腔、气道内部分痰液和黏膜脱落坏死组织。此外,体位引流是促进肺深部痰液排出的重要方式。对于大面积烧伤合并吸入性损伤的患者,及时采取翻身床翻身叩背、使用振动排痰仪等方式促进排痰,特别是出现肺部感染需要充分引流排痰的患者,要增加俯卧位排痰的时间。俯卧位不耐受时,缩短俯卧位的时间,增加翻身的频率,逐步延长俯卧位的时间。

翻身卧位方案:①早期(伤后 1~2 天)。俯卧位 1 小时,仰卧位 2 小时,翻身 8 次 /d。②过渡期(伤后 3~4 天)。俯卧位 2 小时,仰卧位 2 小时,翻身 6 次 /d。③适应期(伤后 5~7 天)。俯卧位 2 小时,仰卧位 1 小时,翻身 8 次 /d。④后期。根据患者的耐受情况,适当增加俯卧位时长,同时减少翻身频次,保证俯卧位与仰卧位的时间之比至少为 2 : 1。

(三)常压高浓度氧疗

据报道,高压氧治疗时患者动脉氧分压可达到 1 150mmHg,高压氧治疗可以加快氧气向组织内弥散的速度,使组织氧含量增加,提高氧气的利用率,纠正气道组织细胞缺氧情况,加速气道修复。但往往大面积烧伤合并吸入性损伤患者病情危重,而高压氧舱内抢救条件有限,不适宜进行高压氧治疗。

常压高浓度给氧时患者动脉血氧分压可达到 300mmHg 以上,同样有提高组织氧含量的作用,因此,笔者团队提出使用 100% 浓度纯氧治疗,每次 30 分钟,每天 1~3 次,既能够有效促进机体修复,又避免了长时间高浓度吸氧造成的氧中毒,在临床救治中收到很好的效果。

(四)纤维支气管镜治疗

纤维支气管镜就如同烧伤科医师的眼睛和手,让我们看到呼吸道黏膜的损伤程度和部位,并及时有效地清除气道内分泌物、痰液和坏死脱落的黏膜组织,进行肺深部痰液标本取材及给药治疗。如同体表创面换药一样,纤维支气管镜的使用频率需要根据气道黏膜损伤程度来决定。

新近 2019 版《成人诊断性可弯曲支气管镜检查术应用指南》对气道注入灌洗液的操作予以删除,对大咯血有气管切开的患者行纤维支气管镜确诊出血部位并进行止血不再是绝对禁忌。对于重度吸入性损伤患者,特别是在黏膜脱落和修复期,容易发生呼吸道出血。在气道出血时,可支气管镜下局部喷洒药物,常用止血方案为:①垂体后叶注射液 6U+0.9% 氯化钠注射液 20ml;②盐酸肾上腺素注射液 1mg+0.9% 氯化钠注射液 20ml;③注射用尖吻蝮蛇血凝酶 1U+0.9% 氯化钠注射液 10ml。

(五)人工鼻

对于已经行气管切开的患者,由于人工气道建立,呼吸道的正常湿化、过滤与加温等功能均消失,防御能力降低。同时,人工气道患者呼吸道会丢失更多水分(800~1 000ml/d),若直接吸入未经加温、加湿的气体,极易造成呼吸道分泌物黏稠、痰液结痂,阻塞气道,甚至出现肺部感染和肺不张等严重并发症。

人工鼻又称温 - 湿交换过滤器,是一种被动湿化装置。它在一定程度上模拟了人体鼻解剖湿化系统,具有湿化、加温和滤过功能,适用于人工气道患者维持呼吸道的正常生理功能(图 7-1)。

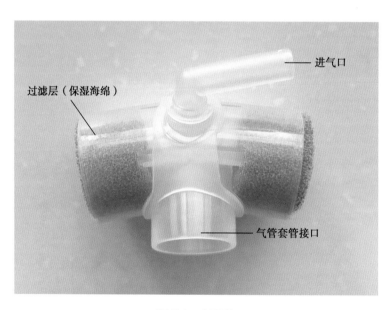

图 7-1　人工鼻

一般常用的人工鼻使用条件为:持续低流量吸氧(3~5L/min),若无呼吸费力,氧饱和度达到 96%~100%,动脉血气分析结果中氧分压值大于 83mmHg(正常值:83~108mmHg),就可以正常使用。

(六)高流量呼吸湿化治疗仪

人工鼻是一种被动的简易湿化装置,湿化效果有限,对于一些气道干燥的患者达不到气道湿化、痰液引流的效果。此时,作为人工鼻的升级电子版——高流量呼吸湿化治疗仪就发挥了更好的作用。

高流量呼吸湿化治疗仪更智能可控,它是一种新型的湿化加温气体仪器,通过内置加湿加温器,输送 37℃、100%(44mgH_2O/L)相对湿度的气体,气流系统可提供 2~60L/min 气体流量,可调氧浓度达 21%~100%(图 7-2)。同时,内置一体式氧浓度监测仪,可实时监测参数(流量、温度、氧浓度),具有气道正压支持、灵活调控气道气体温湿度的功能,为患者提供最佳流量,有效缓解患者的呼吸困难。

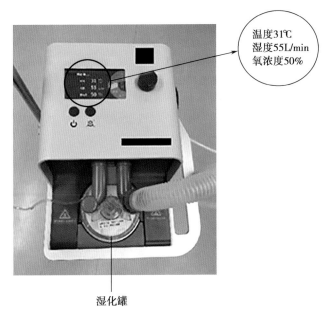

温度31℃
湿度55L/min
氧浓度50%

湿化罐

图 7-2　高流量呼吸湿化治疗仪

高流量呼吸湿化治疗仪能够有效提高人工气道患者的湿化效果,有利于气道内痰液的引流,降低患者痰痂形成率、呛咳发生率和肺部感染发生率,能有效提高患者的动脉血氧分压和血氧饱和度。

实际使用中,通常根据患者痰液黏稠度动态调整气道湿化量,从 35~40L/min 开始,根据实际情况逐渐调整参数至 60~70L/min。气道温度多选择人体正常体温 37℃,氧浓度根据动脉血气分析结果动态调整。

三、呼吸管理

(一) 机械通气

当吸入性损伤患者出现肺不张、肺部感染等引起的进行性呼吸困难时,可采用机械通气。机械通气的目的在于改善气体交换,增加患者舒适性,加速自主呼吸的恢复。针对不同程度吸入性损伤患者,机械通气可提供多种呼吸模式:①患者昏迷、自主呼吸弱时,可选择控制通气模式(control mode ventilation,CMV),包括容量控制(volume controlled ventilation,VCV)和压力控制模式(pressure controlled ventilation,PCV);②患者自主呼吸存在,但呼吸困难,动力不足,频率增快时,可选择同步间歇指令通气(synchronized intermittent mandatory ventilation,SIMV),并采取"保护性肺通气策略",即低潮气量(4~7ml/kg),适宜的呼气末正压(positive end expiratory pressure,PEEP)及适宜的气道压力(平台压≤30cmH$_2$O),解决肺部治疗问题。

实施机械通气后,应全面、动态监测各项生理指标,包括基本生命体征、动脉血气分析、生化检查等,了解各项指标的变化情况,并根据各指标的变化及时调整呼吸机参数。

(二) 体外膜氧合

重度吸入性损伤患者出现严重并发症,如急性呼吸窘迫综合征、呼吸衰竭等,通气及弥散功能障碍,联合肺复张、俯卧位通气和高频振荡通气等处理并且采用肺保护性通气后,仍存在难以纠正的顽固性低氧血症,或 $PaO_2/FiO_2<100mmHg$,呼吸频率 >35 次 /min 时,考虑行体外膜氧合(extracorporeal membrane oxygenation,ECMO)挽救治疗。

四、镇静、镇痛

为减轻患者痛苦,降低基础代谢率,更好顺应机械通气,必要时可适当给予镇静、镇痛。镇静镇痛类药物可以选择盐酸曲马多缓释片 0.1g,或者氟比洛芬酯注射液 50mg,对于效果不佳者,可以考虑采用盐酸右美托咪定注射液 200μg+0.9% 氯化钠注射液 48ml,持续静脉泵入,根据患者体重调整负荷剂量和维持剂量。当患者呼吸浅快,或者人机对抗明显时,在保证血压稳定的情况下,可使用丙泊酚 0.5g,3~15ml/h 持续泵入;瑞芬太尼 4mg+0.9% 氯化钠注射液 50ml,2ml/h 持续泵入。效果不佳时,可将丙泊酚替换为咪达唑仑注射液 50mg+0.9% 氯化钠注射液 50ml,3ml/h 持续泵入。

五、抗感染治疗

据报道,吸入性损伤可使烧伤患者的病死率增加 20%,并发肺部感染时病死率增加 60%。因此,在对大面积烧伤合并吸入性损伤的患者进行操作时应重视无菌原则,密切观察患者体温、呼吸频率的变化,定期行痰液细菌、真菌培养,监测各种感染指标(如 WBC、PCT、CRP 等)的变化,早期应用广谱抗生素的同时根据痰液细菌培养结果选用敏感抗生素进行预防和治疗。

六、烧伤创面的治疗

大面积烧伤患者创面是一切并发症的根源,尽早去除和封闭创面是核心。但合并吸入性损伤患者,如果导致肺部炎症、感染时,会影响呼吸功能及氧合,所以需认真评估肺功能情况,判断患者能否耐受全身麻醉手术。若出现肺不张、肺部感染、急性呼吸窘迫综合征及呼吸衰竭等并发症,影响患者心肺功能,手术时机可适当推后,待患者肺部情况好转后再行手术治疗。

【典型病例】

病例 1

患者,男性,38 岁,主因电瓶车电池充电时爆燃导致全身多处火焰烧伤。晚夜间熟睡时被浓烟雾呛醒,在家里密闭环境中有奔跑和呼喊病史。主诉有胸闷、憋气,咽喉疼痛,声音嘶哑,不停咳嗽、咳痰等不适,伤后 7 小时由 120 急救人员送至我院。

查体:神志清楚,双肺听诊呼吸音粗,左肺呼吸音略低。体温 36℃,脉搏 124 次 /min,血压 170mmHg/87mmHg,呼吸 36 次 /min,血氧饱和度 96%。头面颈部、躯干及四肢可见烧伤创面,总面积约 50% TBSA,头面颈部创面苍白或红白相间,水肿明显,鼻毛焦灼,嘴唇呈"鱼嘴样",口咽红肿,舌苔及咽后壁可见大量炭渣,声音嘶哑。躯干、四肢创面大部分腐皮脱落,头面部、双上肢、左下肢大部分创面基底苍白,触痛消失,四肢远端偏凉。动脉血气分析 PaO_2=85mmHg,FiO_2 33%(鼻导管 4L/min)。综合专科会诊意见给予气管切开手术。当天行胸片检查了解肺部受损情况,行纤维支气管镜检查呼吸道损伤情况。

入院诊断:①烧伤 50%,深Ⅱ度 27%,Ⅲ度 23%,头面颈部、躯干及四肢;②重度吸入性损伤。

治疗过程:入院后立即给予患者外接呼吸滤器,吸氧 5L/min,经口鼻及气管切开处吸出大量黑炭痂样痰。后患者逐渐出现呼吸费力,呼吸频率增快,血氧饱和度降至 90%,予以呼吸机辅助呼吸,模式为 SIMV,潮气量 620ml,氧浓度 45%~70%,血氧饱和度逐渐恢复 100%。

加强雾化吸入,根据呼吸科会诊意见,采用祛痰方案:灭菌注射用水 2ml+ 吸入用乙酰半胱氨酸溶液 3ml+ 吸入用布地奈德混悬液 4ml,q8h;支气管舒张方案:灭菌注射用水 2ml+ 吸入用异丙托溴铵溶液 2ml+ 吸入用硫酸沙丁胺醇溶液 2.5ml,q8h。加强卧位排痰,予患者翻身床,逐步增加俯卧位的时间,俯卧位 4 小时,仰卧位 1 小时,分步分段吸痰法吸痰。

伤后第 1 周,每日行胸片(图 7-3,图 7-5)及纤维支气管镜检查(图 7-4,图 7-6)和吸痰治疗,受损黏膜局部喷洒重组人表皮生长因子,促进黏膜愈合,连续、动态评估呼吸道损伤程度。其间逐步调整呼吸机参数,氧浓度从 70% 逐渐降至 35%,并间断使用高流量呼吸湿化仪湿化气道,充分痰液引流,患者呼吸顺畅,血氧饱和度 98%~100%。在伤后第 12 天,顺利脱机,之后使用高流量呼吸湿化仪治疗。

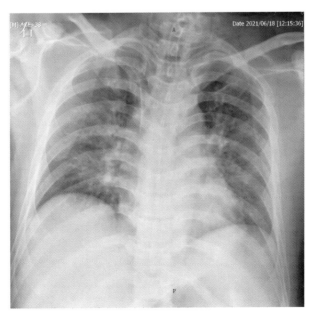

图 7-3　伤后当天胸片检查
双肺门影不加重,可见斑片状模糊影,双肺炎症。

由于患者吸入性损伤严重,早期氧合指数低,肺功能较差,对于手术麻醉的耐受存在风险。因此,对于需要手术的较深烧伤创面,手术适当延后先行保痂治疗。第1次削痂植皮手术安排在伤后第10天,患者气道恢复良好,心肺功能得到改善;在伤后第19天再次行植皮手术治疗,创面愈合良好。伤后第21天,行肺部CT检查,见双肺局部支气管扩张、肺实变(图7-7)。伤后第24天再次行支气管镜检查(图7-8),呼吸道黏膜愈合良好,次日拔除气管套管,改为鼻导管吸氧3L/min,无呼吸困难主诉,血氧饱和度98%~100%。

图7-4 伤后当天支气管镜检查
A. 左主支气管;B. 右主支气管;C、D. 叶支气管。白色箭头示气管隆嵴,黑色箭头示叶支气管嵴,见气道黏膜上大量炭末沉积样黑痂,类似"烟囱内壁",触碰质地较硬,吸取困难。

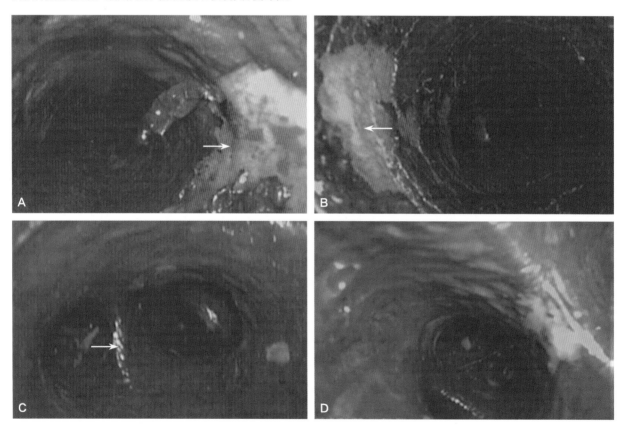

图 7-5　伤后第 1 周胸片检查
A.伤后第1天:双肺斑片状影,双肺炎症;B.伤后第2天:肺野靠近肺门处斑片状影加重,左肺更重,肺动脉段突出,心影大;C、D.伤后第3、4天:双肺模糊影明显吸收;E、F.伤后第5、6天:双肺炎症吸收,斑片状影减少,纹理较前明显清晰,心影较前小。

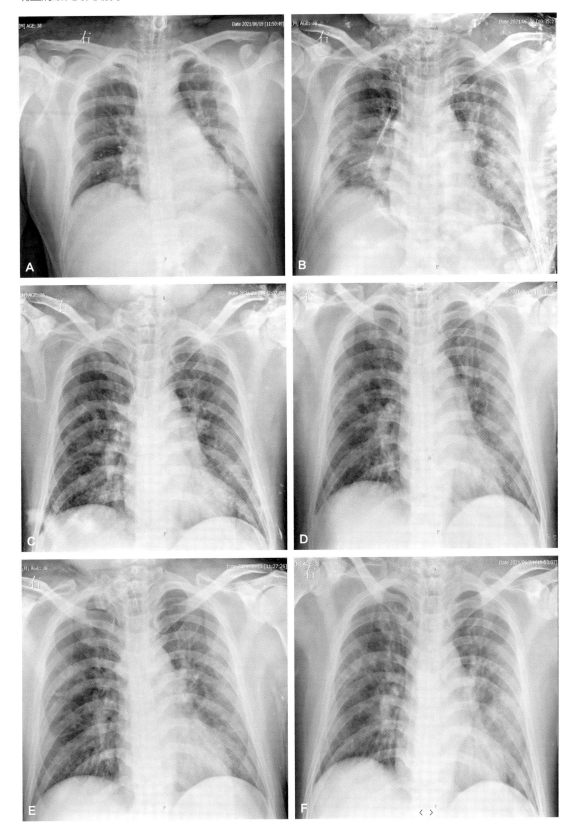

图 7-6　伤后第 1 周纤维支气管镜检查(支气管开口处)

A. 伤后第 1 天:各主支气道黑痂较前有少量脱落,基底黏膜充血、水肿及伴有黑色黏性分泌物,各主支气道开口通畅,未见明显狭窄,偶见出血点;B. 伤后第 2 天:气管内有大量黏痰,各主支气道黑痂较前明显减少,暴露的气道黏膜充血、水肿明显,较前略有缩窄,各气道开口通畅,出血点明显增多,多处 2~3 级支气管可见黑色黏稠状分泌物;C~E. 伤后第 3~5 天:气管及左右主支气管通畅,黏膜充血、水肿明显,表面有炭末沉积,较前明显减少,左、右主支气管内可见少量血性黏液痰;F. 伤后第 6 天:气道内未见有黑炭渣或黑痂样组织,黏膜充血、水肿逐渐减轻,各管口通畅,痰液多为白色稀薄样。

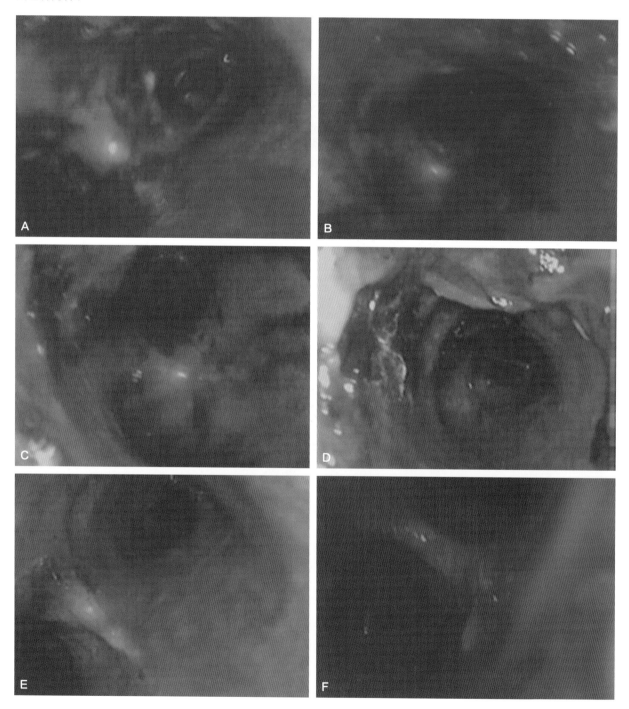

图 7-7　伤后第 21 天 CT 检查
双肺局部支气管扩张,黑色箭头示肺实变。

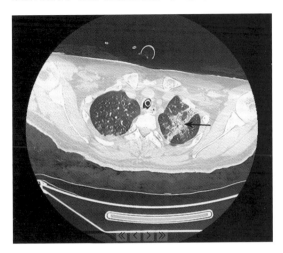

图 7-8　伤后第 24 天纤维支气管镜检查
A、B. 叶支气管;C、D. 段支气管。气道黏膜未见充血、水肿及出血,各管口通畅无狭窄,少量稀薄白色痰液。

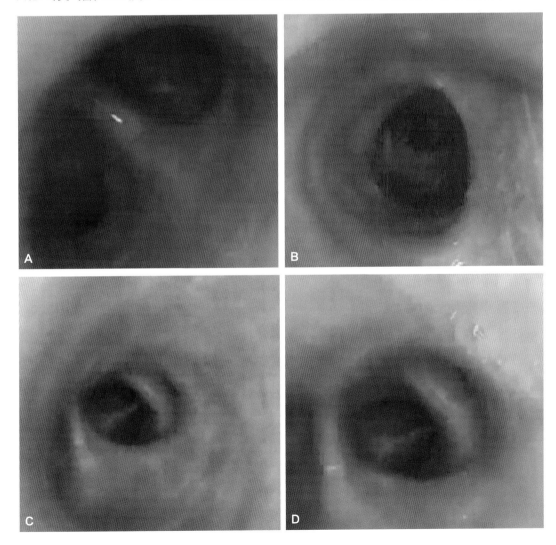

【讨论】

吸入性损伤最常见于室内火灾,由于环境密闭空气不流通,高压、炙热的气流会造成患者呼吸道烧伤;除此而外,火焰会消耗空气中有限的氧气产生大量一氧化碳气体,燃烧物会产生不同毒性的烟雾,这些化学有毒气体的吸入可刺激咽喉、气道高反应性痉挛,还会损害肺末梢小支气管和肺泡组织。可见伴有化学烟雾的吸入性损伤是一种较为严重的复合伤,会极大地影响呼吸系统功能,应该在临床诊治中予以高度的重视。

本例患者受伤具有以下特点:①受伤环境密闭,且有明确的电池燃烧产生大量化学烟雾,熟睡时被烟雾呛醒,自救过程中有呼喊和奔跑病史;②头面颈部有深度烧伤,头颈部肿胀明显,大部分创面呈深Ⅱ~Ⅲ度,嘴唇肿胀,鼻毛焦灼,舌咽有大量黑炭渣沉着,咽部充血水肿严重;③主诉咽喉不适、胸闷憋气,且合并有声音嘶哑、刺激性咳嗽,咳出大量黑炭渣样痰液,上述症状提示上呼吸道损伤严重;④呼吸频率快,血氧饱和度低,动脉血气分析血氧含量及氧合指数均低于正常,肺部听诊呼吸音较弱,胸片提示斑片状模糊影,双肺炎症,均说明肺功能及顺应性受损害。联合这些病史、症状体征和血气分析结果诊断有气管切开指征,予以气管切开手术,有效解除咽喉部水肿造成的气道阻塞,同时有利于气道内黑炭渣样异物、脱落黏膜等排出。

该患者吸入性损伤急性期呼吸系统综合治疗:①针对刺激性干咳,吸痰管可吸出大量黑炭渣,痰液黏稠。早期采用祛痰、舒张支气管和抗炎症反应的方案加强雾化吸入,同时间断采用高流量呼吸湿化治疗仪进行痰液湿化,不断地通过分步分段吸痰管吸痰、纤维支气管镜肺深部吸痰及翻身床俯卧位排痰等一系列措施进行充分痰液引流,解决气道阻塞问题;②针对呼吸费力、呼吸困难,采取呼吸机辅助呼吸改善气体交换,同时应用高流量呼吸湿化治疗仪交替补充治疗,以患者主诉和血气分析指标为依据动态调节氧浓度等参数,从而有效缓解患者氧合不足的问题;③针对气道黏膜损伤、修复及肺深部排痰困难的问题,需要每天连续进行纤维支气管镜清除肺内痰液和坏死脱落黏膜、局部喷洒药物治疗等,此外,还可以留取深部痰液行细菌培养指导全身用药。

【典型病例】

病例 2

患者男性,35 岁,以"氯乙烯气柜泄漏爆燃致全身多处火焰烧伤 6 小时"入院。患者在拉货卡车内被氯乙烯气柜泄漏爆炸的火焰烧伤全身多处,当时自行狂奔 2.5km 逃离现场,未做特殊处理经急救车长途转运至我院,立即给予锁骨下静脉置管、简单清创、气管插管后收入院。既往史:咽炎、气管炎病史。

查体:体温 35.5℃,脉搏 114 次 /min,呼吸 22 次 /min,血压 145mmHg/84mmHg。患者精神不振,神志清,双肺呼吸音粗,未闻及明显啰音。专科情况:患者头面颈部、躯干、臀部、四肢等处可见烧伤创面,总面积约 75%。头、面、颈部创面表面腐皮大部分尚存,暴露基底红白相间,触痛钝,水肿明显,双眼睑水肿,双眼不能睁开,不可视物,鼻毛焦灼,嘴唇肿胀。双上肢创面大部分可见黄白色痂皮覆盖;躯干创面集中在双肩部,大部分腐皮撕脱,基底红白相间,以白为主,触痛钝。右臀部创面表面腐皮大部分尚存,暴露基底红白相间,触痛稍钝。双下肢创面以前侧及双足底创面较深,整体创面大部分腐皮撕脱,基底红白相间,触痛钝。四肢皮肤张力尚可,远端皮温低,末梢血运尚可。

诊断:①烧伤 75%,浅Ⅱ度 10%,深Ⅱ度 45%,Ⅲ度 20%,全身多处;②爆震伤;③烧伤休克;④重度吸入性损伤;⑤急性肺损伤;⑥慢性支气管炎;⑦慢性阻塞性肺病。

治疗过程:入院即行气管插管,呼吸机辅助呼吸,模式为 SIMV,氧浓度 100%,血氧饱和度维持在 91%~94%。患者吸入性损伤重,同时合并爆震伤、急性肺损伤、肺泡弥散功能障碍,多次发生憋气和呼吸困难的情况,在呼吸机支持的情况下,血氧饱和度仍旧下降,最低时降至 89%,经呼吸科、重症医学科、耳鼻喉科多学科会诊,改气管插管为气管切开,呼吸机辅助呼吸。

入院后行胸片(图 7-9)和支气管镜检查(图 7-10)。加强雾化吸入,方案:1 次 /4h,灭菌注射用水 100ml+ 地塞米松 5mg(使用 3 天后去除)+ 氨溴索 15mg+ 重组人表皮生长因子溶液 15ml+ 糜蛋白酶 8U。大剂量氨溴索(600mg/d)持续泵入,停用一切含激素药物,加强卧位排痰,予患者翻身床,增加翻身频率,逐步增加俯卧位的时间,分步分段吸痰法吸痰。

治疗 1 周后,复查胸片(图 7-11)和支气管镜检查(图 7-12)。伤后第十天,患者肺部情况较前明显好转,予以呼吸机脱机,改用高通量湿化仪进行气道湿化和呼吸支持,根据痰液黏稠度调整高通量湿化仪湿化流量在 45~60L/min,24 小时持续进行,氧浓度给予 29%,吸入温度设定于 37℃。再次行支气管镜检查(图 7-13),继续加强翻身叩背、排痰和气道管理。雾化吸入方案停用氨溴索注射液 600mg 持续泵入,增加重组人表皮生长因子外用溶液 15ml,1 次 /6h。

伤后第 11 天午间,患者诉有痰、憋气,血氧饱和度在 99%~100%,呼吸 34 次 /min,心率 108 次 /min,立即予以吸痰,吸出鲜红色血性液体约 50ml,血氧饱和度 92%,考虑为气道糜烂黏膜出血,予尖吻蝮蛇凝血酶及去甲肾上腺素 1mg 气管切开口处滴入止血,雾化吸入垂体后叶注射液 6U+0.9% 氯化钠注射液 3ml,1 次 /8h。支气管镜检查见气管隆嵴处黏膜糜烂,较多鲜红色出血,右下肺渗血较多,予以充分吸引,局部喷洒盐酸肾上腺素注射液 1mg+0.9% 氯化钠注射液 20ml。患者症状缓解,抢救成功。伤后第 27 天,经评估呼吸道及肺部情况,给予拔除气管套管。伤后第 41 天,患者治愈出院。

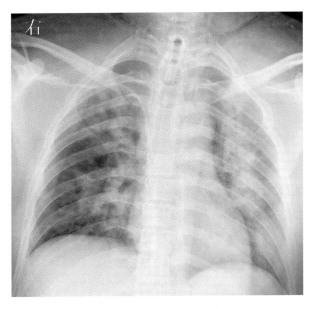

图 7-9 入院当天胸片检查,双肺多发模糊影

图 7-10　伤后第 1 天支气管镜检查
A. 气管；B. 支气管开口处；C、D. 叶支气管。气管及左右主支气管明显充血水肿，伴有糜烂，表面有较多脓痰及碳末沉积。

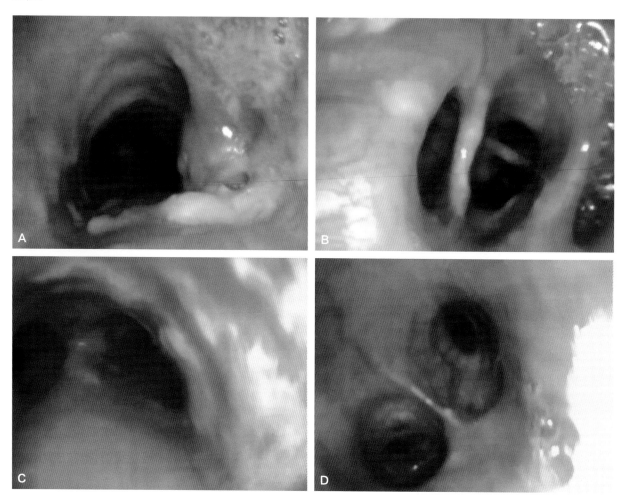

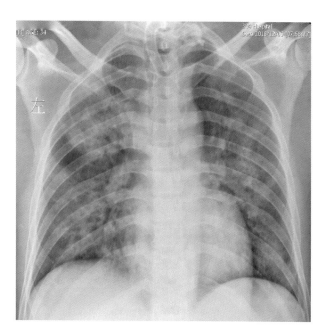

图 7-11　伤后第 7 天胸片检查,双肺模糊影明显吸收

图 7-12　伤后第 7 天支气管镜检查
A. 气管,白色箭头示气管隆嵴;B. 右主支气管;C. 左主支气管;D. 左主支气管吸痰后。见气道坏死组织脱落,脓苔明显,局部肉芽形成。

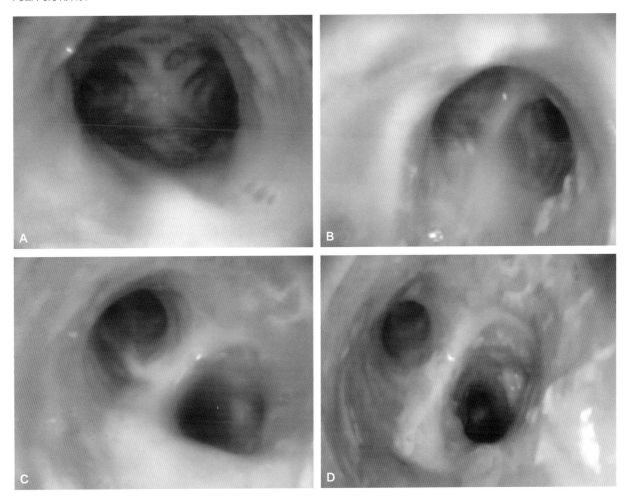

图 7-13　伤后第 10 天支气管镜检查
A. 气管,白色箭头示气管隆嵴;B. 右主支气管;C. 左主支气管;D. 左主支气管吸痰后。见气道附着脓苔和坏死黏膜已脱落,多发溃疡,黏膜充血水肿明显。

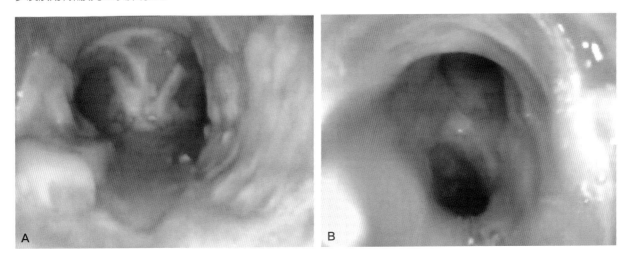

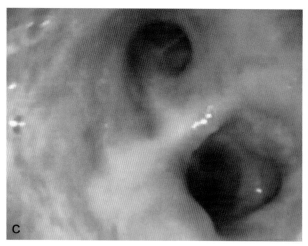
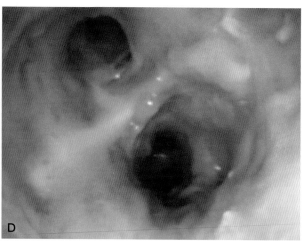

C D

【讨论】

吸入性损伤是指热力和 / 或化学烟雾引起的呼吸道甚至肺实质的损害。据报道,合并吸入性损伤的烧伤患者病死率高达 50% 以上,提示吸入性损伤是大面积烧伤死亡的重要原因之一。

吸入性损伤的特点:"隐蔽性"与"叠加性",其复杂的病理生理过程可分为三个时期:呼吸功能不全期、肺水肿期和感染期,早期"联合、动态、全面、专科"的诊断对预后十分重要。

吸入性损伤严重程度的分级不但要考虑黏膜损伤范围,更应通过纤维支气管镜检查,结合损伤深度和临床症状进行判断,以更有利于指导临床治疗及防治并发症。纤维支气管镜检查,镜下可以直接观察气道黏膜的形态,准确判断损伤的范围和深度,还可以动态观察气道黏膜的修复情况,对及时评估伤情、判断气管套管拔除时机,缩短气道开放时间,减少肺部感染机会非常有帮助。在判断伤情的同时,通过纤维支气管镜还可以及时清除气道内血块、分泌物、痰痂及脱落黏膜,减少窒息发生的风险,还可以直接获取深部气道的分泌物行细菌培养,以避免体表创面细菌污染,影响结果的真实性。

吸入性损伤的治疗主要包括:①早期急救:保持气道通畅,减轻气道水肿;②气道管理:雾化吸入(主要包括减轻气道局部炎症反应、扩张支气管、降低痰液黏滞性、促进气道黏膜修复、止血等)、卧位排痰、常压高浓度氧疗、纤维支气管镜治疗、气道湿化(人工鼻、高流量呼吸湿化治疗仪);③呼吸管理:机械通气、ECMO、镇静镇痛。吸入性损伤的治疗不仅仅是对气道和肺部的治疗,还包括全身的抗感染、液体管理、创面处理、营养支持、心理治疗及呼吸专科会诊等一系列综合治疗的过程。因此,进一步探讨吸入性损伤的诊断和综合治疗措施,对于提高救治水平具有重要的临床意义。

（**申传安　刘　伟　何　婷**）

第八章
全肠内营养新实践

第一节　全肠内营养的实施策略

【新技术背景】

　　大面积烧伤后营养代谢特征明显,一方面是丢失多,高分解代谢、创面丢失、手术失血等丢失、发热消耗等;另一方面是需求多,创面生长、造血、补充消耗。严重烧伤后,机体既要维持机体生理需要,补充大面积创面、反复手术等带来的额外消耗,还要供给创面修复所需,营养需求量较伤前大幅增加。俗话说"人是铁,饭是钢",有效的营养支持是促进创面修复,提高机体抵抗力,降低易感性的基本保障。

　　目前,严重烧伤后营养支持一般采用早期肠内营养与肠外营养相结合,并逐渐向肠内营养过渡的支持方案。肠外营养是指经深静脉管道直接将营养液输入血液中,能导致肝功能障碍和免疫功能下降等并发症,还需要深静脉置管,增加导管脓毒症的风险。肠内营养属于人体正常的营养摄入途径,安全、低成本,还能保护消化道功能,减少肠道菌群移位。基于此,笔者提出并实现了全肠内营养方案,经过四年多的临床实践,取得满意的效果。

【技术实施方案】

(一) 全肠内营养方案

　　1. 全肠内营养的时机　大面积烧伤患者尽早实施肠内营养,越早越好。伤后早期可经口喂食温开水20~50ml/h,视个体反应逐渐增加流食,如米粥、肉汤、水果汁、酸奶等。休克期内不建议经鼻饲补充营养液,伤后 72 小时开始经鼻饲管补充营养。

　　2. 全肠内营养的途径　口服、经鼻胃管和十二指肠管三种喂养途径相结合(图 8-1)。烧伤总面积超过90% 或胃排空功能不佳,可放置十二指肠管,开展空肠营养。重视口服,制订个体化的食谱,以鼓励患者通过口服补充营养。

　　3. 全肠内营养总量　营养供给总量可依据现有的公式估算。笔者总结提出了严重烧伤营养供给量的简易估算公式(表 8-1),与现有的公式所需烦琐计算所得结果相比,差值在 5% 左右,简单实用。休克期后,肠内营养先从需求量的 1/3 开始,根据胃肠道耐受情况逐步

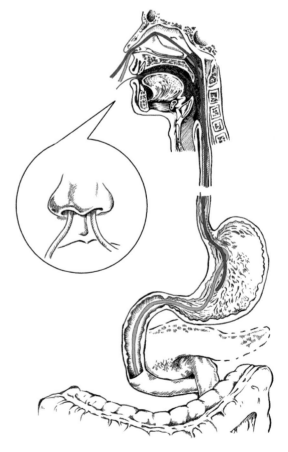

图 8-1　全肠内营养示意图

增加到全量。口服、胃管鼻饲匀浆膳、胃管鼻饲营养液、十二指肠管鼻饲营养量的估算见表 8-2。营养量的估算应按照烧伤面积阶段值估算,而不能一直用初始烧伤面积计算。

表 8-1　烧伤成人能量供应简易估算公式

烧伤面积 /%TBSA	简易估算公式 /kcal	能量供应公式 /kcal
30~49	2 500	2 714.15
50~69	3 000	3 213.80
70~89	3 500	3 713.44
>90	4 000	4 088.17

注:以体重 70kg,身高 180cm 成年人为例。第三军医大学烧伤能量供应公式:供应烧伤成人能量 kJ/d=4 184× 体表面积(m²)+104.6× 烧伤面积 %;体表面积(m²)=0.006 1× 身高(cm)+0.012 8× 体重 −0.152 9

表 8-2　大面积烧伤患者每日能量给予方案

		烧伤面积 /% TBSA			
		30~49	50~69	70~89	≥90
能量估算 /kcal		2 500	3 000	3 500	4 000
摄入途径	经口服摄入 /kcal	1 500	1 500	1 500	1 500
	经胃管鼻饲摄入 /kcal	1 000	1 500	2 000	1 500
	经十二指肠管摄入 /kcal				1 000

注:实际口服后剩余食物制备成匀浆膳,经胃管鼻饲。根据患者胃排空情况,调整十二指肠管摄入比例

4. 肠内营养液的浓度、速度、时间　鼻饲早期,营养液需用灭菌注射用水稀释至 0.5kcal/ml,以避免引起患者腹泻,后根据患者胃肠道耐受情况逐渐增加至 1kcal/ml。营养液的输入速度也要由慢到快,按照患者营养的需求量,将鼻饲营养液的速度控制在 50ml/h 至 150ml/h。三餐前后的 1 小时内要停止胃管鼻饲,以免影响口服摄入量,其他时间利用鼻饲营养液。

(二)胃肠道功能保护

1. 肠内营养液的温度　营养液的温度应尽量保持在 37℃进行输注,输注过程中用保温袋包裹营养液,并通过加温器对营养液的滴注管道进行加温,加温器的位置要邻近鼻孔处,确保温度适宜,减少对胃肠的刺激。

2. 腹部保暖　注重腹部保暖,尤其是肚脐的保护,用小块棉垫敷料覆盖脐部,或用暖水袋保温,以免腹部受凉,出现腹泻。

3. 调理肠道菌群　口服或鼻饲双歧杆菌三联活菌肠溶胶囊、地衣芽孢杆菌活菌胶囊,口服酸奶等含益生菌的乳制品。

(三) 支持治疗

血液制品的应用:贫血时患者精神差,食欲差,肠道功能差,不利于实现全肠内营养,应及时纠正。低蛋白血症会导致肠道黏膜水肿、营养物质吸收效率降低,应及时通过输注血浆或白蛋白进行纠正,以促进全肠内营养的实现。

【典型病例】

患者,男性,32 岁。

主诉:化学液体烫伤全身后 23 小时。

病史:患者在单位不慎跌入含有氧化钙及二氧化硅冷却池中,水池温度约 72℃,pH 为 9,浸泡约 2 分钟后被他人救出,立即送往当地医院抢救,予以气管切开等急救处理。患者病情危重,由 120 救护车长途转至我院。

入院诊断:①烫伤,复合化学烧伤 100%,深Ⅱ度 2%,Ⅲ度 97%,Ⅳ度 1%,全身;②急性肾功能损伤;③低蛋白血症;④低钙血症;⑤凝血功能异常;⑥气管切开术后;⑦高血压病。

专科查体:面颈部肿胀明显,口唇肿胀,口腔、咽部红肿,气管套管固定在位,全身可见烫伤创面,未见健康皮肤,创面腐皮撕脱,基底苍白,触之质韧,触痛消失,指(趾)端凉,末梢血运较差,局部基底间断红白相间,触痛不明显。创面肿胀明显,渗出多,探查局部皮肤张力较高。颈部气管切开口固定在位,双侧锁骨下静脉置管固定在位。

全肠内营养实施过程:患者体重为 98kg,身高 1.83m,每日所需能量为 5 160kcal。入院后即刻留置胃管,观察患者胃肠耐受情况逐步给予肠内营养。先从需求量的 1/3 开始,根据胃肠道耐受情况逐步增加到全量。鼓励患者多咀嚼刺激消化系统功能,于入院后第 2 天开始小剂量口服营养补充(28kcal/300ml),并逐渐增加。

营养液的鼻饲速度控制在 50ml/h 至 120ml/h。口服三餐前后停止输注营养液,鼻饲在非口服时间内使用,特别是夜间持续鼻饲营养液。鼻饲前,将营养液置于 37℃水浴中预热,在输注过程中用保温袋包裹起营养液,通过加温器对营养液的滴注管道进行加温,温度保持在 37℃进行输注。按照技术实施方案对肚脐予以保护。口服双歧杆菌三联活菌肠溶胶囊,口服酸奶等含益生菌的乳制品。纠正贫血、纠正低蛋白血症。监测血中转铁蛋白和胆碱酯酶,评价营养状态。

患者每日胃肠管摄入能量及蛋白质摄入量如图 8-2,可见除手术影响外,每日能量摄入情况基本稳定。该患者在治疗过程中未发生脓毒症,治疗过程平稳顺利,于入院 39 天后基本治愈。

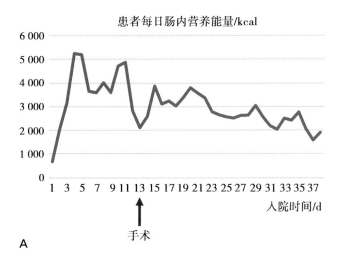

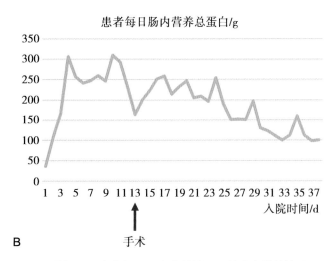

图 8-2　患者每日肠内营养能量及总蛋白供给情况
A. 患者每日肠内营养能量;B. 患者每日肠内营养总蛋白。

【讨论】

大面积烧伤病情重,病程长,并发症多,能量消耗大,营养需求量大,一般认为胃肠道供养负担重,需要肠外营养补充。实际工作中,笔者提出的大面积烧伤全肠内营养方案,从支持治疗、胃肠道功能保护,到肠内营养的落实,重视口服、胃管鼻饲和十二指肠营养管鼻饲的多途径结合,充分注重细节和个体化。

多途径结合,保持部分营养成分通过口服、咀嚼、胃肠消化、小肠吸收的完整过程更加合理,营养成分摄入到体内可以更好利用,避免了肠外营养引起的脂肪超载综合征、肠外营养相关肝脏疾病、胆囊淤积和胆囊扩张等并发症的发生。

救治阶段不同,营养需求量不同,及时按照烧伤面积阶段值,动态评估营养需求量,调整摄入营养的具体方案。持续的全肠内营养有助于保护肠道菌群,防止菌群异位的出现,避免肠源性脓毒症产生以及长期肠外营养可能造成的肠黏膜正常结构的破坏。全肠内营养降低了深静脉导管的使用频率,大幅度降低导管相关性脓毒症发生的比例,提高了患者的救治成功率。

全肠内营养方案的实现依赖于整体的支持治疗,创面的有效覆盖会降低感染风险,纠正低蛋白血症会减轻肠黏膜水肿,纠正贫血会改善患者精神状态,这些治疗措施都对全肠内营养的实现有促进作用。

(申传安　刘馨竹　张博涵)

第二节　大面积烧伤营养电子计算单的设计与应用

【新技术背景】

大面积烧伤患者能量消耗增加,远高于其他创伤或危重病引起的高代谢反应,体液、蛋白质和能量持续丢失,代谢率甚至可为正常情况的 2~3 倍,并持续数周之久。营养供应不及时可以导致患者创面愈合延迟、易感性增加、多器官功能障碍综合征甚至死亡。对大面积烧伤患者来说,充分利用有效的营养支持为机体提供各种营养素和能量尤为重要,不仅可以促进创面愈合、缩短病程,还对减少并发症具有重要作用。因此,计算出大面积烧伤患者每日摄入食物的营养至关重要。

基于 Excel 制作的软件在医学统计和公共卫生领域中的广泛应用,目前已有专门的营养计算软件,但价格昂贵、覆盖范围有限,不能满足患者的个性化需求。笔者团队应用 Excel 软件编制营养电子计算单,有效地解决了大面积烧伤患者日常膳食营养成分计算问题,对大面积烧伤患者膳食干预、饮食管理进行合理优化,为营养支持提供了依据。自2018年以来,此计算单已应用于临床大面积烧伤患者100余例,成效显著。

【技术实施方案】

1. 制作能量计算表　用 Excel 程序制作电子表格,以《中国食物成分表(2002 版)》《中国食文化学术研讨会论文集》和国家体育总局运动医学研究所运动营养研究中心常见食物营养成分表为数据源,针对大面积烧伤患者日常膳食建立营养成分数据库。在建立的 Excel 表格内输入相应乘法和加法计算公式,相应乘法即某食物营养成分(能量、蛋白质、脂肪、糖分、含水量) = 每克食物所含营养成分(能量、蛋白质、脂肪、碳水化合物、含水量)× 进食量。以计算能量为例,每克蒸米饭所含能量为 4.897kJ,患者进食蒸米饭 50g,所含能量为 50g×4.897kJ/g=244.85kJ,患者进食所有食物所含能量相加即为总能量。根据以上方法可依次计算患者每日进食食物中所含各种营养成分,包括蛋白质、脂肪、碳水化合物及含水量的总量。在建立的 Excel 表格中更改其中任意一种食物的进食量,与其相对应的营养素值及合计值会发生相应改变,可以直观地看到更改后的结果,如表8-3 所示。

表 8-3　食物能量计算表

食物分类		进食量 /g	每克含水量 /ml	每克含蛋白质 /g	每克含脂肪 /g	每克含糖 /g	每克含能量 /kJ	总能量 /kJ	总含水量 /ml	总蛋白质 /g	总脂肪 /g	总糖分 /g
米面类	蒸米饭	0.7	0.026	0.003	0.26	4.897						
	小米粥	0.9	0.014	0.007	0.084	1.925						
	馒头	0.4	0.078	0.01	0.483	9.753						
	捞面条	0.763	0.029	0.003	0.206	4.117						
	面包	0.6	0.092	0.116	0.481	14.03						
蛋类	鸡蛋	0.75	0.146	0.088	0.028	6.153						
肉类	牛肉	0.728	0.199	0.042	0.002	5.232						
水产类	虾仁	0.8	0.166	0.015	0.028	3.474						
	海参	0.771	0.181	0.002	0.009	3.26						
奶类	酸奶	0.87	0.025	0.027	0.14	3.014						
	牛奶	0.87	0.03	0.032	0.032	2.26						
蔬菜类	芹菜	0.94	0.022	0.003	0.019	0.586						
	白菜	0.9	0.01	0.001	0.021	0.712						
水果类	西瓜	0.94	0.006	0.001	0.058	0.046						
	橙子	0.86	0.008	0.004	0.089	1.758						
辅食类	肠内营养粉剂标准溶液	1	0.043	0.043	0.162	18.91						
	肠内营养乳剂(TPF-D)	1	0.034	0.032	0.12	3.767						
	水	1										
	氯化钾溶液	1										
饮品	脉动	1			0.048	0.21						

2. 计算患者所需能量 根据公式计算大面积烧伤患者每日能量需要量:烧伤成人每日所需能量 = 4 184kJ/m²× 体表面积(m²)+104.6kJ× 烧伤面积(%),体表面积(m²)={[身高(m)-0.6]}×1.5。计算每日所需能量时,根据创面情况及时调整,如患者植皮术后,供皮区也应增加为创面面积;当部分创面愈合后,所需能量也相应减少。

3. 根据所需能量制订饮食计划 制订饮食计划时,关注营养的类别,合理搭配,包括主食、肉类、蛋类、奶类、水果、蔬菜、蛋白粉、肠内营养乳剂等。

【典型病例】

患者,男性,73 岁。

病史:主因被火焰烧伤,吸入大量烟尘,伤后约 2 个小时后送至笔者单位门诊行气管切开、抗休克补液等处置后收住院。

入院诊断:①烧伤 70%,深Ⅱ度 8%,Ⅲ度 62%;②重度吸入性损伤。

入科查体:身高为 166cm,体重 60kg,BMI 21.8,白蛋白 28.4g/L,入科营养状况评分为 1 分。入院第一天计算患者每日所需能量(kJ)=4 184kJ/m²×1.59m²(体表面积)+104.6kJ×70%(烧伤面积)= 13 974.56kJ。根据食物能量计算表制订饮食计划,如表 8-4 所示。合理搭配营养,摄入食物能量达到患者所需能量,如表 8-5 所示。后根据创面愈合情况及时调整所需能量及饮食计划,2 周后患者白蛋白由 28.4g/L 逐渐升至 40.3g/L,营养状况逐步改善。

表 8-4　患者饮食计划表

时间	内容	含水量 /ml	能量 /kJ
早餐	馒头 50g、鸡蛋 100g、小米粥 50g、安素 40g、芹菜 50g、水 160ml	347	1 985
加餐	牛奶 250ml、橙子 150g	346.5	828.7
午餐	米饭 75g、鸡蛋 100g、小米粥 100g、牛肉 150g、芹菜 100g、安素 40g	420.7	2 775
餐后酸奶	200g	174	602.8
加餐	橙子 150g	129	263.7
晚餐	米饭 75g、鸡蛋 100g、小米粥 100g、虾仁 110g、白菜 100g、安素 40g	504.7	2 385
餐后酸奶	200g	174	602.8
晚睡前加餐	安素 40g、水 160ml	160	756.4
	肠内营养乳剂 1 000ml	1 000	3 767
合计		3 255.9	13 966.4

表 8-5　患者饮食能量计算表

食物分类		进食量 /g	每克含水量 /ml	每克含蛋白质 /g	每克含脂肪 /g	每克含糖 /g	每克含能量 /kJ
米面类	蒸米饭	150	0.7	0.026	0.003	0.26	4.897
	小米粥	250	0.9	0.014	0.007	0.084	1.925
	馒头	50	0.4	0.078	0.01	0.483	9.753
	捞面条		0.763	0.029	0.003	0.206	4.117
	面包		0.6	0.092	0.116	0.481	14.03
蛋类	鸡蛋	300	0.75	0.146	0.088	0.028	6.153
肉类	牛肉	150	0.728	0.199	0.042	0.002	5.232
水产类	虾仁	110	0.8	0.166	0.015	0.028	3.474
	海参		0.771	0.181	0.002	0.009	3.26
奶类	酸奶	400	0.87	0.025	0.027	0.14	3.014
	牛奶	250	0.87	0.03	0.032	0.032	2.26
蔬菜类	芹菜	150	0.94	0.022	0.003	0.019	0.586
	白菜	100	0.9	0.01	0.001	0.021	0.712
水果类	西瓜		0.94	0.006	0.001	0.058	0.046
	橙子	300	0.86	0.008	0.004	0.089	1.758
辅食类	肠内营养粉剂标准溶液	160	1	0.043	0.043	0.162	18.91
	肠内营养乳剂（TPF-D）	1 000	1	0.034	0.032	0.12	3.767
饮品	水		1				
	氯化钾溶液		1				
	脉动		1			0.048	0.21
总合计			2 986.7	168.29	96.48	337.5	13 966.4

【讨论】

对大面积烧伤患者进行营养治疗的临床疗效表明,肠内营养治疗是最安全、经济和有效的方法。研究显示,在应激情况下,肠内营养可有效维持肠道的屏障功能,促进肠黏膜修复,有利于大面积烧伤的治疗。目前除市售的各类有明确成分标志的鼻饲肠内营养液,可根据说明书计算营养成分外,经口摄入食物的含水量、能量、蛋白质等与肠外营养相比不易计算。根据食物营养成分表是较准确的计算方法,但使用烦琐,不利于临床日常应用。用 Excel 制作的电子表格使用便利,方法简单,还可进行数据管理(修改、添加、删除数据),运算处理公式也可根据需要随时修改,能满足患者的个性化需求。笔者团队使用电子秤对食物进行称重,质量可精确到 0.1g,将称重数输入 Excel 表格后可准确、直观、快速的自动生成营养成分的量值,且方便水分出入量计算,便于为大面积烧伤患者提供膳食状况评估,计算出能量摄入总量、水分摄入总量、蛋白质摄入量、三大营养物质在能量供应中的比例,为改善营养支持提供了可靠依据,方便临床使用。

此方法存在的不足之处,如:大米分为粳米、籼米等,所制作的米饭含水量、营养成分不尽相同,但在 Excel 表中只作为单一种类"米饭"进行数据处理,存在一定的误差,但差别不显著,仍能较为准确地计算能量、营养物质、水分的摄入,具有良好的临床应用价值。

（杨林娜　王淑君）

【参考文献】

[1] 汪何畏. Excel 软件在医学统计中的应用与研究[J]. 数字通信世界,2018(9):139.

[2] 刘彩虹,郭馨云. 大面积烧伤患者肠内营养支持治疗[J]. 临床军医杂志,2013,41(1):101.

[3] 盛志勇. 烧伤治疗学[M]. 3版. 北京:人民卫生出版社,2006.

第九章

烧伤后期整形新技术

第一节　自体头皮移植修复中厚供皮区

【新技术背景】

大张中厚皮片具有较厚的真皮层纤维组织,皮片质地柔软、富有弹性、耐摩擦、色泽较好,是修复手、足、关节等功能和暴露部位的切削痂创面以及切除创面的理想皮片。但是,由于中厚皮片取皮时伤及真皮乳头层以下,创面愈合靠残留的部分网状层和毛囊、汗腺等皮肤附件上皮再生,愈合时间长,特别是以瘢痕皮肤作为中厚供皮区时,更容易出现残余创面经久不愈、瘢痕愈合和溃破等并发症。

笔者团队创新性地采用自体头皮修复中厚供皮区,取得了良好的疗效:供皮区创面愈合时间缩短;创面疼痛减轻;手术后体位和活动限制缓解;创面外观改善;瘢痕增生减轻。中厚供皮区,移植头皮不但能够确保创面愈合,还能改善皮肤质量;还可以烧伤后愈合的瘢痕皮肤作为中厚供皮区,为大面积烧伤患者的瘢痕整复提供了更多的供皮区选择;供皮区可以实现多次重复切取中厚皮片,为修复中厚供皮区以及挽救大面积烧伤患者生命提供了新的临床治疗手段。

【技术实施方案】

需要进行中厚皮片移植的患者,选取躯干部或者大腿作为供皮区。供皮区创面采用自体中厚头皮皮片移植修复,并使用负压治疗技术固定皮片。

1. 中厚皮片切取　鼓式取皮机切取供皮区部位适合受皮创面面积大小的中厚皮片。应用浸有体积比为 1% 的肾上腺素生理盐水溶液纱布覆盖供皮区,并压迫止血。

2. 头皮切取　使用电动取皮刀切取适合供皮区面积的中厚头皮皮片,洗去毛发后,打孔、备用。头部供皮区使用凡士林油纱覆盖,加压包扎,术后第 3 天拆除敷料,仅保留凡士林油纱,半暴露治疗。

3. 头皮移植　应用自体头皮皮片平铺于供皮区创面,头皮皮片相互重叠 0.5~1.5mm,不留缝隙。外用网眼纱固定皮片,再用负压材料覆盖,生物半透膜密封,持续负压固定皮片。

4. 术后处理　术后第 7 天拆除负压,植皮组观察供皮区移植头皮皮片的成活情况,予以换药包扎,直至愈合。

5. 注意事项　应用自体头皮皮片修复中厚供皮区创面时,需在手术前向患者充分说明利弊,消除患者的疑虑;取皮厚度应适当控制,一定要切取较厚的刃厚皮片或者是较薄的中厚皮片;移植的自体头皮皮片要固定好,避免皮片挪动,导致愈合不均匀,从而影响创面愈合后的外观;自体头皮移植以后,要采用负压材料进行规定,可以缩短手术时间,为开展自体头皮移植修复中厚供皮区技术提供了基本保证。

【典型病例】

病例 1

患儿,男性,14 岁。

主诉:左足背瘢痕增生 13 年余,局部破溃不愈 6 月余。

病史:患儿出生发现左足背红色痣,并逐渐长大,于出生 3 个月时在当地医院行同位素治疗,后左足背部皮肤形成瘢痕,并多次出现破溃。6 个月前因再次破溃于当地医院住院治疗,效果欠佳,创面逐渐扩大,为求进一步治疗来我院。

查体:左足瘢痕增生挛缩畸形,较健侧明显缩小,并伴局部难愈性溃疡。

入院诊断:①皮肤溃疡 0.5%,Ⅲ度,左足;②左足瘢痕挛缩畸形。

治疗过程:入院后行左足清创植皮,背部自体中厚皮片移植(图 9-1,图 9-2),背部供皮区自体头皮移植(图 9-3),头部取皮术。背部供皮区回植自体头皮采用负压固定(图 9-4)。术后 7 天拆除创面负压见背部供皮区移植皮片成活良好,创面愈合(图 9-5)。愈合背部供皮区皮肤质地柔软,无水疱及破溃(图 9-6)。

图 9-1　背部供皮区情况

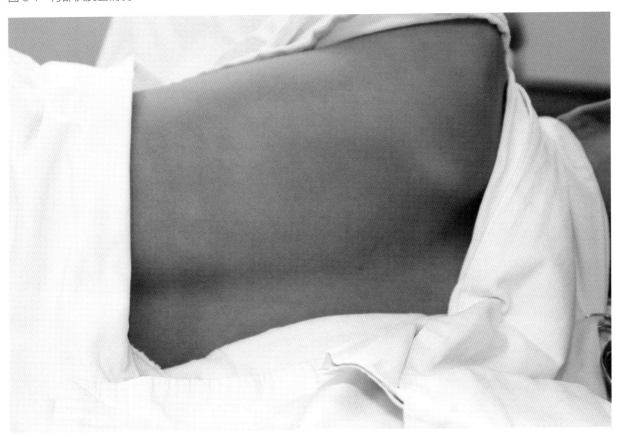

图 9-2 背部切取中厚皮片

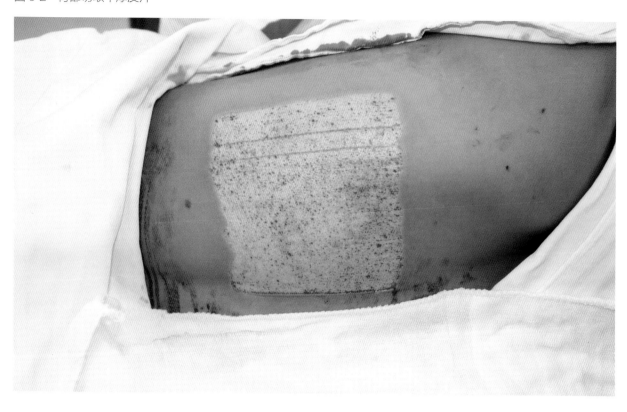

图 9-3 背部供皮区回植自体头皮

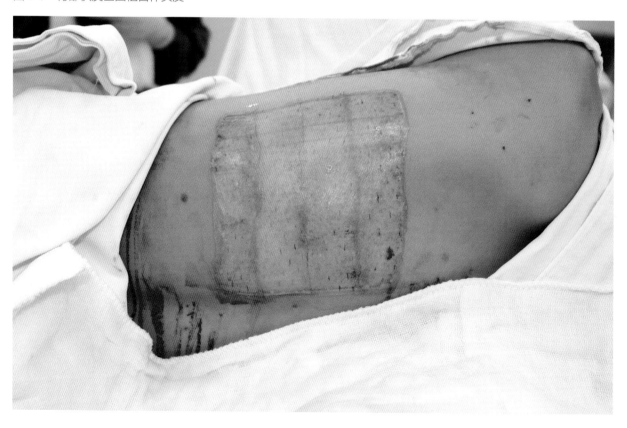

图 9-4　回植头皮采用负压固定

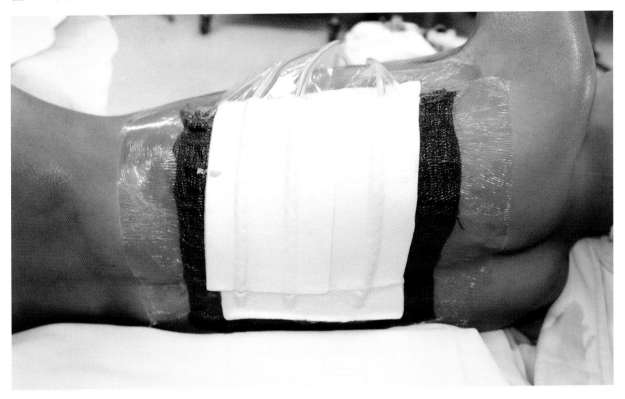

图 9-5　术后 7 天拆除背部供皮区负压，见回植自体头皮成活良好

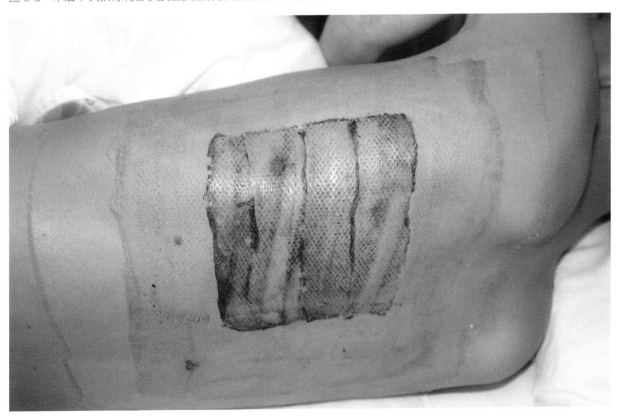

图 9-6 背部中厚皮片供皮区愈合皮肤质地柔软,无水疱及破溃

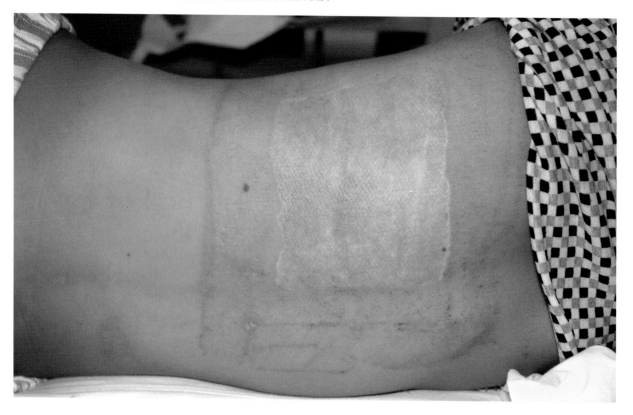

病例 2

患者,女性,40 岁。

主诉:全身多处烧伤后瘢痕增生挛缩畸形 2 年余入院。

病史:患者为 92% 大面积烧伤后,全身创面逐渐出现瘢痕增生挛缩,伴外观及功能障碍。患者可用于整形手术修复瘢痕的皮源紧张,但头皮大部分尚存。

入院诊断:全身多处瘢痕增生挛缩畸形,烧伤后。

治疗经过:入院后行颈部瘢痕松解植皮,术中于患者背部烧伤后色素改变及瘢痕轻微区域切取中厚皮片(图 9-7,图 9-8),供皮区采用自体头皮回植(图 9-9),并应用负压装置固定(图 9-10),术后 7 天拆除负压见皮片成活良好。回植头皮供皮区皮肤质地柔软,色素均匀,瘢痕组织轻微(图 9-11)。术后近 2 年,背部中厚供皮区恢复良好(图 9-12)。

图 9-7　背部瘢痕皮肤供皮区情况

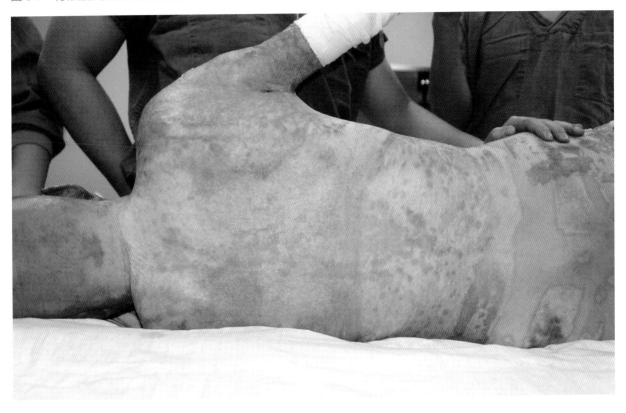

图 9-8　背部瘢痕皮肤切取中厚皮片，头部取皮

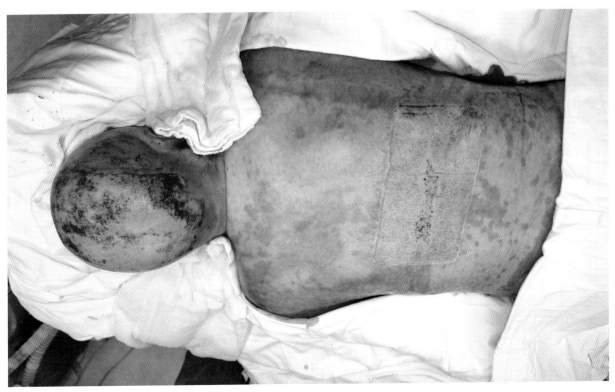

图 9-9　背部瘢痕中厚供皮区回植头皮

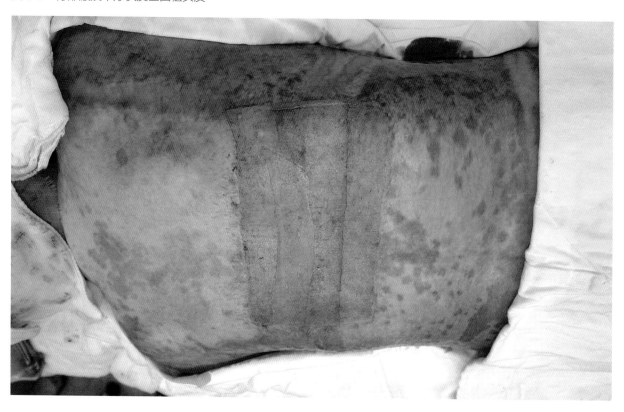

图 9-10　回植头皮以负压固定

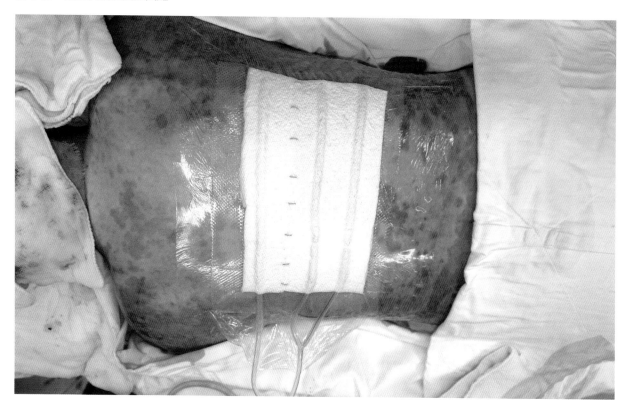

图 9-11　背部中厚皮片供皮区愈合，皮肤质地良好

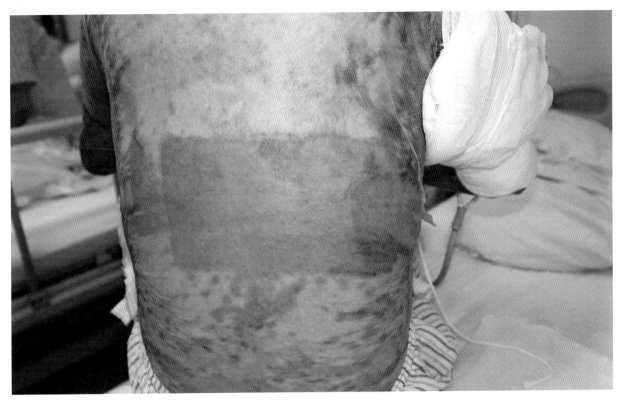

图 9-12　术后近 2 年，背部中厚供皮区恢复良好

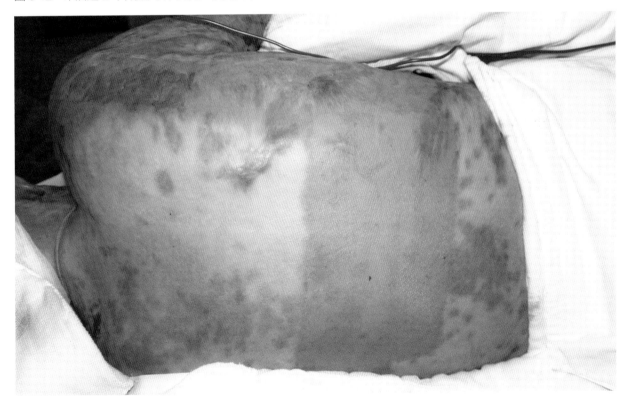

【讨论】

既往有研究报道通过移植微粒皮片、自体刃厚皮片或头皮修复瘢痕皮肤中厚供皮区,虽然改善了供皮区创面愈合质量,但却未能被广泛开展。自体刃厚皮片移植需要增加成倍以上的供皮区,虽然刃厚供皮区一般不会遗留瘢痕,但多伴有皮肤色泽改变,很难被患者接受。头皮皮肤厚,毛囊、皮脂腺多而深,血运丰富,愈合快,取皮一般不影响毛发生长,也不形成瘢痕。但头皮皮片移植修复中厚供皮区也由于缺乏有效的固定措施,如腹部、背部的中厚供皮区移植头皮皮片,极易发生皮片移位,影响成活,缝合打包固定手术操作烦琐等,导致无法推广。笔者单位采用负压封闭引流技术固定头皮皮片,手术操作时间较短,皮片的固定效果好,手术简便易行,取得了很好的疗效。

愈合时间缩短:使用凡士林油纱及一些各种各样的新敷料来修复中厚供皮区,愈合时间一般长达两三周,而采用自体头皮移植修复中厚供皮区,创面愈合时间仅为 4 天,较传统方法(17~21 天)大大缩短。

创面疼痛减轻:应用传统方法,特别是经常使用的凡士林油纱覆盖(半暴露干燥法),包括水胶体敷料更换,会使患者感觉非常疼痛。采用自体头皮移植修复中厚供皮区,可以显著减轻患者创面疼痛。

手术后体位和活动限制缓解:采用传统方法,当供皮创面位于下肢时,在创面愈合前患者只能卧床而不能下地活动,供皮创面位于背部时患者仰卧受限等,严重影响患者术后的生活质量。供皮区创面移植头皮皮片后,由于有负压固定,能很好地耐受局部受压、低体位和轻度的活动,而不影响皮片的成活,即便是腿部供皮的患者也可于术后第 2 天下地活动。

创面外观改善:中厚供皮区创面由于已经失去含有黑素细胞的表皮生发层,愈合后多伴有色素的脱失而影响外观。移植中厚头皮的同时也移植了部分色素细胞,能够显著改善创面愈合后的色泽。

瘢痕增生减轻:应用传统方法,会出现"瘢痕搬家"的尴尬及水疱、反复溃破、瘙痒症状,严重影响患者出院后的生活质量。移植自体头皮覆盖供皮区创面后,可以提高中厚供皮区创面的愈合质量,减轻瘢痕增生;减少残余创面,有效缓解瘙痒症状;改善患者生活质量。

大面积烧伤患者发生瘢痕增生、挛缩,需要植皮修复的部位多,却又往往缺乏正常皮肤供皮区。若以烧伤后愈合的瘢痕皮肤作为中厚供皮区,移植头皮不但能够确保创面愈合,还能改善皮肤质量,为大面积烧伤患者的瘢痕整复提供了更多的供皮区选择,而且供皮区可以实现多次重复切取中厚皮片,实现供皮区的"皮库化",为提高救治质量提供了新的临床治疗手段。

(申传安)

第二节 负压治疗在烧伤后瘢痕整复中的应用

一、瘢痕切除伤口的张力转移

【新技术背景】

瘢痕增生尤其是较大面积的瘢痕增生影响患者外观、功能,并常伴有瘙痒、疼痛等不适。有些瘢痕还会反复破溃,长期不愈,严重影响生活质量,甚至引发患者严重心理问题。对于患儿而言,瘢痕增生还可能会限制其生长发育。外科手术是解决上述问题的有效方法,目前临床多采用游离植皮及预置扩张器后期应用扩张皮瓣进行整复。游离植皮方法简单,但移植皮片往往有明显色差,外观就像"打了补丁",形态也不饱满,同时还增加了供皮区瘢痕,好比"瘢痕搬家"甚至会"瘢痕扩大"。扩张皮瓣修复瘢痕是一种较好的手术方式,术区色泽较为统一,外观形态较好,但存在治疗时间长、需要 2 次手术、注水期间有感染风险、存在辅助切口等问题,对患儿尤其是学龄前患儿而言,还存在对皮肤扩张的疼痛以及注水针刺痛的耐受度低、配合差,治疗实施困难的困扰。

对瘢痕较大,但评估可以通过手术直接切除或绝大部分切除的患者,瘢痕直接切除缝合是一种最为直接的缩小瘢痕的方式,但在临床中较少应用,主要问题在于大范围去除瘢痕组织后形成的张力性切口,可能导致术后切口开裂、愈合困难、愈后瘢痕过宽和明显增生的问题。笔者团队应用医用负压材料及贴膜,将切口张力转移到切口周围皮肤,并利用负压的"吸盘效应""平整效应",使原本的张力性切口在无张力情况下顺利、平整愈合,解决了上述张力性切口愈合困难的问题,并对数百例患者实施了瘢痕切除缝合手术,取得了良好的临床疗效。

【技术实施方案】

1. 术前创面准备　长期随诊患者,于首次或第二次瘢痕切除术前 3~6 个月行瘢痕周围正常皮肤扩张训练:一手压迫瘢痕,一手垂直瘢痕长轴向外周反复用力牵拉正常皮肤,以松弛皮肤,减轻后期手术切口张力。住院手术前,对瘢痕局部破溃部位,术前 3 天连续采用碘附换药治疗。术前 1 天给患者洗澡,可应用软毛牙刷清洗瘢痕组织缝隙内污垢,注意力量适中,避免瘢痕组织破溃。

2. 手术方法　全身麻醉下手术,对术前评估可以完全去除的瘢痕组织可以沿瘢痕边缘直接切除;对于术前评估难以完全去除或没有把握完全去除的瘢痕组织,应在瘢痕一侧作瘢痕内切口,从皮下向另一侧逐步游离瘢痕组织。在游离瘢痕组织张力最大处作垂直切口,切口深度为拟切除瘢痕组织最大宽度。于瘢痕上垂直切口最深点留置牵引线,并在切口对侧相应对合点同样留置牵引线,通过牵引线将两点相向牵拉对合,用于帮助判断切口张力和可切除瘢痕宽度(图 9-13)。瘢痕切除范围以手术切口可以拉拢缝合为前提,尽可能去除瘢痕组织。术中可用手术刀修薄切缘两侧残留瘢痕组织,尽可能使切口对位平整。可应用电子弹簧秤测量手术切口张力(图 9-14),根据手术切口张力大小选择合适的缝线对位缝合皮下组织,间断或皮内缝合皮肤组织。

根据切口长短及形状修剪或拼接医用负压材料(聚乙烯醇),使其完全覆盖手术切口,负压材料边缘衬垫抗菌医用敷料,外粘贴医用贴膜封闭。贴膜时尽可能将切口两侧皮肤向切口方向牵拉,以减轻切口张力。

3. 术后治疗　术后接医院中心负压持续行负压封闭引流治疗,压力值为 -40~-20kPa,密切观察有无漏气、出血、积液、异味等现象。

中国人民解放军总医院第四医学中心烧伤整形医学部对瘢痕切口张力小于 5.89N 的患者,于术后 8 天首次打开医用负压材料,观察切口愈合情况。躯干切口视愈合情况间断或全部拆除缝线,并再

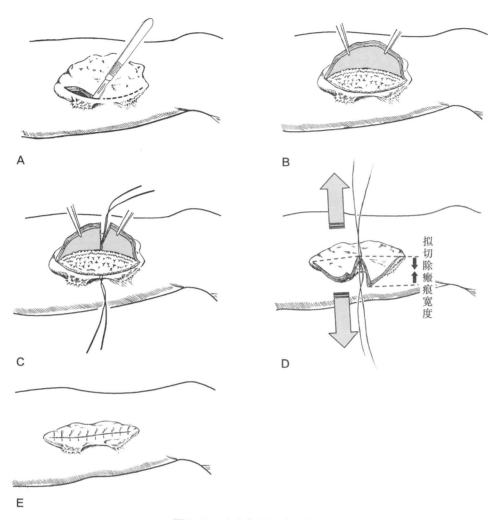

图 9-13 瘢痕分次切除方法示意图

A. 在瘢痕一侧作瘢痕内切口；B. 从皮下向另一侧逐步游离瘢痕组织；C. 在游离瘢痕组织张力最大处作垂直切口，切口深度为拟切除瘢痕组织最大宽度，于垂直切口最深点及切口对侧相应对合点留置牵引线；D. 通过牵引线将两点相向牵拉对合，用于帮助判断切口张力和可切除瘢痕宽度；E. 对位缝合剩余瘢痕组织。

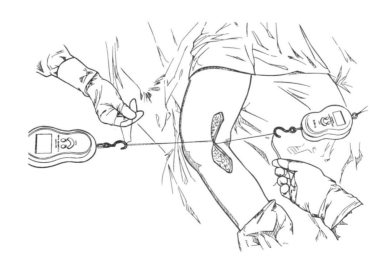

图 9-14 术中应用弹簧秤测量切口张力示意图

次应用负压封闭引流减张固定至术后 14 天;对瘢痕切口张力大于 5.89N 的患者,于术后 12 天首次打开术区,间断拆除缝线,继续应用医用贴膜从切口两侧向切口方向牵拉皮肤行减张固定,术后 16 天拆除缝线。

创面愈合后安排患者戴弹力套,手术切口常规应用瘢痕贴及抑制瘢痕药物治疗 1 年,同时切口愈合后继续应用医用贴膜向切口方向牵拉两侧皮肤行减张固定 3 个月。

所有患者手术拆线后切口均愈合良好,切口皮缘对位较传统方式更为平整,无线结反应,局部无红肿、渗液、破溃。术后半年,瘙痒、疼痛等症状基本得以缓解,瘢痕变薄、充血情况及色素沉着减轻,患者外观及畸形明显改善。

4. 注意事项　①并非所有的瘢痕组织都适合直接切除,术前应充分评估瘢痕切除后皮肤缺损情况,避免出现切口张力过大难以缝合,或缝合后影响关节功能活动等问题;②术中固定负压材料时,应首先将贴膜修剪成长条形,垂直手术切口,相互间隔,将半侧贴膜分别贴附固定于手术切口左右两侧皮肤,然后将切口左右两侧贴膜相向牵拉,使手术切口保持松弛状态后再将贴膜固定于切口对侧皮肤(图 9-15);③为保证固定效果,医用负压材料长、宽至少应超过缝合切口边缘 3cm 左右;贴膜大小应超出医用负压材料外缘 5cm 或以上;如切口张力较大,还可适当增大贴膜范围;④负压材料边缘衬垫抗菌医用敷料,以防止负压材料边缘的正常皮肤形成张力性水疱;⑤瘢痕需行二次手术切除者,第二次手术时间应在首次术后 6 个月及以上;第二次术前应安排行瘢痕周围正常皮肤扩张训练(一手压迫瘢痕,一手垂直瘢痕长轴向外周牵拉正常皮肤,达到扩张松弛瘢痕周围皮肤目的)3~6 个月,通过长期锻炼扩张瘢痕周围皮肤,以减轻后期手术切口张力。

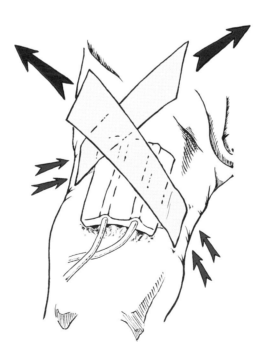

图 9-15　负压封闭引流减张固定示意图
将切口左右两侧贴膜相向牵拉(红色箭头表示),使手术切口皮肤保持
松弛状态,切口张力被转移到两侧贴膜边缘皮肤(蓝色箭头部位)。

【典型病例】

　　患者,女性,4岁,1年前在家中被热水烫伤胸部,于当地医院换药愈合,之后因胸部瘢痕逐渐增生影响外观入院。术前测量瘢痕面积35cm²,为客观评价手术效果,术前对患儿瘢痕进行POSAS(patient and observer scar assessment scale,POSAS)评分。POSAS分为观察者量表(observer scar assessment scale,OSAS)和患者量表(patient scar assessment scale,PSAS)。OSAS量表由医师进行评价,其6项评分内容分别为血管分布、色泽、厚度、表面粗糙程度、柔软度和面积,每项分值1~10,相加得到OSAS评分。患者量表内6项评分内容分别为疼痛程度、瘙痒程度、颜色、厚度、柔软度和自我观感,每项分值1~10,相加得到PSAS评分。POSAS量表的主要优势在于纳入患者自评项目,尤其是加入了对瘢痕不适症状的评分,更符合临床实际情况。其OSAS评分、PSAS评分、观察者及患者总体评分分别为35分、37分、5分及6分。患儿间隔半年先后行第二次手术切除瘢痕,切口缝合后均应用负压封闭引流技术固定。两次手术术中测量手术切口张力先后分别为11.68N、12.86N,术后测量瘢痕面积先后分别为18cm²、7cm²。患儿两次术后切口均愈合良好,缝线处均无红肿、破溃。第二次术后,患儿胸部瘢痕绝大部分去除,瘢痕缩小80%(图9-16)。第二次术后6个月复查见患儿外观有明显改善,再次进行POSAS评分,其OSAS评分、PSAS评分、观察者及患者总体评分分别为13分、16分、2分及2分,患儿家属表示满意。

图9-16　分次瘢痕切除结合VSD固定整复1例小儿胸部增生性瘢痕

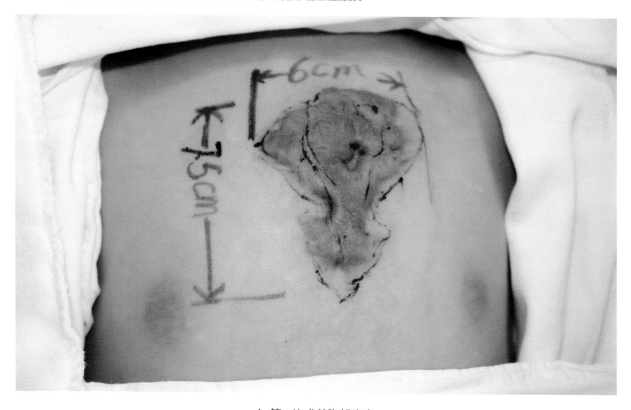

A. 第一次术前胸部瘢痕

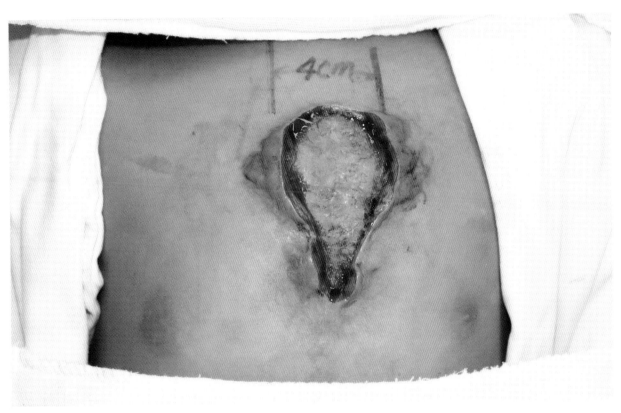

B. 瘢痕组织部分切除后

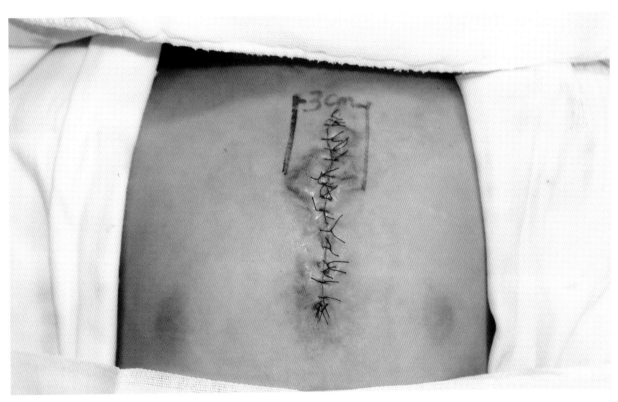

C. 手术切口对位缝合

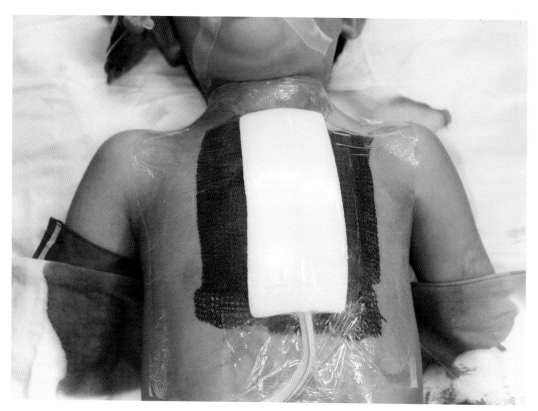

D. 手术切口以负压封闭引流技术进行固定

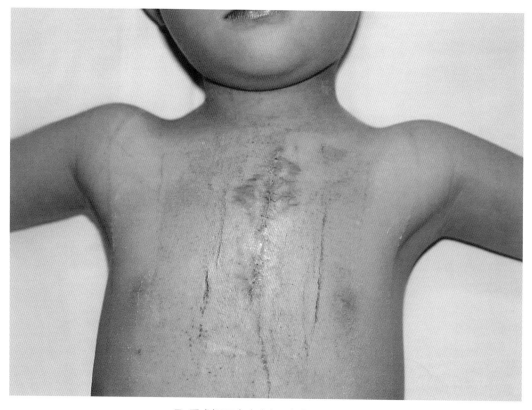

E. 手术切口愈合良好,瘢痕明显缩小

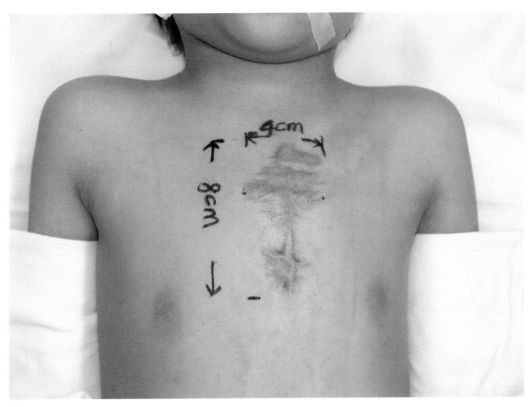

F. 第二次术前胸部瘢痕,较图 A 明显缩小

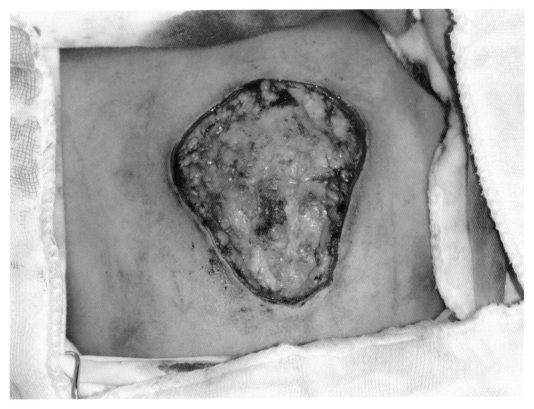

G. 切除瘢痕,切口张力明显

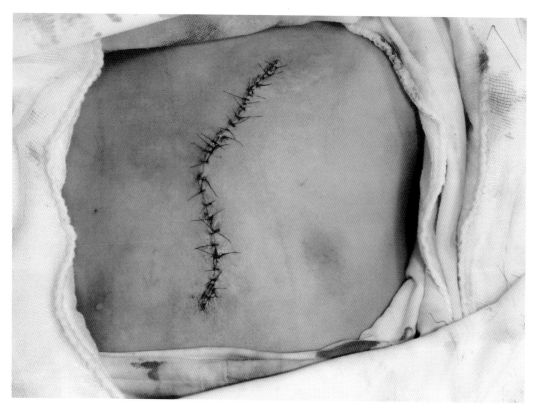

H. 手术切口行美容缝合

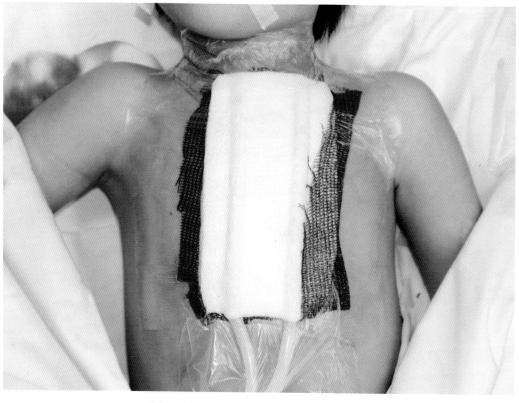

I. 手术切口外覆盖医用负压材料行负压封闭引流固定

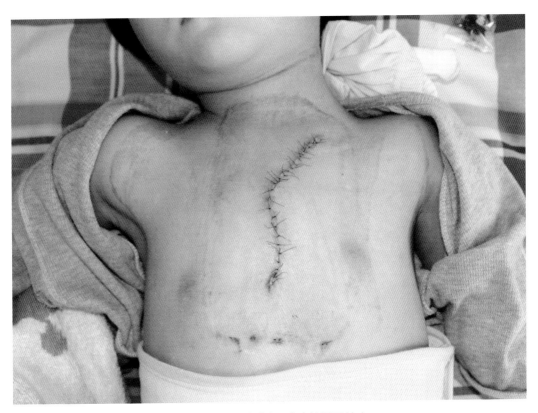

J. 手术切口愈合良好,瘢痕较图 F 缩小

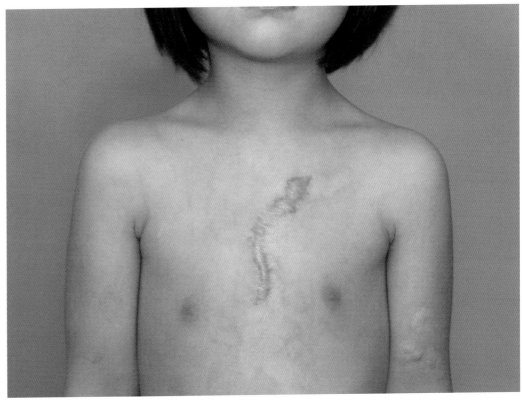

K. 第 2 次术后半年复查,整体瘢痕较图 A 明显缩小,外观明显改善

【讨论】

在发达国家中,每年有大约 400 万人因烧伤形成增生性瘢痕,其中 70% 是小儿,国内的相关数据尚不明确。瘢痕除了给患者的外观、功能造成影响外,同时伴随着皮肤干燥、瘙痒、疼痛、瘢痕易破溃等不适症状,对儿童患者还可能会影响其生长发育。一些研究还表明,瘢痕长期存在可以导致患者产生负面心理情绪,如恐惧、抑郁、沮丧、幸福感降低等,同时患者亲属也会表现出严重的情绪障碍。因此瘢痕的治疗不仅仅是一个医疗问题,还是一个社会问题。

对较大面积的瘢痕采用直接切除的方式在临床中较少应用,主要问题在于大范围去除瘢痕组织后组织缺损导致的巨大切口张力。高皮肤张力与瘢痕形成紧密相关。随着皮肤缺损范围的增大,切口张力越大,瘢痕增生更为明显,使用切口减张装置可以减少手术切口纤维化,促进再生性修复,明显减少瘢痕形成。近年来,国内外一些切口减张装置被发明并应用于临床,主要分为无创的自粘性抗拉力减张器和有创皮肤牵张器两种类型。然而自粘性抗拉力减张器存在活动易脱落及切口换药困难的问题,有创皮肤牵张器虽然减张效果可靠,但因多需缝线固定,存在不同程度皮肤损伤,影响愈合后外观。

笔者单位通过应用负压封闭引流技术行减张固定,保障了手术切口在低张力或无张力条件下顺利愈合。该技术特点主要包括:①张力的转移,指通过医用贴膜将切口两侧皮肤向内集中牵拉使切口邻近皮肤组织保持松弛,明显地减轻了手术切口张力,同时远离手术切口的正常皮肤则因贴膜牵拉保持高张力状态,形成了手术切口实际张力的转移/移位;②负压的"吸盘效应",指医用负压材料在负压作用下向中心收缩形变,与手术切口及周围皮肤紧密贴合、固定,起到了进一步减张的作用;③负压的"平整效应",指通过负压材料的吸引作用,使切口两侧高低不平的瘢痕组织在紧密贴附负压材料的调整下,切口表面对合更为平整。④负压封闭引流技术还可以有效引流切口处的渗血、渗液,减轻组织肿胀,改善局部循环,促进切口愈合;⑤应用负压情况下,临床上还可以使用既往难以应用的细线美容缝合张力性手术切口,或及早拆除切口缝线,可以进一步减轻瘢痕增生;⑥与其他减张方式相比,该方法操作简单,效果肯定,且无损伤。

所有经该方法治疗患者术后瘢痕面积均明显缩小,瘢痕高度、充血情况及色素改变减轻,整体外观及瘢痕伴随不适症状明显改善。同时通过应用国际广泛认可的 POSAS 评分对患者术前及术后进行了客观评价,各项评分均显著低于术前,患者及家属满意度高,部分患儿家长反映患儿较术前活泼许多。

与传统游离植皮或者采用扩张器扩张皮瓣相比,该术式优点包括:①手术切口愈合无色差,无供皮区继发瘢痕,避免出现"瘢痕搬家"或"瘢痕扩大"的现象;②手术操作简单,无明显年龄限制;③组织损伤小、辅助切口少;④手术切口减张操作简单,无损伤,固定效果可靠。当然该术式同样也有许多不足,比如,首先,并非所有的患者都适合通过直接切除的方式去除瘢痕;其次,部分患者需要二次或多次手术,且后期可能仍需行扩张器手术等。但即便如此,本术式也能明显减少后期手术植皮面积、降低扩张器手术的设计及操作难度等,适合在临床推广应用。

(申传安　蔡建华)

二、瘢痕挛缩松解改形皮瓣的负压治疗

【新技术背景】

瘢痕挛缩或粘连形成的条索状或蹼状瘢痕往往会严重影响患者的功能及外观。在此类瘢痕手术整复中,设计局部皮瓣或连续皮瓣是常用的方法,简便易行,术后瘢痕挛缩复发率低。但实际操作中,连续改形或局部皮瓣转移术后按传统包扎方式往往会因为瘢痕皮瓣自身血运欠佳,以及因皮瓣分离、转移、交叉对位缝合后局部切口张力增加影响皮瓣血运等原因导致瘢痕皮瓣尖端坏死、切口愈合欠佳,甚至需要长时间换药或二次手术,影响最终效果,并增加患者的痛苦,延长住院时间。因此,如何避免瘢痕皮瓣缺血坏死,促进瘢痕挛缩松解改形皮瓣切口愈合,具有重要的临床意义。

笔者团队近年来总结临床经验,将负压吸引技术应用于瘢痕挛缩松解改形皮瓣中,取得了良好的临床效果。

【技术实施方案】

(一) 适应证

关节部位瘢痕严重挛缩畸形或需连续皮瓣改形的患者。

(二) 术前准备

留取瘢痕不平整处细菌培养。术前沐浴刷洗术区瘢痕。设计局部皮瓣转移覆盖方案。术前常规性化验及检查,糖尿病患者良好控制血糖。术前谈话签字。

(三) 手术方法

1. 体位　充分暴露术区,侧躯干及腋窝创面可行侧卧位。
2. 消毒　碘酊、酒精消毒术区,铺无菌单。用酒精纱布反复擦拭瘢痕沟壑及潜行腔隙。
3. 瘢痕切除或松解改形　沿瘢痕条索设计相应的 Z 型改形或转移皮瓣,利用皮瓣转移交错缓解瘢痕挛缩。设计皮瓣时,应注意皮瓣类型、长宽比等,确保皮瓣血运良好。
4. 术区安装负压吸引装置　皮瓣转移术区最好使用吸盘式负压装置,避免负压管压迫皮瓣尖端造成血运不佳,同样要保持展开位置,安装负压吸引材料,贴膜封闭,包扎固定位置。

【典型病例】

患者,女性,46 岁,诊断:全身多处瘢痕增生挛缩畸形,烧伤后。患者大面积烧伤后右侧腋窝周围瘢痕增生挛缩,右上肢外展角度仅 60°。入院行右侧腋窝瘢痕松解改形术,术中设计 5 瓣成形术,彻底松解腋窝瘢痕组织,创面持续行负压吸引治疗,负压选用吸盘式,并固定肩关节至外展位。术后患者病情平稳,皮瓣尖端血运好,未发生缺血坏死,手术切口对合良好,右侧腋窝外观及右肩功能改善明显,外展上举角度可达 150°(图 9-17~ 图 9-22)。

图 9-17 右侧腋窝瘢痕挛缩情况

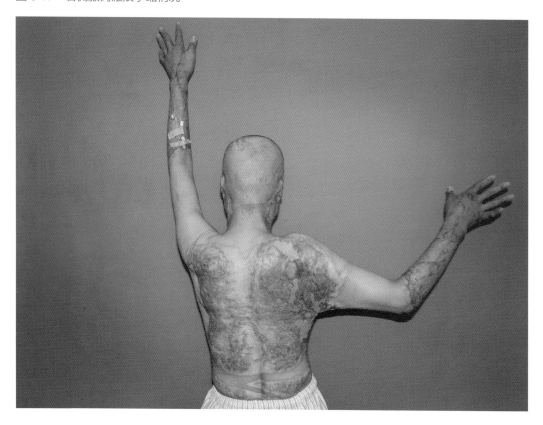

图 9-18 右侧腋窝瘢痕挛缩术后改善情况

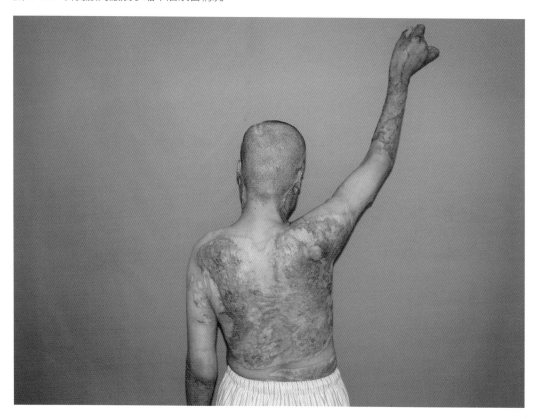

图 9-19　右侧腋窝瘢痕术中皮瓣切开分离的情况

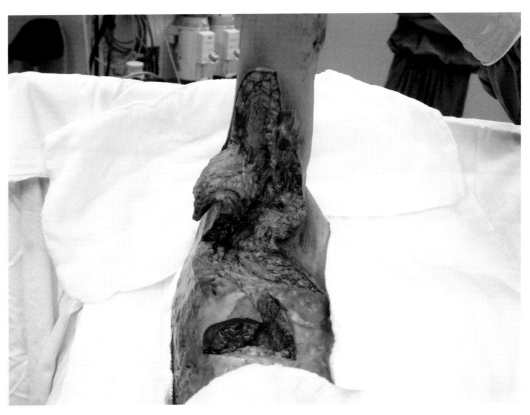

图 9-20　皮瓣缝合切口术中安装负压前的情况

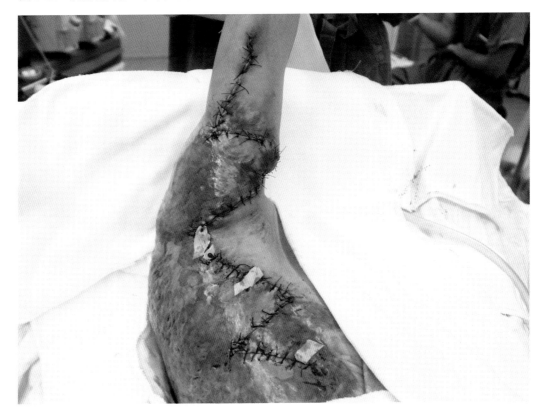

图 9-21　右侧腋窝瘢痕术后负压吸引的情况

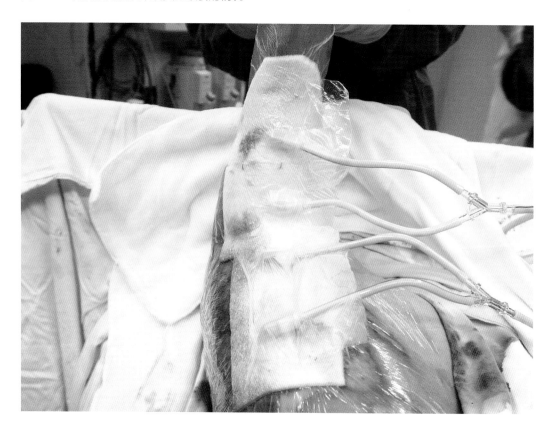

图 9-22　术后拆去负压时的情况

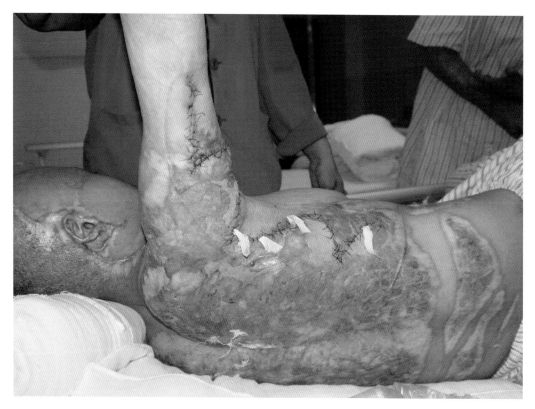

【讨论】

负压创面治疗技术作用的根本原理来自其密闭式结构的物理隔离作用及持续抽吸的生物力学效应。

笔者团队将负压治疗技术应用到瘢痕松解改形皮瓣转移病例中,其皮瓣血运均良好,未出现局部水疱、表皮浮脱、皮瓣尖端发黑坏死等,皮瓣间切口均愈合良好,缝合口对位平整。负压治疗技术还具有良好的塑形、固定作用,避免了因体位变动导致切口牵拉所带来不良影响。其原理在于:①通过负压及贴膜的牵拉、固定作用,在减轻切口张力的同时也改善了皮瓣的血运,尤其是皮瓣尖端的血运;②通过负压作用,可以将切口两侧瘢痕组织对合提拉至同一水平,有利于切口对合平整,促进愈合;③负压可有效引流切口处渗血、渗液,减轻组织肿胀,改善局部循环,促进切口愈合;④负压可以形成密闭空间,改善创面愈合环境,避免切口感染。

需要注意的是,沿瘢痕条索设计相应的 Z 型改形或转移皮瓣时,应注意皮瓣类型、长宽比等,确保皮瓣血运良好。瘢痕松解改形皮瓣缝合后切口应用负压治疗的技术要点有:①负压压力不宜过大,建议控制在 0.02~0.03MPa。②为避免引流管式负压内负压管型压迫皮瓣,最好使用吸盘式负压;如需安装引流管式负压应注意皮瓣及负压管型走行,避免管型压迫皮瓣及伤口。③应利用贴膜进行减张贴附。④无论切口形状如何均应包含在负压材料范围内,避免切口直接与贴膜接触。⑤术后早期应注意引流量,如超过 50ml/h,需检查有无局部出血情况。2~3 天后负压材料逐渐干燥,无持续性或加重性疼痛,一般不需要特殊处理。⑥安装引流条的切口,仍应按时拔除引流条,注意无菌操作。⑦可于术后 1 周左右打开术区观察切口愈合情况,必要时可更换一次负压至 10~14 天拆线。⑧保持负压密闭性良好,避免漏气。

综上所述,负压技术能够保障术区无菌及持续引流,减轻了切口张力,很好地促进瘢痕挛缩松解改形皮瓣术后愈合。值得继续总结以及推广。

（申传安　李东杰）

三、瘢痕松解后延迟植皮

【新技术背景】

瘢痕增生挛缩,或粘连形成的条索状、蹼状瘢痕会严重影响患者肢体的功能及外观。腋、颈、肘、膝等关节及附近功能部位烧伤后发生瘢痕粘连伴功能障碍的手术整复,常常需利用邻近部位皮瓣进行修复,供瓣区采用植皮处理。功能部位瘢痕松解后首选皮瓣修复,而大面积烧伤病例无法提供足够的供瓣区域甚至是健康厚皮片进行整复。在实际操作中,某些瘢痕严重挛缩松解创面凹凸不平,血管、神经、肌肉、肌腱外露,直接植皮常常造成皮片成活欠佳。

负压吸引技术通过其持续引流以及生物力学作用,能够促进创面快速肉芽化,改善创面受皮条件。

笔者团队在治疗过程中,首先进行瘢痕松解,保持松解位置进行负压创面治疗,延迟利用头皮或刃厚皮片封闭创面,植皮效果满意。

【 技术实施方案 】

1. 体位　充分暴露术区,挛缩肢体充分伸展。

2. 消毒　碘酊、酒精消毒术区,铺无菌单。用酒精反复擦拭瘢痕沟壑及潜行腔隙。

3. 瘢痕切开松解　垂直瘢痕最紧张处切断瘢痕挛缩张力线,切开至脂肪层,沿浅筋膜表面剥离去除粘连瘢痕组织。充分释放张力,尽量恢复关节接近至正常位置。

4. 术区安装负压吸引装置　保持瘢痕切除或切开松解创面展开最大位置,于创面处安装负压吸引海绵材料,贴膜封闭固定,连接负压源检查气密性。继续保持原位置,用无菌敷料包扎,外层可用石膏固定。

5. 通过及时更换负压吸引材料以及维护,负压创面治疗 2~3 周后,创面肉芽化,变得平整,取头皮或刃厚皮片移植封闭创面。

【 典型病例 】

患者,老年女性,61 岁,汽油火焰烧伤全身多处,烧伤面积 75%,创面愈合后全身瘢痕严重增生,左侧腋窝与胸壁粘连明显,活动严重受限,背部瘢痕增生明显,无法行局部皮瓣转移整复腋窝瘢痕挛缩,同时患者自体皮源匮乏,缺乏中厚皮片供皮区。笔者采用分次手术先行改善左侧腋窝瘢痕组织增生粘连情况。术中松解腋窝瘢痕组织后均可见巨大创面形成,其基底凹凸不平,深部血管、神经等组织外露,无受皮条件,遂利用负压材料覆盖创面并固定肩关节至外展位。第一次负压时间持续 3 天,后期将负压治疗时间延长,经过 3 次负压治疗,瘢痕松解术后 16 天,此时左侧肩关节经长时间外展固定,瘢痕均得到充分松解,瘢痕松解创面形成新鲜、平整肉芽组织,利于受皮。遂行自体头皮移植覆盖,移植皮片行负压固定。术后患者病情平稳,拆除负压见移植皮片成活良好,双侧腋窝外观及肩部功能活动改善明显,外展可达 90°(图 9-23~ 图 9-27)。

图 9-23　左侧腋窝术前瘢痕挛缩情况

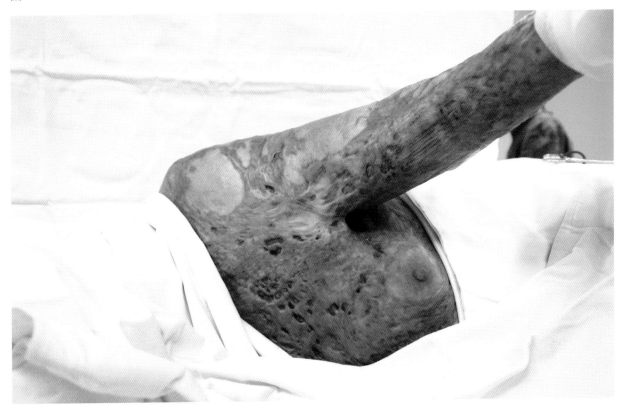

A. 正面观

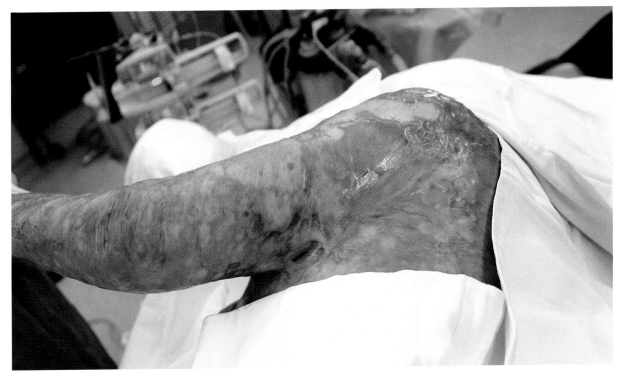

B. 背面观

图 9-24　瘢痕松解创面,基底凹凸不平,肌肉、肌腱、脂肪、血管、神经等大量组织外露

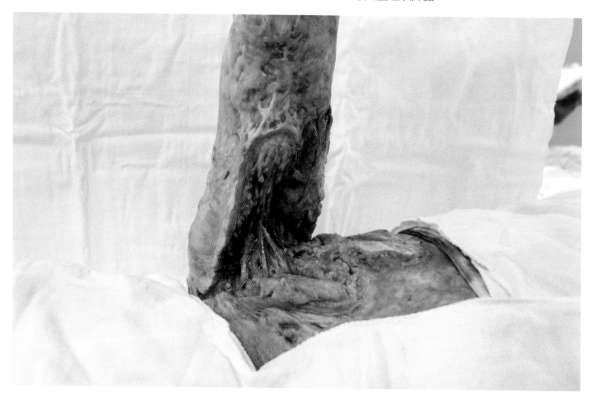

A. 正面观

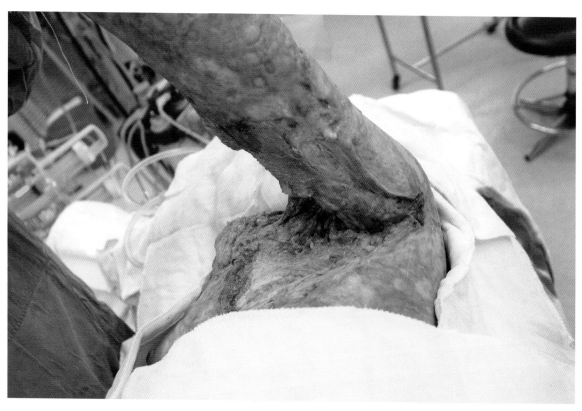

B. 背面观

图 9-25　负压材料覆盖创面,行持续负压封闭引流治疗

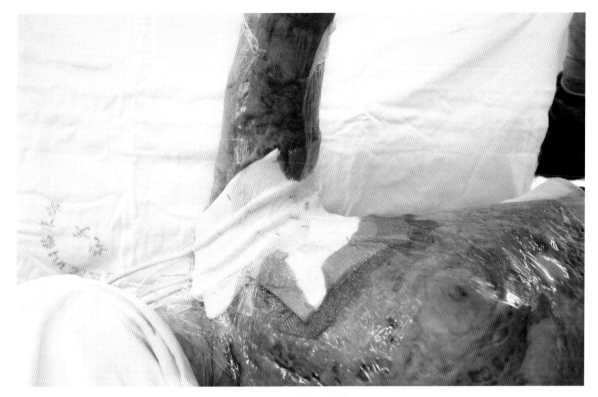

A. 负压吸引正面观

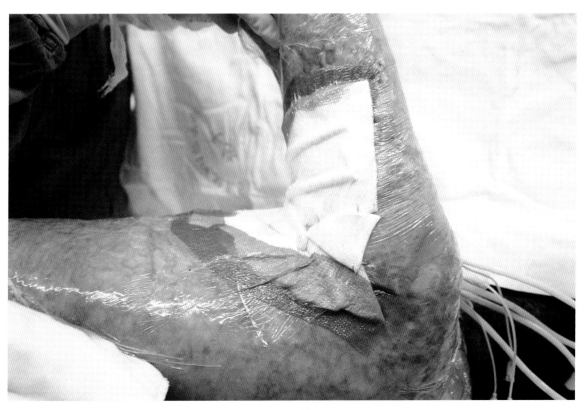

B. 负压吸引背面观

图 9-26　术后 16 天肉芽生长良好,创面基底平坦,利于受皮。同时肩关节固定于外展位,瘢痕得到充分松解

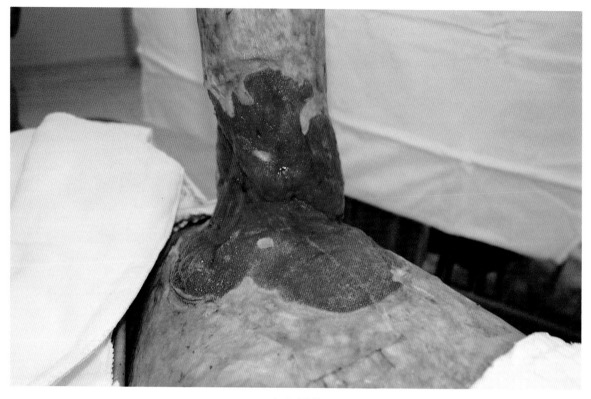

A. 正面观

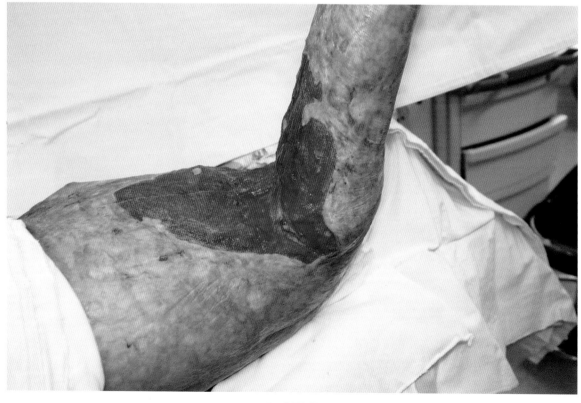

B. 背面观

图 9-27 自体头皮移植覆盖创面后负压固定,皮片成活良好,肩关节功能得到明显改善

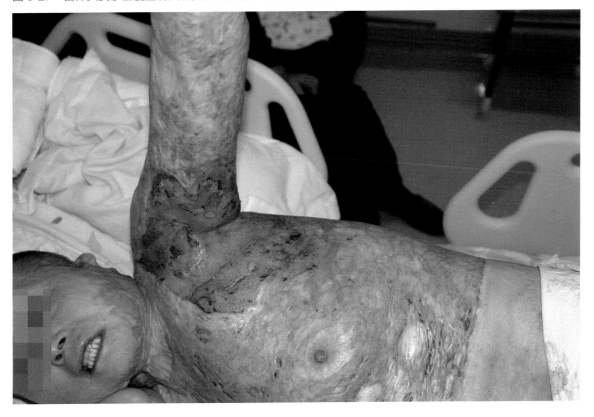

【讨论】

负压创面治疗技术(简称负压技术)的问世及应用为创面修复带来了极大的帮助,已被广泛用于烧伤外科许多方面,在临床实践中取得了良好效果。

负压技术促进创面肉芽化的机制在于,负压抽吸作用在负压海绵与创面点对点接触之间产生了一种机械牵张作用,这种机械应力作用于细胞膜及细胞外基质,并通过细胞骨架传递,刺激了细胞的增殖、肉芽的生长。胞外应力通过细胞膜和细胞骨架传导至细胞内,引起细胞内信号分子的释放,进一步促进细胞因子表达,最终引起细胞增殖及基质合成和血管生成的作用。有学者发现局部机械应力促使血小板及内皮细胞产生血小板源性生长因子,促进成纤维细胞、平滑肌细胞和单核细胞的增生与游走,负压产生的机械应力是刺激肉芽组织形成的必要条件。

本环节中,我们应用负压技术,对大面积烧伤患者采用瘢痕松解后延迟植皮的方式,取得了较好的临床效果。其原理是:①封闭式负压应用于瘢痕松解后创面,有利于促进创面尽快肉芽化;②瘢痕松解后,神经、血管、肌肉、脂肪等外露,形成立体创面,表面凹凸不平,行一期手术植皮,成活率较低,而肉芽化创面植皮成活率明显增高;③瘢痕松解后创面通过持续负压吸引及固定,肉芽下纤维板形成,肢体位置相对固定,可有效减轻再发生瘢痕增生挛缩的程度;④封闭负压下环境相对稳定,不易感染;⑤在患者全身确无皮瓣或中厚供皮区可用时,充分利用了患者头皮或某些部位的刃厚皮片。

大面积烧伤后患者功能部位瘢痕松解、延迟植皮,技术要点包括:①应保持充分松解后肢体位置,安装和更换负压材料;②首次负压安装后引流量较大,为保证负压吸引效果,3~5天时应更换负压材料,持续2~3周,直到创面肉芽平整,适于植皮;③可利用消毒液或外用碱性成纤维生长因子溶液等进行负压内冲洗,保持负压吸引效果,减少感染,加速肉芽生长;④负压应当充分填塞创面,必要时可用钉皮机皮钉固定负压材料与皮缘;⑤负压贴附早期应密切观察患者不适症状、负压引流物性状及引流量,避免血管破裂出血或神经受压;⑥安装负压后尽可能保持肢体松解后位置,可适度功能锻炼;⑦保持负压密闭性良好,负压值大小适度,避免漏气;⑧植皮封闭创面时,皮片应予打孔,适度间断固定;⑨植皮成活、创面封闭后,后期应强化功能锻炼。

(申传安　李东杰)

【参考文献】

[1] 申传安,柴家科,张琳,等. 自体头皮移植修复瘢痕皮肤中厚供皮区创面的效果观察[J]. 中华烧伤杂志,2013,93(12):921-923.

[2] LIUZZI F,CHADWICK S,SHAH M. Paediatric post-burn scar management in the UK:a national survey [J]. Burns,2015,41(2):252-256.

[3] BAKKER A,MAERTENS K J,VAN SON M J,et al. Psychological consequences of pediatric burns from a child and family perspective:a review of the empirical literature [J]. Clin Psychol Rev,2013,33(3):361-371.

[4] MASKELL J,NEWCOMBE P,MARTIN G,et al. Psychological and psychosocial functioning of children with burn scarring using cosmetic camouflage:a multi-centre prospective randomised controlled trial [J]. Burns,2014,40(1):135-149.

[5] KIA K F,BURNS M V,VANDERGRIFF T,et al. Prevention of scar spread on trunk excisions:a rater-blinded randomized controlled trial [J]. JAMA Dermatol,2013,149(6):687-691.

[6] GURTNER G C,DAUSKARDT R H,WONG V W,et al. Improving cutaneous scar formation by controlling the mechanical environment:large animal and phase I studies [J]. Ann Surg,2011,254(2):217-225.

[7] 蔡建华,邓虎平,申传安,等. 瘢痕切除结合负压整复烧伤患儿增生性瘢痕的效果[J]. 中华烧伤杂志,2017,33(7):410-414.

[8] 申传安,郝岱峰. 烧创伤负压治疗[M]. 北京:人民卫生出版社,2016.

[9] 李望舟,李金清,李学拥,等. VAC对猪爆炸伤感染创面细菌数和G+/G- 比例的影响[J]. 第四军医大学学报,2007,28(4):321-323.

[10] PLIKAITIS C M,MOLNAR J A. Subatmospheric pressure wound therapy and the vacuum-assisted closure device:basic science and current clinical successes [J]. Expert Rev Med Devices,2006,3(2):175-184.

[11] 邱学文,王甲汉,盛颖萍,等. 封闭负压引流对兔深Ⅱ度烫伤创面的促愈合作用[J]. 广东医学,2008,29(8):1276-1278.

[12] MORYKWAS M J,FALER B J,PEARCE D J,et al.Effects of varying levels of subatmospheric pressure on the rate of granulation tissue formation in experimental wounds in swine [J]. Ann Plast Surg,2001,47(5):547-551.

[13] MORYKWAS M L,ARGEATA L C,SHELTON-BROWN E I,et al. Vacuum-assisted closure: a new method for wound control and treatment:animal studies and basic foundation [J]. Ann Plast Surg,1997,38(6):553-556.

[14] 吕小星,陈绍宗,李学拥,等. 封闭负压引流技术对创周组织水肿及血管通透性的影响[J]. 中国临床康复,2002,6(4):520-521.

[15] LINDSTEDT S,MALMSJP M,INGEMANSSON R. Blood flow changes in normal and ischemic myocardiam during topically applied negative pressure [J]. Ann Thorac Surg,2007,84(2):568-573.

[16] TSE J K,CARLTON R M. 美国负压创面治疗技术[M]. 周常青,译. 北京:科学技术文献出版社,2005.

[17] 李靖,陈绍宗,李学拥,等. 封闭负压引流技术对创面微循环超微结构影响的实验研究[J]. 中国实用美容整形外科杂志,2006,17(1):75-77.

[18] DANCIU T E,GAGARI E,ADAM R M,et al. Mechanical strain delivers anti-apoptotic and proliferative signals to gingival fibroblasts [J]. J Dent Res,2004,83(8):596-601.

[19] SAXENA V,HWANG C W,HUANG S,et al. Vacuum assisted closure microdeformations of wounds and cell proliferation [J]. Plast Reconstr Surg,2004,114(5):1086-1096.

[20] WANG C X,LU Y,WANG X Y. Research progress of application mechanism of vacuum sealing drainage for trauma repair [J]. J Trauma Surg,2009,11(2):184-186.

第十章
烧伤护理新模式

第一节　烧伤专科护理新模式

一、身心并护

【新技术背景】

身心并护护理模式是将患者作为一个生理、心理、精神等多层面融合在一起的社会人来照顾、关怀和护理,将心理护理和精神护理提高到与疾病护理等同的重要性上,体现了以人为本的护理理念。身心并护护理模式是伴随着医学模式的不断转变,由中国人民解放军总医院一代代护理人不断摸索完善形成的。该护理模式主要满足患者个体需求,护理方案突出个性化,根据患者的年龄、性别、教育程度、生活习惯、性格特点、宗教信仰、社会支持状况等给予不同的护理措施,从而最大限度地满足患者护理服务需求;在护理过程中融入人文护理理念,针对患者的情绪问题,将音乐、沟通、放松、同伴教育等科学方法融合到日常工作中,体现爱心、用心、耐心、细心为一体的精细化护理;强调医护一体,充分发挥团队力量,通过规范医护的工作态度、言语、行为等,影响患者的感受和认知,改变患者的不良情绪和行为。

大面积烧伤多为突发意外所致,患者和家属都很难接受现实,加之病情严重、治疗周期长、早期需要在监护室救治,监护室环境特殊,家人不能陪伴;手术换药频繁,疼痛明显;治愈后常常遗留不同程度的瘢痕,影响功能和美观。上述因素导致患者心理问题高发,包括应激障碍综合征、抑郁、焦虑等,严重者甚至发生自杀等不良行为。身心并护护理模式可以全面评估患者,包括其生理、心理、社会文化和支持状况,尤其是心理状态;根据评估结果提供全方位、个体化服务,对于大面积烧伤患者最终得到良好的救治和康复有着重要的意义。笔者团队将该模式在烧伤病区尝试应用,尤其在大面积烧伤患者中的应用,取得了很好的效果和社会效应,近 5 年科室收治的大面积烧伤患者 632 例,无一例发生严重心理问题,患者均回归社会和正常生活。

【技术实施方案】

(一) 实施前准备

1. 团队准备　抽调素质高、专业精的医师和护士实施,医疗组主诊医师 1 名,主管医师 1 名,经治医师 1 名,实施三级诊疗。护理组 5~6 人,设护理组长 1 名,全面负责督导身心并护护理措施实施。

2. 环境与设备准备　监护室物品表面、空气细菌学采样达标,环境安静、整洁、无异味。根据患者病情准备相关治疗用床、抢救设备,确保完好,功能正常,如需机械通气患者,需提前调好呼吸机参数并处于备用状态。

（二）具体实施方案

见表 10-1。

表 10-1　身心并护措施

环节	项目	身心并护措施
入院时	医护形象	医护人员仪表仪容整洁,行为举止大方得体
	恰当称呼	根据患者的年龄、职业等给予患者恰当的称呼,年龄大于 70 岁的称呼为姓 + 爷爷 / 奶奶,年龄大于 50 岁的称呼为姓 + 叔叔 / 阿姨,也可根据其职业或同事、家人的习惯进行称呼
	医护接待	经治医师、护士长和责任护士应在场接诊,并分别进行自我介绍和沟通
	健康宣教	患者各项急救处置完毕后再进行采集病史和入科宣教
在院期间	全面评估	患者并进行分析,明确服务需求:除专科评估外,重点要了解患者对疾病的认知程度、心理状态和存在的问题、情绪、性格特点、生活习惯,有无宗教信仰、文化程度、家庭条件、社会支持情况等,整理出其个性化需求目录,并制订身心并护护理计划
	专科护理	按照大面积烧伤护理常规进行精细化护理
	交流沟通	使用规范性语言每日晨起问候,告知患者日期和时间,睡前道晚安,使患者有时间感
		每班责任护士接班时只要患者清醒就主动问好,并介绍自己
		护士每日除治疗护理的健康宣教外,与患者聊天时间不少于半小时,注意观察患者的情绪变化,耐心倾听其诉说,护士也可以给患者分享成功案例,使其增加战胜疾病的信心
		治疗护理过程中要移动或触碰患者时,需提前告知,让患者有心理准备,使患者有安全感
		在患者床旁查房时关于病情要讲述积极和正向信息,避免分析病情变化和负面信息,造成患者担忧和恐慌
	舒适护理	保持房间适宜的温、湿度
		各项治疗护理操作有计划进行,减少夜间操作,降低监护仪器音量,午、晚间拉窗帘熄灯,减少光线刺激,为患者提供安静踏实的睡眠环境和氛围
		保护患者隐私,注意遮盖会阴部、胸部等敏感部位,能穿衣服的患者予患者着衣
		应用抚触按摩技术,在患者疼痛、情绪低落时,可以给予其正常皮肤的适当按摩、轻拍身体、抚摸肢体等措施,以鼓励和安慰患者
		每项操作前做好解释,告知患者配合方法或方式,取得患者的主动配合
		进食、水的温度、速度适宜,尤其是口腔及周围有创面者,进食缓慢者,进食、水过程中定时测温,必要时加温,确保食物的温热度
		卧悬浮床患者,定时两人配合左右拖拉床单,给予患者变化位置,或者定时按摩腰部,或者间断关闭悬浮床 30 分钟,从而减轻长时间平卧位造成的腰部不适感
		翻身床患者铺设足够厚的棉垫,消瘦患者加铺凝胶体位垫,操作者做好分工,加翻身板前做好充分准备,并告知患者向其哪侧翻身再执行操作,使患者身体便于顺应,尽量缩短身体处于夹闭的时间

续表

环节	项目	身心并护措施
在院期间	放松疗法	询问患者文化喜好,定时播放其喜欢的音乐、相声、娱乐节目、影视剧等
		在创面修复期条件允许时给予温水浸浴疗法,每次30分钟
		在患者目光所及的地方张贴装饰物或彩画,在床周围适度悬挂彩色气球,气球上书写鼓励的话语
	社会支持	环境支持:监护室设立探视走廊,每天下午可以让家属通过窗户探望患者,通过电话与其交流,让患者感知家人的支持和陪伴
		医护人员支持:医师每日进行三次查房,话语温柔,给予正向情绪引导患者,操作处置保持熟练从容,赢得患者的信任和增强战胜疾病的信心
		亲友支持:与患者家属或好友建立微信沟通渠道,帮助患者每天与不能来探视的亲朋好友视频聊天,报平安的同时寻求更广泛的社会支持力量
		经济支持:对于经费困难的患者积极寻求社会力量资助和多手段筹集钱款
	同伴教育	邀请已经康复的危重患者现身说法,作为教育指导者参与到患者救治中的心理疏导和康复护理
出院后	延伸护理	指定专人负责,定期微信或电话随访,持续跟进患者出院后的瘢痕预防和功能康复指导,关注患者回归家庭和社会后的心理变化与反应,及时疏导不良情绪,给予心理支持

【典型病例】

患儿,女性,8岁,主因在亲戚家玩耍时,煤气泄漏爆燃烧伤全身。在当地医院给予休克复苏和创面处置,次日经救护车约9个小时600余公里长途转运至笔者单位继续救治。

入院诊断:91%烧伤,深Ⅱ度5%,Ⅲ度86%,全身多处。

入院查体:患儿神志清,查体不配合,躁动明显。体温36.1℃,脉搏162次/min,呼吸30次/min,血压108/68mmHg,身高135cm,体重22.5kg,BMI 12.35。全身除胸部、下腹部和会阴可见部分正常皮肤外,其他部位均为烧伤创面,腐皮脱落,基底苍白,触痛消失。四肢末梢血运差,皮温凉。辅助检查:白细胞 $32.73×10^9$/L,中性粒细胞百分比82.6%,红细胞总数 $6.97×10^{12}$/L,总蛋白20g/L,白蛋白定量10g/L,Na^+(血清干化学)125mmol/L,K^+(血清干化学)2.89mmol/L。

身心并护护理过程:入院当日全面评估患儿,分析整理出该病例特点。患儿烧伤面积大,创面深,在休克期长途转运就诊,入院时已有休克表现,低蛋白血症、电解质紊乱,病情危重,随时有生命危险。患儿年龄小,平时爱笑爱美,乖巧懂事,性格活泼健谈,小学二年级,学习优异,受伤后不配合治疗,情绪不稳定,爱哭闹,不愿意与人交流,儿童抑郁量表评分47分,抑郁状态十分严重。父母自责心重,由于爆炸发生在患儿三姨家,其三姨精神已经处于崩溃边缘,一起陪患儿来京治疗,患儿父母和三姨的焦虑自评量表评分均 >69分,属于重度焦虑。因家境一般,治疗经费主要来源于社会募捐。针对患儿的情况开展针对性身心并护护理措施:①实施精细化抗休克监护。我们将常规观察频次由 1 次 /h 缩短到 1 次 /15min;严格按照患儿的临床表现、中心静脉压和尿量变化调整补液速度,入院后快速补液 200ml,尿量达到 33ml/h 后将速度逐渐调整下来;白蛋白输入稀释一倍,胶体液少量多次给予,50ml/ 次;使用输液泵、微量泵进行补液治疗;用注射器和输液管为患儿制作了喂食工具(图 10-1)进行经口喂食,喂养泵进行鼻饲,应用精密尿袋进行尿量的测量,做到精准计量和摄入。②询问家人对她的称呼,和家人一样称呼其乳名,使其有亲切感。③创造舒适睡眠条件。我们为患儿准备了单人监护室,并备了 2 张不同的治疗床,白天在普通床上进行

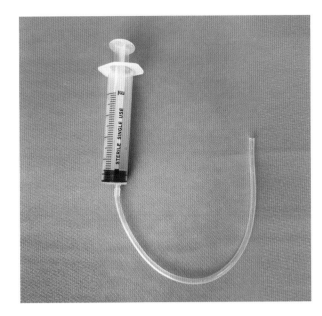

图 10-1　自制喂养工具

创面换药和治疗,晚上再将其抬到悬浮床上,既避免了夜间的翻身影响睡眠,又防止了创面的受压,对她的康复起到了很好的辅助作用。④实施放松疗法。我们为其布置了病房,墙上张贴了卡通画,为其购置了最爱吃的棒棒糖,让家人拿来收音机,播放儿歌和故事。⑤关心患儿家长。医师及时与家长沟通患儿病情及治疗进展,减轻其焦虑心情;请心理咨询师给予其三姨心理疏导;每天外走廊探视结束后由经验丰富的护士与其家长交流沟通,答疑解惑;对家长进行正向情绪管理培训,指导其如何与孩子沟通。入院 1 周后,患儿情绪趋于稳定,能够和值班医师护士进行正常交流,儿童抑郁量表评分降至 26 分;患儿父母回家筹钱,三姨继续在京,焦虑评分 69 分,仍处于严重焦虑。增加身心并护护理措施:为患儿购置平板电脑,下载播放动画片,读故事书;购置了卡通图案的小浴盆和漂亮的活动板、水中玩具,让其在享受趣味浸浴池的同时实施换药治疗,从而转移了疼痛注意力和换药的恐惧感;每天护士轮流抽时间陪她玩玩具;增加激励措施,如果表现好,不耍脾气,与医师护士好好交流,就奖励棒棒糖吃;如果能够配合医师护士的治疗和护理,就奖励看动画片 1 集;实施社会支持,当其三姨心情平复和情绪稳定后,安排其穿隔离衣,进监护室床旁陪伴患儿,每周 3 次,每次 1 小时。入院 3 周后,患儿与医护人员相处融洽,依赖信任护士,每天除换药哭闹外,经常可以看到患儿的笑脸和听到笑声,儿童抑郁量表评分降至正常值;患儿三姨焦虑评分 60 分,处于中度焦虑。经过积极救治,入院 7 周后,患儿可以下地练习行走,康复训练增加了同伴教育,邀请性格乐观开朗的康复患者陪伴该患儿进行功能锻炼,达到了功能康复早开展,同伴教育给力量的目标。直至出院,患儿抑郁评分一直处于正常值,其三姨的焦虑状态也得到改善。出院后随访发现:患儿回家后再次出现心理问题,不愿出门,儿童抑郁量表评分 46 分,指导家长实施心理疏导护理,积极与其玩伴、学校老师、同学沟通,常探望常玩耍,聘请心理咨询师介入。受伤 1 年后患儿功能未发生严重障碍,心理基本恢复正常,重返校园。整个救治护理过程中患儿心理抑郁量表评分见图 10-2。

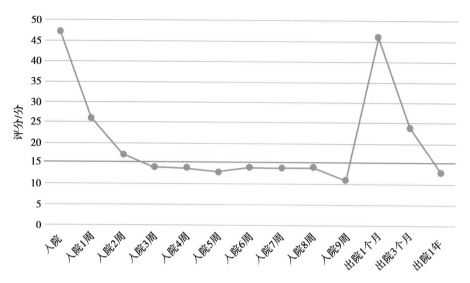

图 10-2 患儿抑郁量表评分趋势图

评分 <15 分为心理健康，≥15 分为抑郁状态，评分越高抑郁程度越重。

【讨论】

身心并护不仅是一种护理模式，更是一种服务理念。2012 年笔者团队开始探索实施了身心并护护理模式，即以"生物 - 心理 - 社会"医学模式为理论指导，以整体护理为基础，将相关护理理念和内容融入其中，充分体现了"以患者为中心"服务理念。大面积烧伤患者的特点决定其较罹患其他疾病的患者面临更大、更长期、更艰难的困难和挑战，该护理模式的应用不仅能体现其推进心理护理、专科技术、护理安全、护患关系协同发展的专业价值，也能体现其保存生命、回归家庭、促进康复的社会价值，还可体现其个性化护理、精细化护理、全程化护理的行业价值。身心并护护理模式的开展，推动了大面积烧伤护理向人性化、精细化、规范化、标准化更快更好的发展，具有重要的现实意义和深远的影响。

（王淑君　鲁虹言）

二、医技护一体化康复护理

【技术背景】

大面积烧伤作为一种应激性的意外损伤，导致患者功能及美观的受损，给其带来身体和心理的伤害。在烧伤救治低病死率、高致残率的情况下，能够进入康复期的患者日益增多。大面积烧伤患者创面愈合常常需要三个月到半年时间，但为改善肢体功能、对抗瘢痕挛缩等却需要花费数年甚至终身，对康复需求巨大。目前国内外对大面积烧伤患者创面愈合后的康复治疗已形成共识，但此关注点往往局限于创面愈合后的康复期治疗阶段，针对大面积烧伤患者早期的康复治疗关注点仍较少。要提高热伤患者的治疗和康复效果，最大限度恢复功能，必须尽早、长期的综合治疗和细致的康复护理。

大面积烧伤患者早期由于病情危重,仍以抗休克、创面治疗为主,早期康复工作的开展遇到诸多阻力,容易错过最佳康复治疗时机,患者致残率明显增加。笔者团队一直倡导"入院即为康复的起始点",持续关注患者的早期功能康复,不断摸索和完善康复措施,制订出医技护一体化功能康复训练模式。在大面积烧伤救治的重症期、稳定期及离院前康复期采用不同的康复方案,其中体位摆放、关节活动度的维持、主动锻炼和被动锻炼结合、瘢痕预防是护理难点也是护理关键点。经过精细、规范、系统的救治和康复护理,取得了良好的临床效果。

【技术实施方案】

以《烧伤康复治疗指南》(2013 版)为指导原则,将功能锻炼过程分为重症期、稳定期和离院前康复期 3 个阶段。各期之间无明确且绝对的界线,在稳定期如果发生严重并发症和病情变化,患者会再次回到重症期。在医技护一体化康复护理模式下,以患者为中心,进行综合评估,在不同阶段结合患者的实际情况由医师、康复师、护理人员共同为每名患者制订具体化、个性化的康复方案,分工为:康复师根据患者受伤部位、伤情、手术部位、时间,充分评估患者身体状况及活动能力,制订烧伤重症期、稳定期和离院前康复期训练计划;医师查看、修订并同意计划执行;康复师执行计划中的康复专科措施,护士执行非康复专科措施,例如体位摆放、肢体活动等;护士观察、评估患者的耐受性、康复的有效性,及时与医师、康复师反馈,不断更新训练计划。医师在查房、换药过程中肯定阶段训练的效果,指出存在的不足,并对患者康复锻炼提出新的要求和希望。在患者康复过程中,医技护人员适时调整自己的角色,共同商议、学习、探讨康复训练方法,提高患者的依从性,让患者获得最大限度地康复(图 10-3)。

图 10-3 功能康复分步流程示意图

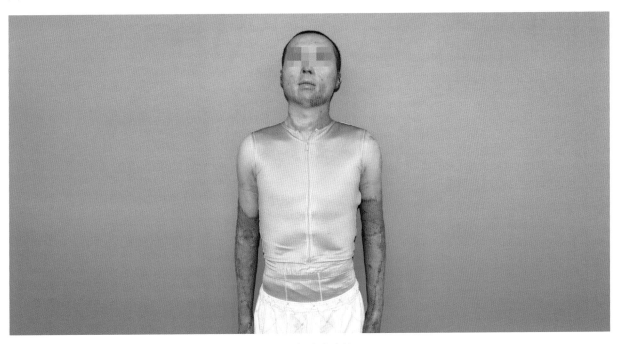

A. 颈部瘢痕牵拉

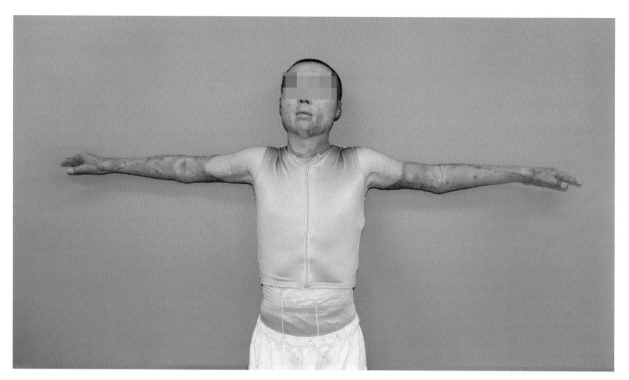

B. 肩关节外展

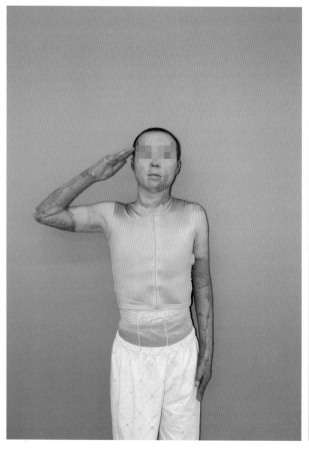

C. 肩关节外展外旋,肘关节屈曲

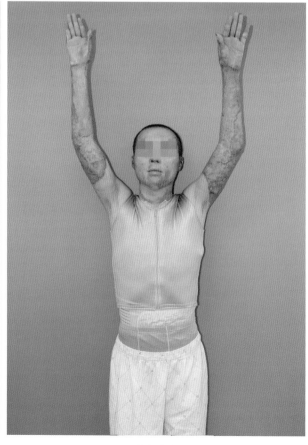

D. 肩关节前屈

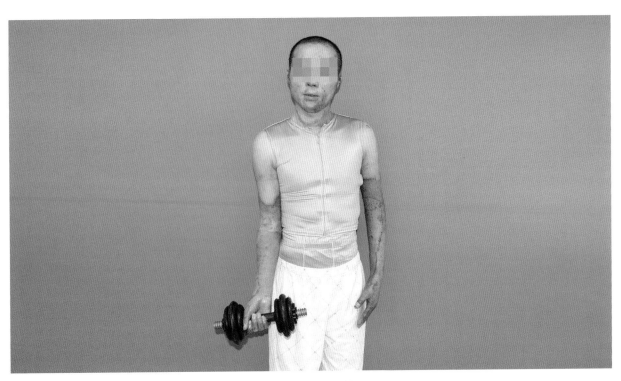

E. 肱二头肌训练

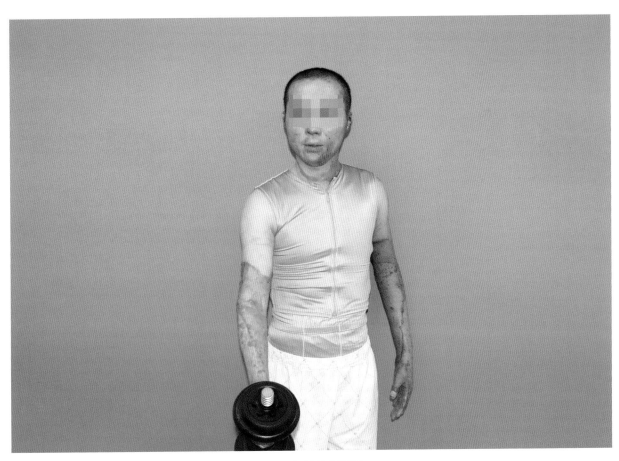

F. 三角肌前束训练

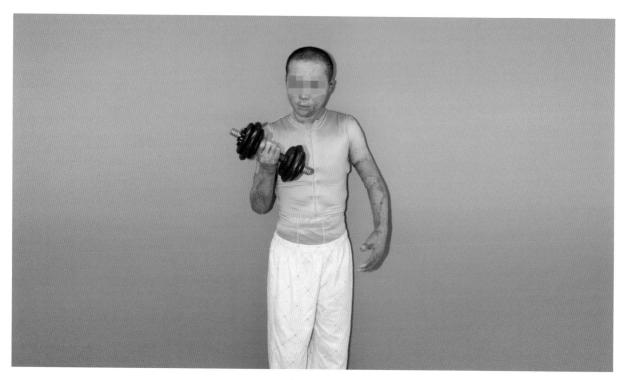

G. 肱二头肌训练

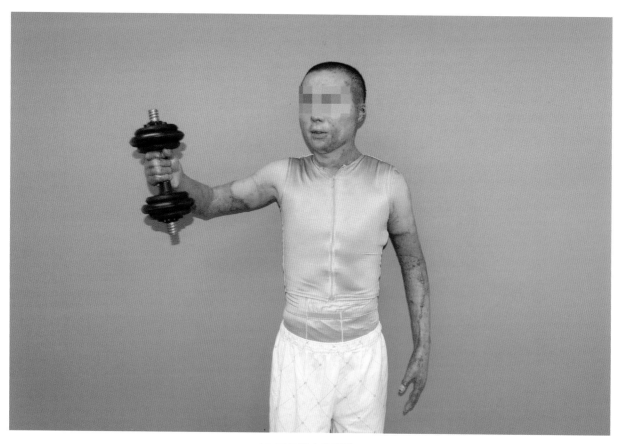

H. 三角肌中束训练

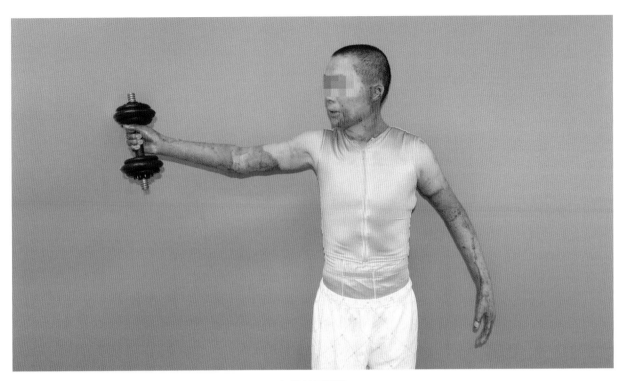

I. 肩外展训练

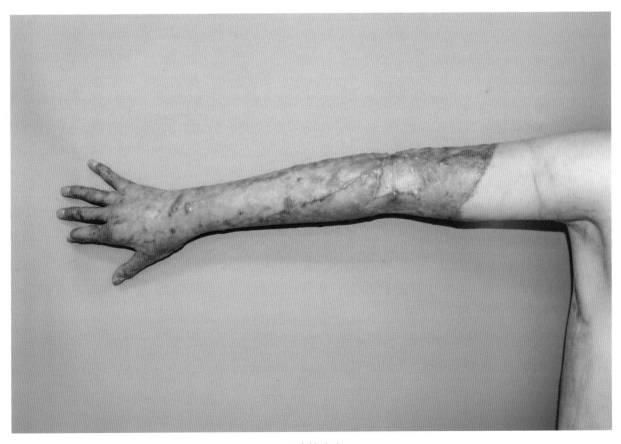

J. 牵拉瘢痕

（一）重症期方案

以被动锻炼为主，包括体位摆放与维持关节活动度。烧伤患者病情较重，全身创面导致的疼痛及自身运动能力差，需要接受帮助才能达到合适体位摆放及维持关节活动度的目标。患者入院后给予安置功能位与抗挛缩位相结合的体位。悬浮床的患者，予软枕垫高头部，以减轻头面部水肿；双上肢采用悬吊带进行辅助固定，保证肢体外展，暴露腋窝烧伤部位；下肢采用体位垫将肢体分开至 60°，暴露会阴部。卧翻身床患者采取大字卧位，将四肢放置在搁手板和搁脚板上，双上肢外展 90° 为宜，下肢外展 60°~90°。敷料包扎双手时，腕部背屈 15°~30°，并在手掌中放置适量纱布，大拇指掌腕关节充分外展和轻度伸直，指间关节微屈曲，呈握物状态，指蹼间使用无菌纱布将其分开，仰卧位时掌心向上，俯卧位时掌心向下。膝关节保持微曲伸直中立位，足尖向上，足底使用支撑板支撑，使踝关节保持 90°。为患者制订关节活动锻炼计划，针对不同部位设置不同锻炼方式。锻炼部位分别为颈部、双肩、双肘、双腕、双手、双髋、双膝、双踝；锻炼方式分别为颈部前屈、后伸、侧屈、旋转；双肩外展；双肘屈曲、伸展；双腕背屈、掌屈、尺屈、桡屈；双手各掌指关节过伸、屈曲、外展、内收；拇指关节屈曲、外展；对指、握拳、伸展；双髋外展、内收；双膝屈伸；双踝跖屈、背伸、内翻、外翻、踝泵运动、旋转。锻炼次数及强度以患者耐受为宜，逐渐增加。当患者进行被动锻炼时，询问患者是否耐受，根据临床经验以基础活动次数 5 次为基本活动量，每锻炼 2 日后活动次数要在基础量上增加 5 次，再次评估耐受情况。如某一项锻炼项目不能耐受时，则需暂停，每日评估并记录，直至该锻炼项目可耐受为止。由于重症期患者的病情存在诸多不稳定因素，进行康复锻炼时要密切关注患者的生命体征、尿量及化验结果等指标。关节活动度的维持由当班护士实施，换药中和换药后辅助患者进行小范围的关节活动锻炼。

（二）稳定期

以主动锻炼为主，被动锻炼为辅，逐渐增加各部位的锻炼强度和幅度，配合药物、器具防治瘢痕的形成。

主动锻炼的目的是帮助患者恢复自身的运动功能，回归到机体的正常运动模式，提高运动能力。被动锻炼的目的是帮助患者降低和解除功能锻炼中的障碍，达到更好的锻炼效果。由于创伤因素的影响，若患者肢体在主动锻炼中未能达到所需程度时，允许康复师或护士指导其进行力量、肢体活动形态的辅助支持，使患者能达到最大限度地耐受程度。注重功能锻炼的同时，也应尽早进行瘢痕防治，创面一经愈合便可采取瘢痕防治措施：使用抗瘢痕药物、敷料，以及正确佩戴弹力套，以抑制瘢痕的形成。随着创面愈合时间的延长，逐渐加大功能锻炼力度。

为患者规定的锻炼的时间分别是上午、下午、晚间，主动锻炼部位包括头部、颈部、肩部、肘部、双手、腕部、双上肢、双下肢、躯干、双足；锻炼方式为：头部抬头、转头 10 次，颈部后仰、旋转 10 次，肩部外展 10 次，肘部屈曲、伸展 10 次，双手对指、握拳、伸展 20 次，腕部背伸、掌屈 10 次，双上肢抬高 20 次，双下肢抬高、屈膝、提臀 20 次，躯干抬臀 8 次，双足背伸、跖屈、踝泵运动 10 次，每隔 2 日各部位锻炼次数增加 5 次，并评估耐受程度。因手部存在较多精细化运动，自主锻炼不能完全满足需求，因此，由康复师帮助患者进行每日 3 次、每次 30 分钟的手操，手操包括对指、握拳、伸展，以使手部关节得到最大限度的锻炼，尽早恢复手部功能。为避免双足下垂，为患者佩戴可塑性夹板。

（三）离院前康复期

需要医技护人员及家属全员参与。在患者康复训练过程中，让家属在一旁学习康复手法及专业知识，康复师培训家属该患者重点部位、环节的操作手法，对患者进行有效监督，并在其康复训练的过程中提供更准确帮助。

加强精细动作的训练：让患者穿脱衣服，每次 5 遍，每日 3 次；用筷子夹豆子，从 1 个碗中夹至另 1 个碗中，每次 20 粒，每日至少 3 次。医师则根据患者康复的情况，开具必要的防治瘢痕增生的药物及材料，告知患者出院复查的时间，让患者及家属能安心离院康复。鼓励和帮助患者与病友、医技护人员之外的人积极互动、交流，为回归社会做准备。

【典型病例】

患者，男性，33 岁。

病史： 在维修作业时，不慎跌入高温碱性水池中（含有氧化钙及二氧化硅），水池温度约 72℃，pH 为 9，患者于水中浸泡并挣扎约 4~5 分钟后被人救出，伤后第 2 日长途转运至笔者单位。

入院诊断： ①烫伤合并化学烧伤 100%，深Ⅱ度 4%、Ⅲ度 95%、Ⅳ度 1%；②急性肾功能损伤、肝功能损伤；③低蛋白血症；④电解质紊乱、凝血功能异常；⑤气管切开术后。

治疗护理过程： 入院后予患者悬浮床、抗炎补液等治疗，建立康复目标：2 个月后，关节活动度（range of motion，ROM）颈部前屈可达到 40°、后伸可达 35°、侧屈可达到 40°；肩部前屈可达到 160°、外展可达到 140°、内旋可达到 50°、外旋可达到 60°；肘部屈曲可达到 140°；患者可自行进食、穿衣、如厕，可控制二便，平地行走 >45m 及正常上下楼梯。立即开展医技护一体化康复护理模式，医师、康复师、护士全员参与（图 10-4，图 10-5），共同完成。重症期训练计划见图 10-6，稳定期训练计划见图 10-7，离院前康复期训练计划见图 10-8。通过以上不同时期所采取的康复措施，患者的肢体、关节得到了充分锻炼。2 个月后，患者关节活动度和生活自理能力均达标，康复效果满意（图 10-9）。

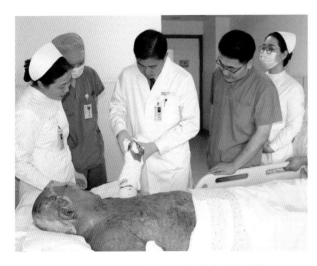

图 10-4　主任床旁指导医师护士康复训练

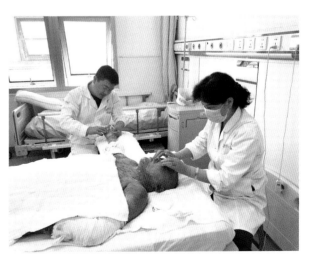

图 10-5　康复师为患者行康复训练

图 10-6 该患者重症期的康复训练计划

时机	部位	内容	是否落实,落实打勾		
			4/2	5/2	6/2
体位摆放	包扎时 腕部	背屈 15°~30°			
	大拇指	掌腕关节外展、伸直	√	√	√
	指间关节	微屈曲,手掌放纱布,呈握物状态			
	指蹼	无菌纱布分开	√	√	√
	手掌方向	仰卧位时掌心向上,俯卧位时掌心向下	√	√	√
	悬浮床 头面部	软枕垫高			
	双上肢	悬吊带固定外展,暴露腋窝			
	双下肢	分开 60°,暴露会阴部,可用棉垫卷辅助			
	翻身床 双上肢	置于搁手板,外展 90°	√	√	√
	双下肢	置于搁脚板,外展 60°~90°	√	√	√
	膝关节	微屈伸直中立			
	足部	足底用支撑板支撑,踝关节 90°,足尖朝上	√	√	√

部位	内容	活动次数	是否落实,落实打勾,标明次数		
			4/2	5/2	6/2
关节活动锻炼 颈部	前屈、后伸、侧屈、旋转	各 5~30 次			√ 5
双肩	外展	各 5~30 次	√ 10	√ 10	√ 15
双肘	屈曲、伸展	各 5~30 次			√ 5
双腕	背屈、掌屈、尺屈、桡屈	各 5~30 次	√ 15	√ 15	√ 20
双手各掌指关节	过伸、屈曲、外展、内收	各 5~30 次	√ 10	√ 10	√ 15
双手拇指关节	屈曲、外展	各 5~30 次	√ 25	√ 25	√ 30
双髋	外展、内收	各 5~30 次			
双膝	屈 - 伸	各 5~30 次		√ 5	√ 5
双踝	跖屈、背伸、内翻、外翻	各 5~30 次	√ 20	√ 20	√ 25

备注:

1. 活动次数 5 次为基本活动次数,每锻炼 2 日后活动次数要在基础活动次数上增加 5 次,再次评估是否耐受,以此类推。

2. 如某一项锻炼项目不能耐受时,则暂停该锻炼项目,每日评估并记录,直至该锻炼项目可耐受时,则从基础活动次数每日 5 次开始连续锻炼 2 日,如活动量可耐受,2 日后在基础活动次数上再增加 5 次。

3. 关节活动度的维持由当班护士实施,换药中和换药后辅助患者进行小范围的关节活动锻炼。

图 10-7　该患者稳定期的康复训练计划

时间	部位	锻炼方式	次数		落实打勾		
			主动	被动	23/2	24/2	25/2
上午	头部	抬头、转头	10 次	10 次	√	√	√
	颈部	后仰、旋转	10 次	1 小时	√	√	√
	肩部	外展	10 次	10 次	√	√	√
	肘部	屈曲、伸展	10 次	10 次	√	√	√
	双手	对指、握拳、伸展	20 次	30 分钟手操	√	√	√
	腕部	背伸、掌屈	10 次	15 次	√	√	√
	双上肢	抬高	20 次	15 次	√	√	
	双下肢	抬高、屈膝、提臀	20 次	15 次			
	躯干	抬臀	8 次	/			
	双足	背伸、跖屈、踝泵运动	10 次	佩戴塑性板	√	√	√
	全身创面愈合	涂抹防瘢痕药物		1 次			
下午	头部	抬头、转头	10 次	10 次	√	√	√
	颈部	后仰、旋转	10 次	1 小时	√	√	√
	肩部	外展	10 次	10 次	√	√	√
	肘部	屈曲、伸展	10 次	10 次	√	√	√
	双手	对指、握拳、伸展	20 次	30 分钟手操	√	√	√
	腕部	背伸、掌屈	10 次	15 次			
	双上肢	抬高	20 次	15 次	√		√
	双下肢	抬高、屈膝、提臀	20 次	15 次			
	躯干	抬臀	8 次	/			
	双足	背伸、跖屈、踝泵运动	10 次	佩戴塑性板	√	√	√
	全身创面愈合	涂抹防瘢痕药物		1 次			
晚上	头部	抬头、转头	10 次	10 次	√	√	√
	颈部	后仰、旋转	10 次	后仰 4 小时	√	√	√
	肩部	外展	10 次	10 次	√	√	√
	肘部	屈曲、伸展	10 次	10 次	√	√	√
	双手	对指、握拳、伸展	20 次	30 分钟佩戴塑性板	√	√	√
	腕部	背伸、掌屈	10 次	15 次	√	√	√
	双上肢	抬高	20 次	15 次	√	√	√
	双下肢	抬高、屈膝、提臀	20 次	15 次	√	√	√
	躯干	抬臀	8 次	/			
	双足	背伸、跖屈、踝泵运动	10 次	佩戴塑性板			
	全身创面愈合	涂抹防瘢痕药物		1 次			
全天	全身创面愈合处	佩戴弹力套	除洗澡、涂抹药物外持续佩戴				

备注:

1. 主动训练由康复师或护士指导督促患者完成。

2. 被动训练由康复师床旁协助进行或患者至康复室进行,晚上被动训练由护士协助进行。

3. 表中次数为基础训练次数,每隔 2 日各部位锻炼次数增加 5 次,并评估耐受度。表中次数可随时间更改后实施。

4. 佩戴弹力套时用无菌纱布将新生皮肤进行包裹后再用弹力套。

图 10-8　该患者离院前康复期康复训练计划

时间	项目	部位	锻炼方式	次数		落实打勾		
				主动	被动	29/3	30/3	31/3
上午	关节活动度锻炼	头部	抬头、转头	20 次	15 次	√	√	√
		颈部	后仰、旋转	20 次	1 小时	√	√	√
		肩部	外展	20 次	10 次	√	√	√
		肘部	屈曲、伸展	20 次	10 次	√	√	√
		双手	对指、握拳、伸展	30 次	30 分钟手操	√	√	√
		腕部	背伸、掌屈	20 次	15 次	√	√	√
		双上肢	抬高	30 次	15 次	√	√	√
		双下肢	抬高、屈膝、提臀	30 次	15 次	√	√	√
		双足	背伸、跖屈、踝泵运动	20 次	佩戴塑性板 1 小时	√	√	√
	药物应用	全身创面愈合处	涂抹防瘢痕药物	1 次		√	√	√
	作业训练	手部	用筷子夹豆子	每次 20 粒				
		手部	抓握握力器	20 次		√	√	√
		上肢	举哑铃	每个肢体 10 次		√	√	√
		手部、上肢、肩部	穿脱衣服	5 次				
		下肢	上下楼梯	2 层		√	√	√
		下肢	下蹲	20 次				
下午	关节活动度锻炼	头部	抬头、转头	20 次	15 次	√	√	√
		颈部	后仰、旋转	20 次	1 小时	√	√	√
		肩部	外展	20 次	10 次	√	√	√
		肘部	屈曲、伸展	20 次	10 次	√	√	√
		双手	对指、握拳、伸展	30 次	30 分钟手操	√	√	√
		腕部	背伸、掌屈	20 次	15 次	√	√	√
		双上肢	抬高	30 次	15 次	√	√	√
		双下肢	抬高、屈膝、提臀	30 次	15 次	√	√	√
		双足	背伸、跖屈、踝泵运动	20 次	佩戴塑性板 1 小时	√	√	√

时间	项目	部位	锻炼方式	次数		落实打勾		
				主动	被动	29/3	30/3	31/3
下午	药物应用	全身创面愈合处	涂抹防瘢痕药物	1次		√	√	√
	作业训练	手部	用筷子夹豆子	每次20粒				
		手部	抓握握力器	20次		√	√	√
		上肢	举哑铃	每个肢体10次		√	√	√
		手部、上肢、肩部	穿脱衣服	5次				
		下肢	上下楼梯	4层				√
		下肢	下蹲	20次				
晚上	关节活动度锻炼	头部	抬头、转头	20次	15次	√	√	√
		颈部	后仰、旋转	20次	4小时	√	√	√
		肩部	外展	20次	10次	√	√	√
		肘部	屈曲、伸展	20次	10次	√	√	√
		双手	对指、握拳、伸展	30次	30分钟 / 佩戴塑性板	√	√	√
		腕部	背伸、掌屈	20次	15次	√	√	√
		双上肢	抬高	30次	15次	√	√	√
		双下肢	抬高、屈膝、提臀	30次	15次	√	√	√
		双足	背伸、跖屈、踝泵运动	20次	佩戴塑性板	√	√	√
	药物应用	全身创面愈合处	涂抹防瘢痕药物	1次		√	√	√
	作业训练	手部	用筷子夹豆子	每次20粒				
		手部	抓握握力器	20次		√	√	√
		上肢	举哑铃	每个肢体10次		√	√	√
		手部、上肢、肩部	穿脱衣服	5次				
		下肢	下蹲	20次				
全天	瘢痕预防	全身创面愈合处	佩戴弹力套	除洗澡、涂抹药物外持续佩戴		√	√	√

备注:

1. 主动训练由患者完成,康复师督导,护士评价效果。

2. 被动训练由康复师或家属进行,家属由康复师培训,康复师监督实施过程。

3. 表中次数为基础训练次数,每隔2日各部位锻炼次数增加5次,并评估耐受度。表中次数可随时间更改后实施。

4. 佩戴弹力套时用无菌纱布将新生皮肤进行包裹后再用弹力套。

图 10-9 该患者康复后

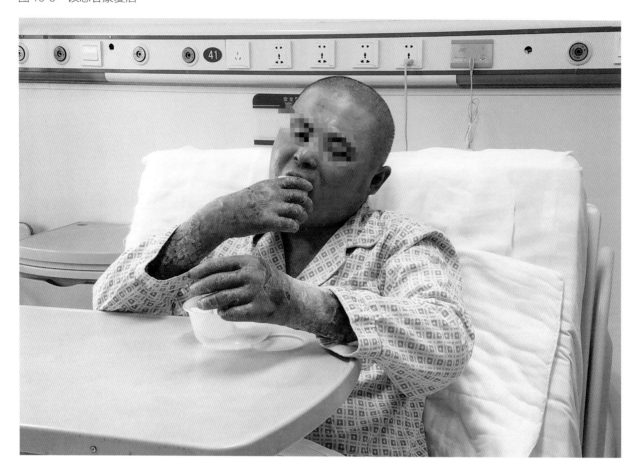

【讨论】

在我国大多数烧伤治疗单位由临床医师主导患者的一切治疗,未能形成由医师、康复师、护士共同组成的基本康复团队,大面积烧伤患者对康复治疗接受程度低、依从性差等问题,使得康复工作未能早期有效开展。

烧伤会给患者带来身心的双重创伤,尤其是深Ⅱ度和Ⅲ度烧伤创面愈后,瘢痕挛缩畸形,导致容貌毁损、功能受限,很多患者受经济条件的限制,无力接受后续康复治疗。自从笔者团队建立了医技护一体化康复护理模式,实现康复护理评估、处理、治疗、管理的全面系统化,对康复治疗效果有较大的支持和提升。康复护理中,分别针对 3 个时期的特点,设定锻炼时间、锻炼项目、锻炼次数,并及时进行效果评价,同时关注患者感受,使其达到理想的锻炼状态。就医技护人员而言,康复目标应不仅在限于维持大面积烧伤患者的日常活动,更应在帮助其适应功能变化中发挥积极作用。

医技护一体化康复护理模式,减少了患者康复费用,提高了患者日常生活活动能力和生活质量,值得在临床上推广应用。

(王淑君　祝红娟　鲁虹言)

第二节 肺 部 护 理

一、肺部护理集束化管理

【新技术背景】

集束化管理是由美国首先提出,因集合的治疗与护理措施具有循证基础,能帮助医务人员优化护理服务,处理临床难题,故在国外已普遍应用。国内尚处于探索阶段,一些学者将集束化理念应用于呼吸机相关性肺炎的预防、中心静脉导管护理、吸入性损伤患者气道管理、疼痛控制、下肢深静脉血栓预防等临床实践中,取得了良好效果。近年来,笔者团队将此管理理念应用于危重烧伤患者肺部护理,临床实践显示其能有效预防肺部感染,较之常规护理,集束化管理更具有科学性、系统性。

【技术实施方案】

(一)肺部护理评估环节

进行充分的肺部护理评估,包括评估患者的既往病史、受伤史、中毒史,面颈部是否存在环形深度创面、有无鼻毛烧焦、声音嘶哑、呼吸困难、口唇肿胀程度、痰液情况,听诊肺部呼吸音,监测呼吸频率、SpO_2、PaO_2、$PaCO_2$、pH、血乳酸值。

(二)胸肺物理治疗环节

1. 呼吸训练　每日至少 2 次,每次 10~20 分钟。①缩唇呼吸:指导患者平静状态下用鼻吸气,用嘴呼气,呼气时双唇缩拢,做吹口哨状,将气体慢慢呼出,吸气时间与呼气时间为 1∶2 为宜;②腹式呼吸:患者平卧位,身体放松,吸气时腹部鼓起,呼气时腹部收紧,吸呼时胸部均不动;③深呼吸:指导患者深吸气,如闻鲜花一样,屏住呼吸 1~2 秒,然后用嘴缓慢呼气,呼吸频率 7~8 次 /min。

2. 咳嗽训练

(1)指导性咳嗽:指导患者先进行 5~6 次深呼吸,然后张口浅咳一下,将痰液咳至咽部,然后再用力,迅速将痰液咳出。

(2)刺激咳痰法:指导患者进行 5~6 次深呼吸后,在患者吸气末,护士手指适当按压患者环状甲骨与胸骨交界处,刺激气管壁,引起患者咳嗽、咳痰。

3. 体位引流　予患者翻身床,俯卧头低脚高位,配合肺部振动,每天 3 次,每次体位引流时间不宜超过 30 分钟。

4. 肺部振动　①叩拍法:护士隆起手掌成碗状、放松手腕,双手依靠腕部甩动的力量呈 Z 字形在患者侧胸壁及背部上有节奏地交替叩拍,每天 4~6 次,每次 5 分钟;②摇振法:护士用双手扶在患者侧胸部上,如"握住"肺叶一样,配合患者呼吸,在呼气相摇振,每天 3 次。

(三) 人工气道管理环节

1. 对于中、重度吸入性损伤患者,接诊即做好人工气道建立的准备。

2. 气管切开术后动态观察与评估患者呼吸状况、SpO₂、有无憋气、有无烦躁不安、痰液黏稠度、有无脱落黏膜组织,气管切开术后 1 周内每 1~2 小时观察 1 次,1 周以后每 2~4 小时观察 1 次;变换体位及移动呼吸机管路前后各观察 1 次。

3. 做好气管套管的固定与维护　气管套管固定带外套橡胶管,防止局部创面受压加深或正常皮肤压伤;固定带松紧度以可伸入示指至第一指节为宜,伤后 1 周内根据水肿情况及时调整。

4. 非吸入性损伤患者按需吸痰,吸入性损伤患者分步分段吸痰。

(四) 专科感染控制环节

吸痰操作严格无菌,气道、口、鼻腔吸痰严禁吸痰管混用;严格医护人员手卫生管理;及时倾倒呼吸机管路冷凝水,不得超过集水杯 1/2;吸入性损伤患者呼吸机管路 7 天更换 1 次,气管切开处连接管每日更换;无吸入性损伤机械通气患者呼吸机管道通常不需要定期更换,有破损或污染时及时更换;如果患者痰微生物培养显示有耐药菌定植或感染,呼吸机管路每 48 小时更换 1 次。

【典型病例】

患者,男性,73 岁。

主诉:全身多处火焰烧伤 7 小时。

病史:缘于在家中被火焰烧伤头面部、躯干、四肢、会阴及臀部,吸入大量烟尘,伤后约 2 小时收入院。

入院诊断:①烧伤 70%,深Ⅱ度 5%,Ⅲ度 62%,Ⅳ度 3%;②重度吸入性损伤;③低血容量性休克。

入科查体:体温 36.5℃,心率 108 次/min,呼吸 24 次/min,血压 120/80mmHg,血氧饱和度 99%;头面颈肿胀(+),鼻毛焦灼,气管切开套管在位通畅,吸痰可见大量黑色炭渣样痰,呛咳反射弱;入科后纤维支气管镜检查显示:气道黏膜明显充血水肿,主气道黏膜可见黑色炭末沉积;肺部影像学显示:肺纹理紊乱增粗、大量钙化灶(图 10-10)。

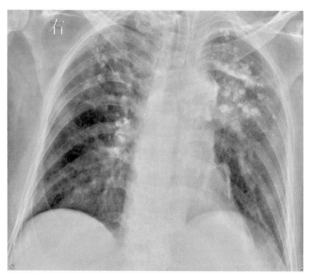

图 10-10　入院当天胸部影像学检查

治疗护理过程:入院当日患者呼吸 18~24 次 /min、双肺哮鸣音明显、氧饱和度下降至 88%,予呼吸机辅助呼吸,模式 SIMV,氧浓度 50%,血氧饱和度 98%~100%,呼吸 21~24 次 /min,听诊:双肺呼吸音粗。评估呼吸道及肺部情况,痰液为黄白色黏痰,含有大量黑色炭粒,黏稠度Ⅱ度,给予加强雾化,行胸肺物理治疗,由于患者配合度差,选择扣拍法,实施分步分段吸痰,6 次 /d。伤后 5 天,呼吸 22~26 次 /min,听诊双肺呼吸音粗,胸部影像学检查显示双肺纹理增粗,评估痰液黏稠度Ⅲ度,加强气道湿化,遵医嘱进行;增加体位引流。伤后 17 天,呼吸 23~25 次 /min,听诊双肺呼吸音粗,纤维支气管镜检查显示气道黏膜轻度充血,少量黄白黏痰,黏稠度Ⅲ度,继续加强气道湿化。伤后 25 天,患者肺部情况较前明显好转,呼吸 18~20 次 /min,胸部影像学检查显示双肺纹理增粗较前好转(图 10-11),予以呼吸机脱机,改用高流量湿化仪进行气道湿化和呼吸支持;根据痰液黏稠度动态调整湿化流量在 45~60L/min,24 小时持续进行,氧浓度 29%,吸入温度设定于 37℃,胸肺物理治疗方法同前,使用后痰液黏稠度由Ⅲ度降至Ⅱ度。伤后 40 天,肺部影像学检查显示双肺纹理增粗较前明显好转(图 10-12),予以拔除气管套管,经鼻行高流量湿化仪治疗。因患者咳嗽无力,除经鼻腔、口腔吸痰外,增加刺激咳痰法和摇振法,可吸出少量白色稀薄痰,黏稠度Ⅱ度。伤后 50 天,听诊双肺呼吸音清,未闻及痰鸣音,肺部影像学检查显示双肺纹理不增多,双肺野清晰。

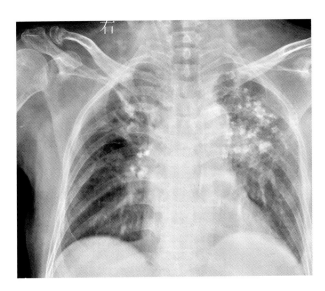

图 10-11　伤后 25 天胸部影像学检查

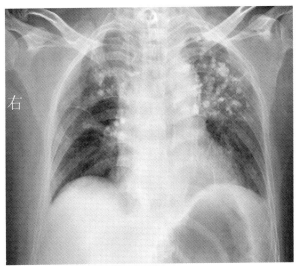

图 10-12　伤后 40 天胸部影像学检查

【讨论】

　　将集束化管理的先进理念引入大面积烧伤患者的肺部护理,在常规护理措施基础上,梳理关键环节、循证科学措施、结合临床经验而构建的肺部护理集束化管理方案,为大面积烧伤患者肺部护理提供了更专业和更精准的保障,对肺功能的恢复有着积极重要的作用。

（王淑君　鲁虹言　杨林娜）

二、分步分段吸痰法

【新技术背景】

吸痰护理在大面积烧伤气管切开术后护理中发挥着重要作用。患者大面积烧伤后机体失去皮肤的保护屏障,全身免疫功能严重受损。吸入性损伤后,黏膜充血水肿、糜烂或脱落,气道黏膜的纤毛清除异物、分泌物和细菌的功能迅速减弱,气道内充塞着假膜、水肿液、血性液、纤维蛋白炎症渗出液和脱落的坏死黏膜,成为细菌的培养基、肺组织的感染源。加之气管切开后,气道正常的保护屏障破坏,很容易引起气道的阻塞和肺部感染。中、重度吸入性损伤在不同时期有不同的病变特点,早期水肿严重并伴大量渗出和分泌物,中期以坏死黏膜脱落为主,后期多发肺部感染等。气道黏膜脱落一般伤后 36~48 小时开始,7~14 天达到高峰,可持续 1 个月,甚至更长时间,因此吸痰护理是贯穿大面积烧伤治疗全过程的不可或缺的重要措施。

传统吸痰法是一种深部吸痰方法,将吸痰管插入气道至气管隆嵴后上提 1~2cm,打开负压,左右旋转上提吸痰管,进行吸痰。此方法很容易将气道上部的痰液、细菌带入气道下部,如果气道内有脱落黏膜,吸痰管还会将坏死黏膜推入深部,加重感染和增加吸痰难度,严重者甚至阻塞气道。

吸入性损伤患者的气道特点不同于其他疾病,其吸痰方法也应有别于常规吸痰。目前国内外对于大面积烧伤患者的吸痰护理多在吸痰手法或吸痰压力上进行研究。有报道使用纤维支气管镜进行吸痰和治疗,虽然纤维支气管镜吸痰更彻底,但因其管腔大、材质硬,对于气道造成损伤的风险大,患者不适感强烈,临床操作要求高,通常由专科医师进行检查和吸痰,并不适用于常规操作。我们在临床护理过程中不断摸索总结,最终创新了吸痰护理模式。

【技术实施方案】

(一)吸痰护理分三步实施

第一步为气道充分湿化,第二步为人工或应用仪器振动肺部,第三步进行吸痰操作。呼吸道湿化首选高流量湿化仪,也可选择气道内微量泵持续泵入湿化液、雾化吸入。如果使用呼吸机机械通气,须打开湿化罐的加温装置进行湿化;湿化量根据痰液的黏稠度动态调整,保持痰液在 II 度以下为宜。湿化液的选择要个性化,基础液为 0.45% 氯化钠注射液,根据患者的实际情况添加治疗用药,遵医嘱执行。充分湿化气道后,痰液和分泌物变得稀薄和潮湿,易于排出,此时进行肺部的振动,可将痰液自小支气管排到大支气管,坏死的黏膜更容易松脱。使用振动排痰仪,通常选择振幅 6~10Hz,时间 10~15 分钟,俯卧位时肺部按从下向上、从外向内的原则进行振动。手法叩背最好选择侧卧位,在腋下肺部区域双手掌微曲交替进行叩击 10~15 分钟。最后进行吸痰操作,更易于彻底吸尽痰液、分泌物和黏膜组织(图 10-13)。

图 10-13　吸痰分步流程示意图

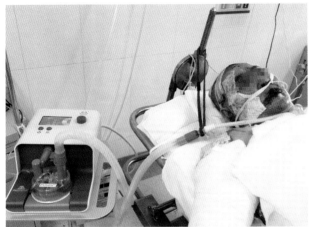

A. 高流量湿化仪湿化气道

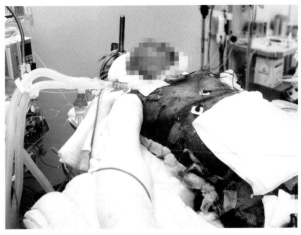

B. 呼吸机用一次性雾化器湿化气道

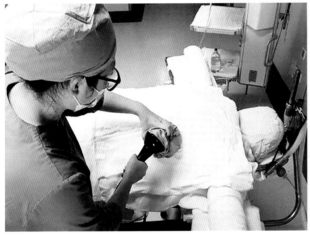

C. 振动排痰仪振动肺部

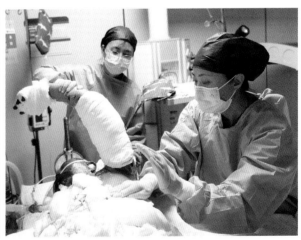

D. 手法叩背

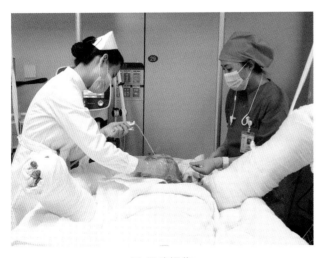

E. 吸痰操作

（二）吸痰操作分段进行

无人工气道者分"双侧鼻腔 - 口腔 - 气道内"三段进行吸痰操作（图 10-14）；有人工气道者分"双侧鼻腔 - 口腔 - 气管套管内 - 气道内"四段进行吸痰操作（图 10-15）。

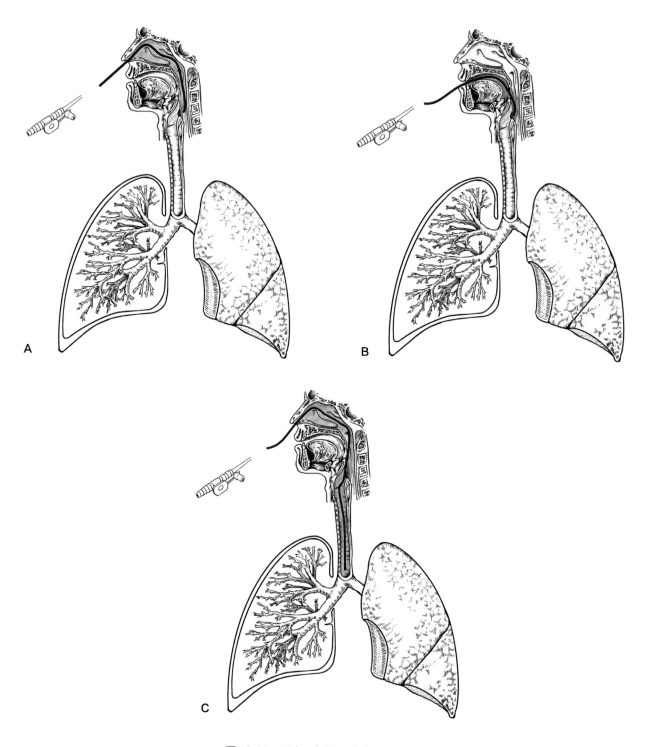

图 10-14　无人工气道吸痰分段示意图

A. 第一段：经鼻吸痰，吸痰深度到达咽喉部；B. 第二段：经口腔吸痰，吸痰深度到达咽部；C. 第三段：经鼻吸痰，吸痰深度到达气管隆嵴上 2~3cm。

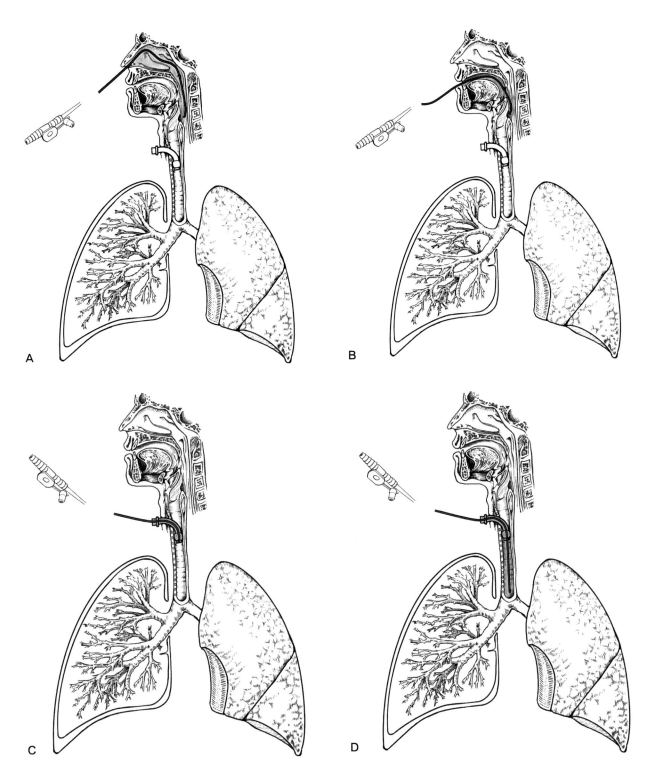

图 10-15　有人工气道吸痰分段示意图

A. 第一段:经鼻吸痰,吸痰深度到达咽喉部;B. 第二段:经口腔吸痰,吸痰深度到达咽部;C. 第三段:经气管套管吸痰,吸痰深度到达气管套管下端;D. 第四段:经气管套管吸痰,吸痰深度到达气管隆嵴上 1~2cm。

具体操作流程如下：

1. 人员准备要求　着装整齐,仪表端庄,态度和蔼;洗手,戴口罩。

2. 操作前准备　0.9% 氯化钠溶液 500ml,并注明开瓶日期和时间;备好负压装置,检查功能情况;备吸痰管数根,并检查有效期。

3. 床旁操作流程　①反问查对患者床号、姓名,查看患者腕带,对清醒患者进行解释,取得配合;②评估意识状态、生命体征、吸氧流量,呼吸道分泌物的量、黏稠度、部位;③使用呼吸机的患者,吸痰前和过程中应给予纯氧吸入;未使用呼吸机的患者,应调大氧流量至 8~10L/min;④开放并检查负压情况;⑤用温水棉签清洗两侧鼻腔;⑥打开吸痰管,戴无菌手套,取吸痰管;⑦将吸痰管沿一侧鼻腔内侧的鼻中隔插入至咽喉部,打开负压,用右手拇、示指捻搓吸痰管,边吸边退出,痰多处可稍作停留,便于吸尽;更换吸痰管再吸另一侧鼻腔,操作手法同前;⑧更换吸痰管,将吸痰管沿口腔颊部插入至咽喉部,进行口腔吸痰;⑨再次更换吸痰管,无人工气道者,将患者头后仰,打开气道,将吸痰管再次沿鼻腔插入至气道内进行吸痰;有人工气道者,左手分离呼吸机接头或呼吸滤器,置于无菌衬纸上;使吸痰管处于低负压状态,右手将吸痰管快速、轻柔下送至气管套管下端,到位后将吸痰管通气孔完全阻塞,压力达到预设值后,吸痰管上下提拉,将气管套管内痰液吸尽;⑩更换吸痰管,在低负压状态下将吸痰管插入至气道隆突上 2~3cm,预设负压,用右手拇、示指捻搓吸痰管,进行吸痰,边吸边退出;⑪吸痰毕,评估患者痰鸣音及氧饱和度等情况,记录痰液性状、量、黏稠度(图 10-16)。

图 10-16　吸痰流程示意图

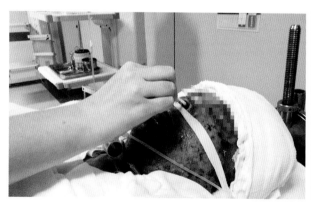

A. 清洁鼻腔

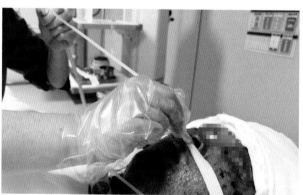

B. 经鼻吸痰

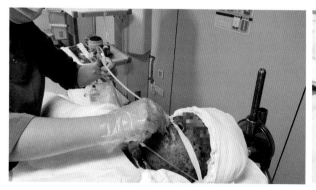

C. 经口吸痰

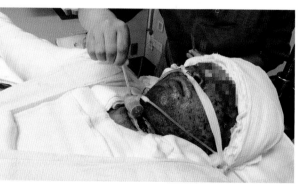

D. 消毒呼吸滤器

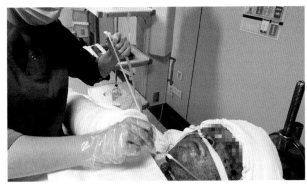
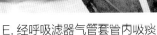

E. 经呼吸滤器气管套管内吸痰

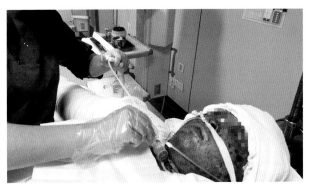

F. 经呼吸滤器气道内吸痰

注意根据气道渗液量、痰液量、黏膜脱落和气道损伤情况确定吸痰次数,定时将气道内渗液、痰液彻底吸净。气道烧伤后 48 小时内为急性期,气道内渗出液多,气道肿胀,通常 2~4 小时吸痰 1 次;伤后 2~3 天后,气道渗出液量逐渐减少,痰痂形成,气道黏膜干燥,出现坏死黏膜脱落,如果吸出不及时会影响损伤的修复,还会阻塞支气管、细小支气管,引起感染、窒息、肺不张等并发症,每日吸痰 4~6 次,以保持呼吸道通畅,促进损伤修复。

【典型病例】

患者,男性,35 岁。

主诉:氯乙烯气柜泄漏爆燃致全身多处火焰烧伤 6 小时。

病史:主因在货车内被氯乙烯气柜泄漏爆炸的火焰烧伤头面颈、躯干、臀部、四肢。当时狂奔 2.5 公里(2 500m)逃离现场,未做任何处理于当日由急救车长途转运至笔者单位急诊行气管插管。

入院诊断:①烧伤 75%,浅Ⅱ度 10%,深Ⅱ度 45%,Ⅲ度 20%,全身多处;②爆震伤;③烧伤休克;④重度吸入性损伤;⑤急性肺损伤;⑥慢性支气管炎;⑦慢性阻塞性肺病;⑧气管插管术后。

入院查体:患者精神不振,神志清,查体合作,体温 35.5℃,脉搏 114 次 /min,呼吸 22 次 /min,血压 145/84mmHg,双肺呼吸音粗,未闻及明显啰音。查体见鼻毛焦灼,嘴唇肿胀;气管插管在位通畅。肺部影像学检查提示双肺纹理增多,可见多发大片状模糊影(图 10-17)。纤维支气管镜检查提示气管及左、右主支气管明显充血水肿,伴有糜烂,表面有较多脓痰及炭末沉积(图 10-18~ 图 10-20)。

治疗护理过程:入院即行呼吸机辅助呼吸,采用同步间歇指令通气(synchronized intermittent mandatory ventilation,SIMV)模式,吸氧浓度 100%,血氧饱和度 91%~94%。急查血气分析:pH 7.30、二氧化碳分压 27mmHg、氧分压 91mmHg、氧饱和度 93%、乳酸 3.4mmol/L、剩余碱 -10.6mmol/L。针对吸入性损伤,实施分步分段吸痰,6 次 /d,痰液为黄白色黏痰,含有大量黑色炭粒,黏稠度Ⅱ度。伤后第 2 天,患者出现呼吸困难,在呼吸机支持的情况下,血氧饱和度最低降至 89%,改气管插管为气管切开。伤后第 3 天,患者卧翻身床,加强翻身叩背和俯卧位通气;出现脓痰,黏稠度Ⅲ度,给予氨溴索注射液 600mg,持续 24 小时静脉泵入,2~4ml/h;呼吸机湿化罐加温调至 3 档,同时给予吸入用乙酰半胱氨酸溶液 3ml,吸入用布地奈德混悬液 4ml,分别加入等量 0.9% 氯化钠溶液进行雾化吸入,

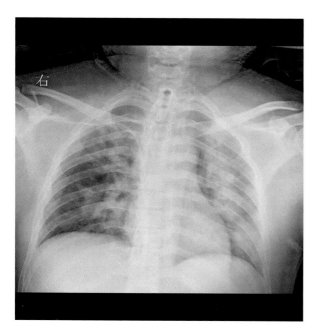

图 10-17　伤后第 2 天胸片

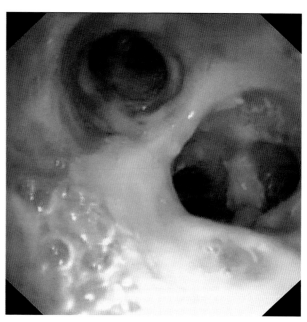

图 10-18　纤维支气管镜检查镜下气管隆嵴情况

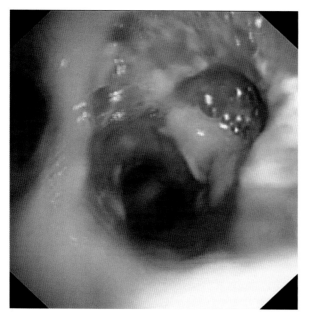

图 10-19　纤维支气管镜检查镜下右支气管情况

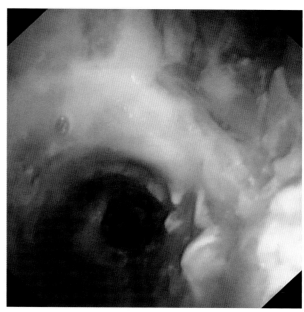

图 10-20　纤维支气管镜检查镜下左支气管情况

每天 4~6 次;应用振动排痰仪(设置振幅 10Hz,时间 15 分钟)振动肺部,在翻身床俯卧位时进行,实施时患者处于头低脚高位。使用呼吸机期间,吸痰前按下富氧键后进行,不需要脱机,可经呼吸机连接管上端通气小孔进行,拔下通气孔上小帽后用碘附棉签消毒,再插入吸痰管。伤后 10 天,患者肺部情况较前明显好转,予以呼吸机脱机,改用高流量湿化仪进行气道湿化和呼吸支持;纤维支气管镜检查显示,气道附着脓苔和坏死黏膜已脱落,多发溃疡,黏膜充血水肿明显,继续加强翻身叩背、排痰和气道管理,吸痰频次改为每天 3~4 次。伤后第 11 天午间,患者气道出血,鲜红色,约 50ml,血氧饱和度 92%,考虑为气道糜烂黏膜出血,即予注射用尖吻蝮蛇凝血酶及重酒石酸去甲肾上腺素注射液气管切开口处滴入止血,纤维支气管镜检查显示气管隆嵴处黏膜糜烂,较多鲜红色出血,右下肺渗血较多,予以充分吸引,患者症状缓解,抢救成功。调整护理措施:下调振动排痰仪的振幅至 8Hz,时间减至 10 分钟;鼻腔、口腔、气管套管内吸痰频次较前不变,气道内吸痰,减至每天 2 次,吸痰手法更加轻柔,压力设定减半,后未再出血。伤后 27 天,经评估呼吸道及肺部情况,给予拔除气管套管。伤后 41 天,患者治愈出院。该患者住院期间,共实施分步分段吸痰 112 次,平均每天 2.7 次,明显低于常规传统吸痰次数。

【讨论】

分步分段吸痰方法具有一定的科学性和可行性。规范有效地吸痰能够清除气道内的分泌物和脱落黏膜,保持气道通畅,减轻感染,促进糜烂的黏膜和溃疡尽早愈合。研究显示,分步分段吸痰法可以大幅度减少吸入性损伤患者的吸痰次数,降低护理工作量,值得在临床上推广。

(王淑君)

三、高流量湿化仪的设置与应用

【技术背景】

气道湿化是气道管理的重要环节,做到有效的湿化,选择合适的湿化方式,维持良好的人工气道湿化状态,可以降低呼吸道感染的风险,尤其是烧伤合并吸入性损伤的患者,有效气道湿化对于气道分泌物排出、保护气道黏膜尤为重要。高流量湿化仪是一款新型供氧设备,被视为潜在的微创替代品,可建立呼气末正压,能够通过给予高流量的湿化氧疗方案,连接不同装置,实现经鼻导管、面罩、气管插管、气管切开等多个渠道的治疗方式,从而有效提升其临床治疗效果。传统的湿化方式包括雾化吸入、呼吸机湿化罐湿化、气道灌洗及持续泵入气道湿化液湿化,但都具有一定的局限性。雾化湿化法不具有加温作用,因此临床上不建议长时间、大剂量、持续雾化,长时间持续吸入雾化液可致肺不张并造成氧分压下降,并存在湿化过度的风险;呼吸机湿化罐湿化仅限于机械通气患者;气道灌洗存在一定风险,需要经验丰富的护理人员进行,对于昏迷、无咳嗽反射的患者,不适宜进行气道灌洗,防止灌洗液及痰液不能及时排出体外,造成肺部损伤和肺部感染;持续泵入气道湿化液有发生逆行性感染的风险。高流量湿化仪可以使患者缺氧状态得到改善,短时间快速满足其对氧气的需求,缓解气道干燥或支气管收缩的症状,起到了有效的呼吸治疗作用,提高了治疗的舒适度。查阅文献发现目前此仪器主要应用于呼吸科呼吸衰竭低氧血症、重症肺炎、老年慢性阻塞性肺疾病等患者。笔者团队自 2018 年以来尝试将其应用于大面积烧伤和吸入性损伤患者 60 余例,临床效果显著。

【技术实施方案】

(一) 评估患者

评估患者生命体征、气道状况、痰液黏稠度、配合程度及心理反应,对于清醒的患者,解释应用高流量湿化仪的重要性及使用感受,取得患者配合。

(二) 用物准备

高流量湿化仪主机、自动加温水盒、加温呼吸管路、灭菌注射用水 500ml、高压氧气输入口、气道湿化标志牌。

(三) 操作方法

正确连接电源、氧源,保证管路与仪器连接正确。将灭菌注射用水与自动加水器连接,注水量不超过最高水位线。根据病情设置调节参数,可调区间为湿化温度 31~37℃、流量 10~70L/min、氧浓度 21%~100%。连接患者,观察有无不适、呼吸状况和 SPO_2(图 10-21)。

(四) 注意事项

湿化液禁止使用氯化钠注射液,防止湿化罐及管路内形成结晶。使用过程中会持续消耗灭菌注射用水,注意及时添加。使用过程中注意严密观察患者病情变化,定时询问其有无不适,观察呼吸、血氧饱和度、血压、心率等指标,定期复查动脉血气分析,及时进行消毒隔离和检测。

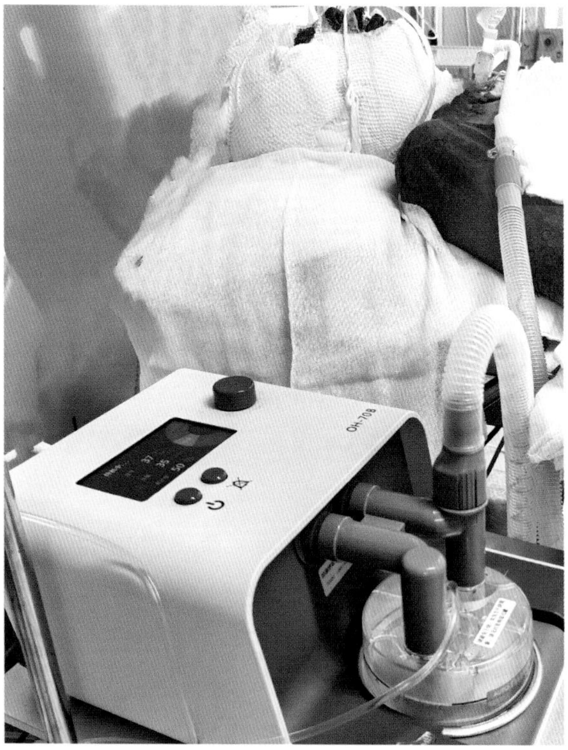

【典型病例】

患者,男性,38 岁。

主诉:电瓶车爆炸失火,致全身多处烧伤 7 小时。

病史:主因家中电瓶车电池爆炸失火,被火焰烧伤头面颈部、躯干、四肢,受伤环境密闭,可见浓烟,被消防人员救出,在当地医院补液后于当日由急救车长途转运至笔者单位,门诊给予清创、补液、气管切开

图 10-21 高流量湿化仪与患者连接

术后收入院。

入院诊断：①烧伤 50%，深Ⅱ度 27%、Ⅲ度 23%，全身多处；②重度吸入性损伤；③烧伤休克。

入院查体：患者神志清，精神差，查体合作，体温 36℃，脉搏 124 次 /min，呼吸 36 次 /min，血压 145/84mmHg，双肺呼吸音粗，未闻及明显啰音。专科查体见患者头面颈部水肿明显，鼻毛焦灼，嘴唇肿胀呈"鱼嘴样"，舌外露，气管套管在位通畅，吸痰可见大量炭渣。肺部影像学提示双肺纹理增多，可见斑片状模糊影。纤维支气管镜检查提示患者气管及左、右主支气管明显充血水肿，表面有较多黑色黏性分泌物，偶见出血点。

治疗护理过程：入院即行呼吸机辅助呼吸，模式 SIMV，吸氧浓度 65%~70%，血氧饱和度 97%~100%。实施休克复苏、抗感染、脏器功能保护、营养支持等治疗，伤后 17 天，纤维支气管镜检查显示患者气管及左、右主支气管充血水肿较前好转，气道内可见中等量黄色黏痰，黏稠度Ⅲ度，血氧饱和度 99%~100%，呼吸 23~28 次 /min，予患者停呼吸机辅助呼吸。因痰液黏稠，应用高流量湿化仪，湿化温度调至 37℃，湿化流量 50L/min，氧浓度 50%。使用 1 日后，吸痰可吸出大量黄白色稀薄痰，黏稠度Ⅱ度，后逐渐下调湿化流量至 35L/min，氧浓度下调至 35%，痰液逐渐变为少量白色稀薄痰，黏稠度Ⅰ度。伤后第 25 日，纤维支气管镜检查显示气道黏膜色泽基本正常，无痰液，经评估呼吸道及肺部情况，予以拔除气管套管。

【讨论】

高流量湿化仪管路有加热丝，具有加温效果；湿化流量可达 70L/min，湿化效率高，利于痰液排出或咳出。加温湿化后的气体氧分子运动速率加快，弥散功能增强，有助于气体交换，提高呼吸道黏膜防御功能，使氧疗效果提升，为大面积烧伤患者氧疗和湿化提供一种新方法。

（王淑君　杨林娜）

第三节　烧伤监护室专科化规范管理

一、监护室仪器

【新技术背景】

监护室大面积烧伤患者因病情危重，需要的仪器设备数量多，使用频次高。日常管理中常见预防性维护缺失、报修不及时、管理任务重等问题，存在护理安全隐患。为防止因仪器设备使用或管理不当造成救治延误，必须保证仪器完好率达到 100%。

在上述现实条件下，笔者团队创新性的对仪器设备实施"分级管理制度"，实施了专科化管理。设置专科仪器兼职管理员，根据仪器使用频率、使用紧急性、专科重要性及专科疾病救治特点进行分级维护，建立完备的仪器使用培训体系，明确仪器损坏后的维修流程，仪器设备的管理采取"护士长 - 仪器管理

员 - 责任组长"的三级质控模式,确保仪器的使用安全。

【技术实施方案】

(一) 设置烧伤专科仪器兼职管理员

设立 1 名护士兼职仪器管理员,要求工作年限满 5 年,临床经验丰富,责任心强,熟练各种仪器的性能及操作规范,并能够对一些常见故障进行判断和排除。

(二) 分级维护

将科室仪器根据使用频率、使用紧急性、专科重要性及结合专科疾病救治特点进行分级维护。

1. 一级维护　每周检查 1 次仪器的性能及完好情况。针对生命支持类抢救设备,包括除颤仪、呼吸机、纤维支气管镜、血透机、心电监护仪、微量泵、血气分析仪等。

2. 二级维护　每 2 周检查 1 次仪器的性能及完好情况,设使用登记本,检查床片、附件、螺丝等装置,针对直接与患者接触的仪器设备(除一级),包括输液泵、营养泵、负压机、悬浮床、翻身床、电动气垫床、多元烧伤保温仪、红光治疗仪、半导体激光仪、脉搏血氧饱和度仪、降温毯等。

3. 三级维护　每月检查 1 次仪器的性能及完好情况。针对非直接与患者接触的仪器设备,包括床单位消毒机、PDA、电热恒温水浴池等。

(三) 仪器的培训规范

1. 培训资料　制订的《烧伤专科仪器管理与维护手册》,其内容包含所有仪器的使用方法及管理规范,以便护士在学习与使用时及时查阅。根据仪器使用情况,仪器管理员及时对使用流程中存在的不足进行完善和修改,删除流程中的多余环节,对操作细节进行补充,对说明书或与实际工作不符的流程进行更正,使之更为合理简便,具有科学性、先进性和临床指导性,最终提高工作效率。

2. 培训对象与内容　护士分层进行,新护士培训所有仪器,高年资护士培训使用难度大、频率低的仪器。对抢救必备的关键仪器设备,例如除颤仪,每季度全员培训。

3. 考核准入　新护士考核合格后方可准入监护室岗位。对于重要仪器,作为专科护理技能考核的一部分,纳入绩效管理。

(四) 仪器的维修流程

仪器使用中若出现故障,由当班责任护士负责贴上标志,注明故障出现时间、原因、报警显示界面等具体情况,在《仪器维修登记本》进行登记,由保障班护士送往仪器管理科维修,同时告知仪器管理员,由仪器保管员负责追踪维修情况。

（五）仪器设备的管理质控

采取"护士长 - 仪器管理员 - 责任组长"三级质控模式，责任组长每日对所有使用的仪器设备进行质控，仪器管理员每周随机质控，护士长每月随机质控。对临床使用中出现的问题，做好信息的收集、反馈、处理工作，以免因仪器原因延误患者的治疗。每月对仪器设备的质控及故障处理进行总结，制订整改措施。

（六）应急预案的管理

大型专科仪器均制订相关的应急预案。如"翻身床坠床应急处理预案"，一旦患者使用翻身床时发生坠床，护士须立即到达现场，请同病房的其他人员呼叫值班医师和其他护士到场；就地测量生命体征，评估患者有无外伤、头部损伤、创面出血等情况，并做好患者的安抚工作。由于翻身床故障引起的坠床，应予以更换翻身床。医师判断可以搬动时，再将患者移至翻身床上。躁动的患者应遵医嘱使用约束具或镇静药物。抢救结束后完善护理记录，填写不良事件报告表，上报护理部。

【讨论】

急救仪器设备有效管理是保障临床救治效果的重要组成部分，涉及患者的生命安全。笔者所在监护室配备有翻身床、血透机、呼吸机、除颤仪、血气分析仪等多种监护仪器。在推行仪器设备专科化管理规范前，科室缺乏科学的管理意识，未制定仪器设备使用保养制度，无专人进行管理，日常维护无法落实；仪器使用方面，在购入仪器设备后，初次安装使用时，多为仪器管理科进行培训，由于学习时间有限，护理人员掌握不够牢固，尤其新入职护士未经过系统培训，无法全面掌握仪器设备的使用方法，从而难以独立应对出现的各种问题。

笔者团队在临床实践中不断摸索，创新仪器设备专科化管理模式，设置了专职管理员，通过对仪器设备进行定期分级维护，强化护理人员的分层培训，明确仪器维修流程，并采取三级质控，提高了专科仪器的使用率与完好率，保障了仪器设备的使用安全。

（王淑君　祝红娟　李方容）

二、全要素感染控制

【新技术背景】

随着医疗事业的不断发展，医疗技术和抢救设备的不断升级，越来越多具有专科特色的重症监护室已在临床中建立和开展。其中，烧伤监护室（burn intensive care unit，BICU）为临床救治大面积烧伤患者提供了良好条件，并在专科领域建设中不断完善和突破。由于大面积烧伤患者大面积皮肤毁损，治疗难度大、病情重、病程长、侵入性操作多等特点，导致自身免疫力下降，感染风险高，需要长期使用抗生素，易出现各种并发症及多重耐药菌感染的风险，成为医院感染的"高发地"和"重灾区"。医院感染会进一步加重大面积烧伤患者的病情,延长住院时间,增加住院费用,严重时会引起患者死亡,对医院的医疗质量和患者的生命安全提出了严峻的考验。如何保证烧伤监护室全要素感染控制,对大面积烧伤患者的救治具有重要意义。

在上述现实条件下,笔者团队针对相关因素进行全面分析,联合院内感染控制科在烧伤监护室实行全方位、深度化感染防控管理,并进行持续改进。全要素感染控制是指在控制感染源、切断传播途径、保护易感人群的管理基础上,严格实施环境管理、人员管理、治疗过程管理、监控系统交互平台的管理,在医疗质量和安全上得到了较好的成效。笔者团队所在烧伤重症监护室启用十年时间,所有感染控制指标及细菌学培养均达标。现将该全要素感染控制经验总结如下,以期为烧伤监护室的患者救治质量和安全管理提供新的思路。

【技术实施方案】

(一)规章制度

烧伤监护室全要素感染控制在中华人民共和国卫生行业标准的基础上,增加烧伤监护室专科相关标准和规范。

1. 环境管理

(1)烧伤监护室内配备非手触式水龙头、洗手液感应器。

(2)监护室有专人负责物品的补充和清洁消毒,管理垃圾的运输通道,进入时需更换隔离衣、戴帽子、口罩、穿专用拖鞋。

(3)消毒环境规范:消毒采用含氯消毒剂擦拭,地面及物体表面使用浓度为0.05%,2次/d。收治传染病病例时,使用浓度为0.1%,4次/d。含氯消毒液消毒作用时间30分钟后,再使用清水擦拭。每周清洗监护室空调滤网1次。

(4)终末消毒:患者出院或手术后,需将监护室环境及物品进行彻底消毒,关闭层流系统,开窗通风。

2. 人员管理

(1)烧伤监护室为层流洁净病房,严格限制人员出入,关闭门窗,确保房间处于正压状态。

(2)烧伤监护室工作的医护人员、护工、保洁员均需要进行感染控制培训。实行一床一护工,防止交叉感染,保洁员需要与普通病房保洁员分开管理,严格按照规范落实环境消毒和物表消毒,并设有专人督导。

3. 治疗过程中的管理 治疗过程中的管理主要包括管路管理、创面管理、患者肠道微环境的管理。

(1)管路管理:经创面穿刺置管的留置时间应少于医疗护理常规规定的时间,如经创面留置的中心静脉管路3天更换一次,穿刺点用碘附纱布覆盖;雾化吸入面罩、呼吸机管路专人专用,每周更换;湿化罐由供应室消毒后干燥避污保存,有效期为1周。

(2)创面管理:接触患者创面时,严格无菌操作,医护人员穿隔离衣、戴无菌手套,每更换一个换药部位,需更换一次无菌手套和换药包。如创面需临时保护时,需覆盖无菌棉垫。腋窝、腹股沟等皱褶处保持皮肤干燥,处于外展位,患者大便后应用碘附纱布擦拭肛门。

(3) 患者肠道微环境的管理:当患者肠道菌群失调,肠黏膜水肿时易引起腹泻,在饮食上注意清洁卫生,可补充肠道益生菌,必要时请营养科会诊,予以要素饮食,为患者提供充足营养。

4. 监控系统交互平台的管理 医院感染实时监控系统交互平台建立在医院综合管理平台基础上,实现全院在线医院感染目标性和综合性监测。

(1) 医务人员熟练使用医院感染实时监控系统交互平台。

(2) 利用医院感染实时监控系统交互平台识别医院感染,对感染高风险患者预见性地进行预防,降低医院感染发生率。

(3) 鼓励医务人员对医院感染病例(疑似或确认的)进行及时上报,并关注平台反馈。

(4) 感染控制小组成员每日查询监控数据,进行审核、干预,每月打印监控数据和结果并留存,对感染数据进行分析和措施改进。

(二) 培训与考核

科室每月组织一次感染控制知识培训和考核,特殊情况时增加培训频率。培训考核内容分为基础知识、应急处置能力和烧伤专科感染控制内容三个部分,确保全员达标。

【讨论】

为进一步提高烧伤监护室医疗质量和安全水平,防止潜在感染的发生,需不断强化感染管理工作。医院感染管理作为医院现代化管理工作的重要组成部分,其水平的高低,反映了医疗质量和管理能力。近些年,随着烧伤监护室感染管理与防控的研究和实战经验逐渐丰富,由"被动整改"转为"主动改进",并且朝着"精细化管理、精准化感控"的目标而努力,同时也对烧伤监护室感染管理水平和感控人员管理能力提出了更高要求。笔者团队监护室在启用十年的时间内,感染控制指标全部达标(表10-2),未出现暴发性感染事件。

依照世界卫生组织条例内容,消毒、隔离、合理使用抗菌的药物、检测药物感染情况等关键环节可有效控制医院感染,根据这一条例,预防烧伤监护室感染需建立安全管理制度。据相关研究表明,烧伤监护室感染的主要原因与患者病情重、免疫力低、环境和医护人员手卫生落实相关。因此,烧伤监护室需做到合理布局,严格落实消毒隔离制度、医疗器械用物管理等,其中无菌物品的贮存管理和医疗废物处理更是烧伤监护室细节管理中的重点。

烧伤监护室在感染控制方面仍面临着严峻的考验,实施全要素感染控制,是目前行之有效的管理举措,能够全面提高医院感染控制质量。该规范为烧伤监护室专科化感染防控提供了新的指导和参考方向,保证医疗质量和医疗安全的稳步推进。

表 10-2 烧伤监护室 10 年空气与物表细菌培养统计表

单位：cfu/m³

年度	空气培养 1月	2月	3月	4月	5月	6月	7月	8月	9月	10月	11月	12月	物表培养 1月	2月	3月	4月	5月	6月	7月	8月	9月	10月	11月	12月
2011				0	0	2	1	3	0	4	1	1	0	1	0	2	0	4	4	2	1	0	0	0
2012	0	0	1	0	2	5	2	1	0	2	0	0	1	0	0	2	3	3	2	1	1	0	1	3
2013	0	1	0	2	1	2	0	5	6	0	2	0	1	0	1	0	2	5	4	0	1	2	0	0
2014	0	0	1	0	3	4	6	0	0	1	0	1	0	5	0	4	0	3	0	0	0	4	0	2
2015	1	5	0	4	1	6	0	4	2	0	1	1	1	0	0	3	0	5	0	2	0	3	0	0
2016	0	2	0	0	2	5	3	0	2	0	1	2	0	2	0	1	2	0	6	0	0	2	0	0
2017	2	0	0	2	0	4	6	3	0	5	0	1	0	1	0	6	2	3	0	2	0	0	1	0
2018	0	1	0	3	4	0	5	2	5	3	0	0	2	0	1	2	0	6	0	6	0	0	2	0
2019	0	0	3	0	1	0	2	3	1	2	0	0	0	4	0	0	0	0	5	0	0	0	0	0
2020	1	0	0	0	1	4	0	6	4	2	1	0	1	0	1	0	3	1	5	0	0	0	0	1
2021	0	4	1																					

（王淑君　祝红娟　李方咨）

【参考文献】

[1] 王春荣 . 护理模式的回顾与发展[J]. 中国城乡企业卫生,2011,20(5):90-93.

[2] 宋雁宾 . "身心并护"护理模式的构建与体会[J]. 护理管理杂志,2012,12(12):905-906.

[3] 皮红英,马燕兰,王玉玲 . 身心并护临床实践[M]. 北京:科学出版社,2019.

[4] 刘丽芸,王淑君,鲁虹言,等 . 1例100%体表面积深度化学烧烫伤患者的康复护理[J]. 中华护理杂志,
2020,55(5):762-765.

[5] 祝红娟,王淑君,史巍,等 . 特重度烧伤患者康复期家庭照护者生活质量现状及其影响因素研究[J]. 中华
护理杂志,2018(8):907-912.

[6] 中华医学会烧伤外科学分会,中国医师协会烧伤科医师分会 . 烧伤康复治疗指南[J]. 中国烧伤杂志,
2013,29(6):497-503.

[7] 郭振荣 . 我国烧伤康复的现状与展望[J]. 中华损伤与修复杂志(电子版),2018,13(3):161-164.

[8] 王淑君,马春亭,鲁虹言,等 . 成批烧伤患者肺部护理集束化管理方案的构建与应用[J]. 中华烧伤杂志,
2020,36(8):665-670.

[9] 纪玉桂,杨春娜,刘雁 . 集束化护理理念在中心静脉导管护理中的应用研究进展[J]. 护理研究,2016,30
(3B):904-906.

[10] 尤彩珠,陈翠娟 . 集束化疼痛护理干预在严重烧伤患者疼痛管理中的应用[J]. 国际护理学杂志,2018,
37(24):3416-3419.

[11] 王淑君,申传安,李菊清,等 . 大面积烧伤合并吸入性损伤患者气管切开术后吸痰的护理[J]. 中华现代护
理杂志,2013,19(31):3873-3875.

[12] 王淑君,祝红娟,申传安 . 我国吸入性损伤患者人工气道管理的研究进展[J]. 中华现代护理杂志,2017,
23(34):4309-4313.

[13] 仲剑平 . 医疗护理技术操作常规[M]. 北京:人民军医出版社,2005.

[14] 王淑君,鲁虹言,张燕,等 . 定时分步分段吸痰法在吸入性损伤患者气道管理中的应用[J]. 中华现代护理
杂志,2020,26(30):4171-4175.

[15] 王淑君,周体 . 304烧伤外科新护士临床护理手册[M]. 北京:科学技术文献出版社,2021.

[16] 闫曼曼,王淑君,鲁虹言 . 烧伤科仪器设备的专科化管理[J]. 护理学报,2019,26(24):9-10.

[17] 祝红娟,王淑君,李方容,等 . 大面积烧伤患者使用翻身床的安全管理[J]. 中华护理杂志,2014,49(1):
16-19.

[18] 王淑君,祝红娟,申传安 . 烧伤病房手卫生感染控制的现状与展望[J]. 中华现代护理杂志,2016,22(14):
1925-1928.

[19] 祝红娟,王淑君,李旭,等 . 保洁员手卫生依从性培训对烧伤监护室感染控制的影响[J]. 中华现代护理杂
志,2016,22(14):1935-1938.

[20] 陶胜茹,杨涛,余广超,等 . 重症监护病房高频接触表面环境清洁卫生质量评价方法探讨[J]. 中国感染控
制杂志,2021,20(6):568-572.

第十一章

烧伤实验新技术

第一节　大面积烧伤动物模型的制备

一、30% 总体表面积 III 度烫伤小鼠模型的制备

（一）实验动物

一般采用 C57BL/6c 成年小鼠，8~12 周龄、体重 20~24g。

（二）致伤流程

1. 称重　称小鼠空腹体重。

2. 麻醉　使用浓度为 10mg/ml 的戊巴比妥钠溶液腹腔注射麻醉小鼠（图 11-1），使用剂量为 40mg/kg，注射前依据动物体重计算用量。

3. 备皮　麻醉后，电动剃毛刀剔除背部被毛，使用脱毛膏完整备皮，背部剃毛范围为自颈部至尾根，两侧至腋中线（图 11-2）。

4. 确定致伤面积和区域　小鼠致伤绝对面积值的计算按照 Meeh-Rubner 公式：$A=k×W^{2/3}$，式中 A 为 TBSA，以 cm^2 为单位计算，W 为体重，以 g 为单位计算，k 为常数，随动物种类而不同，小鼠

图 11-1　戊巴比妥钠腹腔注射麻醉小鼠　　　　图 11-2　小鼠备皮范围

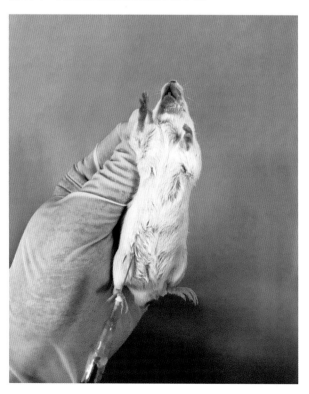

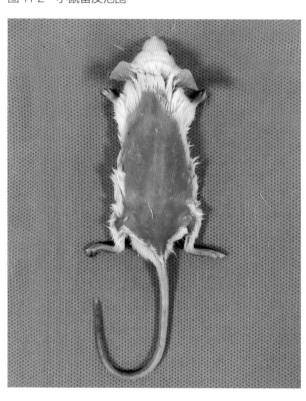

为 9.1。总面积乘以 0.3 即为 30%TBSA 烫伤小鼠的致伤绝对面积值,在背部度量并标记出设定致伤区域。

5. 小鼠的固定　确定致伤面积和区域后,使用长尾夹将小鼠一侧的两肢夹在烫伤板上,长尾与小鼠肢体中间放置防夹伤的保护泡沫,将小鼠固定于自制的小鼠烫伤模型制作模具上(图 11-3)。

6. 烫伤　完整暴露小鼠背部烫伤区域,浸入 98℃热水 3 秒造成 30%TBSA Ⅲ度烫伤(图 11-4),干棉垫迅速擦干,防止创面继续加深,用碘附棉球消毒背部烫伤部位。

图 11-3　将小鼠固定于自制的小鼠烫伤模型制作装置上

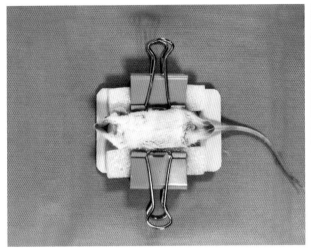 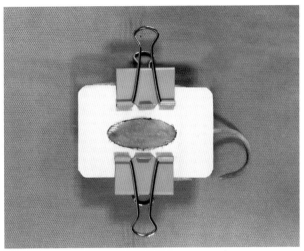

A. 用夹子及保护海绵将小鼠固定在烫伤板上　　　　B. 小鼠背部的 30%TBSA 完全暴露在烫伤板的一侧

图 11-4　烫伤示意图

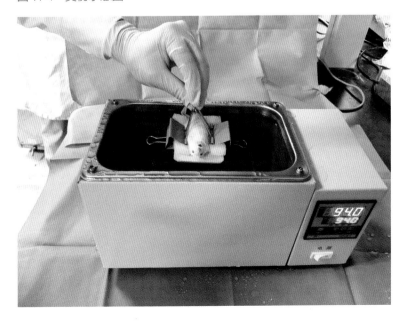

7. 烫伤后处理　将小鼠送回饲养室,单笼饲养,注意保温,自由饮食。

8. 面积验证　将致伤小鼠完整剥皮后拍照,采用图像处理软件测算总体表面积和致伤面积,经验证致伤面积符合 30% 的需求,方案可靠(图 11-5)。

二、50% 总体表面积Ⅲ度烫伤大鼠模型的制备

(一)实验动物

7 周龄清洁级雄性 Wistar 大鼠,体重约 225~240g,致伤前 12 小时禁食。

(二)致伤

1. 称重　称大鼠空腹体重。

2. 麻醉　用浓度为 20mg/ml 三溴乙醇溶液腹腔注射麻醉大鼠,使用剂量为 200mg/kg。

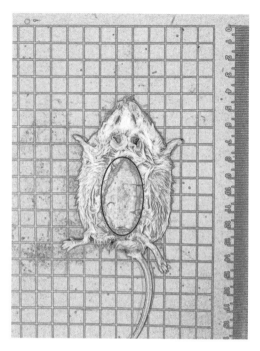

图 11-5　确认烫伤面积达到 30%TBSA
红色虚线所示为位于背侧的 30%TBSA 致伤区域。

3. 备皮　麻醉后,电动剃毛刀剔除背部及腹部被毛,背部剃毛范围为自颈部至尾根,腹部剃毛范围自胸骨至腹股沟,使用脱毛膏完整备皮(图 11-6)。

4. 确定致伤面积　大鼠致伤面积的绝对值的计算按照 Meeb-Rubner 公式:$A=k \times W^{2/3}$,式中 A 为 TBSA,以 cm^2 为单位计算,W 为体重,以 g 为单位计算,k 为常数,随动物种类而不同,大鼠为 9.1。背部烫伤面积占 30%TBSA,腹部烫伤面积占 20%TBSA,分别度量并标记大鼠背部和腹部烫伤区域。背部烫伤区域大致范围为上至颈部,下至尾根,两侧至腋中线,腹部烫伤区域大致范围为上至颈部,下至大鼠双侧腹股沟外侧起点连线,两侧至腋中线(图 11-7)。

5. 烫伤　如图 11-8 所示的方法抓持大鼠,在已提前加温至 94℃ 的恒温水浴锅里按致伤标记范围烫伤大鼠,背部烫伤 12 秒,腹部烫伤 6 秒,致伤后迅速用干棉垫擦干,防止创面加深,并采用碘附棉球消毒背部和腹部烫伤区域皮肤,防止创面感染。使用带有空洞的木板保护操作人员,防止蒸汽烫伤。

6. 烫伤后处理　将大鼠送回饲养室,单笼饲养,注意保温,自由饮食。

7. 面积的验证　将致伤大鼠完整剥皮后拍照,采用图像处理软件测算总体表面积和致伤面积,经验证致伤面积符合 50% 的需求,方案可靠(图 11-9)。

三、严重烧伤小型猪模型的制备

(一)实验动物

巴马小型猪,健康状况良好,雌性,68 月龄,体重 35~40kg,身长 75~85cm。实验动物应于动物实验室适应性饲养 1 周,室温 24~28℃,湿度 40%~60%。实验前 12 小时禁食、4 小时禁饮。

图 11-6　大鼠背部及腹部的备皮区域

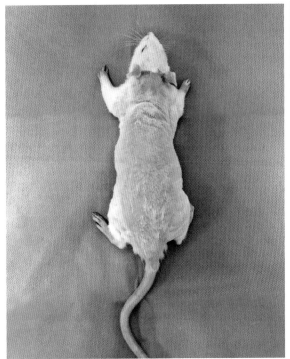 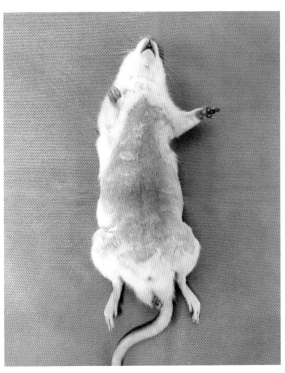

A. 大鼠背部备皮区域　　　　　　　　　　　　　　B. 大鼠腹部备皮区域

图 11-7　50%TBSA Ⅲ度烫伤大鼠烫伤部位示意图

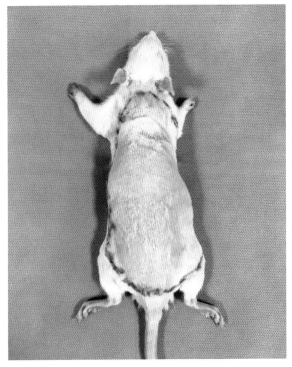 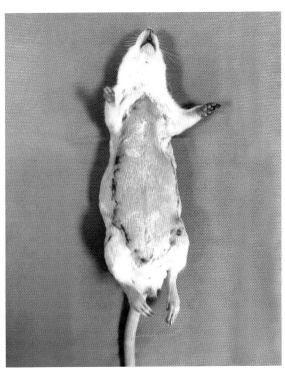

A. 50%TBSA Ⅲ度烫伤大鼠背部烫伤部位　　　　　B. 50%TBSA Ⅲ度烫伤大鼠腹部烫伤部位

图 11-8　抓持大鼠的手法及烫伤演示

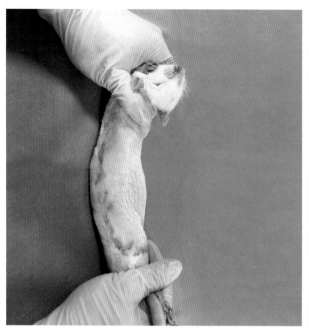

A. 大鼠腹部致伤时的抓持手法演示

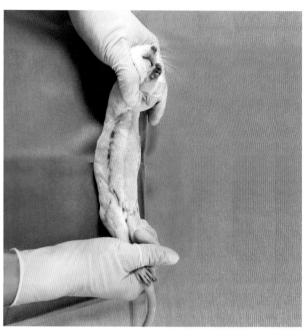

B. 大鼠背部致伤时的抓持手法演示

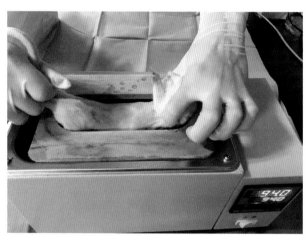

C. 大鼠背部烫伤的操作演示

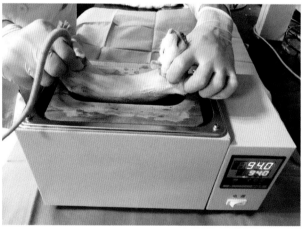

D. 大鼠腹部烫伤的操作演示

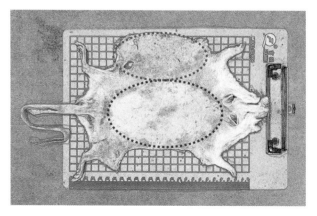

图 11-9　确认烫伤面积达到 50%TBSA
红色虚线所示为位于背侧的 30%TBSA 致伤区域,蓝色虚线所示为位于腹侧的 20%TBSA 致伤区域。

（二）麻醉

1. **麻醉前准备**　麻醉前 15 分钟按 0.1mg/kg 肌内注射阿托品。

2. **麻醉药配制**　使用 1 支舒泰 50 注射液（5ml）和 2 支盐酸赛拉嗪注射液（2ml,0.2g）混合配制麻醉药原液。

3. **诱导麻醉**　使用混合原液肌内注射 0.1ml/kg 诱导麻醉。

4. **耳缘静脉置管**　实验动物麻醉后,使用剪毛推子清除耳朵表面被毛后,纱布反复擦拭耳朵表面皮肤,或采用热敷、灯烤等方法使血管充盈。以选定的耳缘静脉穿刺点为中心使用 75% 酒精由内向外消毒,待消毒液干燥后,使用一次性套管针穿刺耳缘静脉,无菌敷料贴固定。

5. **诱导及维持麻醉**　使用混合原液肌内注射 0.1ml/kg 诱导麻醉。混合原液 0.5ml 稀释至 10ml,使用输液泵按每小时 10ml 持续泵入。

6. **麻醉剂量调整**　根据麻醉深浅调整剂量。麻醉状态判断可通过睫毛反射、疼痛刺激、肌张力、呼吸频次、鼻翼扇动等情况判断,如果麻醉较浅,实验猪出现明显活动,可考虑直接静脉推注 1~2ml 混合原液,如出现心率持续下降,呼吸抑制等麻醉过深的表现,可暂停给药 10~20 分钟,或者调低泵速,待实验猪状态稳定后继续泵药。

（三）备皮

小型猪被毛较硬且密,一般的理发推子不易推动,可选购大型动物专用的大功率剃毛器,也可先用理发剪剪去粗长毛和稠密的绒毛,然后使用脱毛剂脱去残存的绒毛。因小型猪被毛硬而粗,脱毛剂应配用 10%~20% 的硫化钠或硫化钡溶液。去毛时及去毛后（特别在冬天）要注意采取保温措施,防止受凉,可在实验台铺设恒温加热垫,设置为 36~38℃,同时控制室温（图 11-10）。

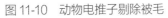
图 11-10　动物电推子剔除被毛

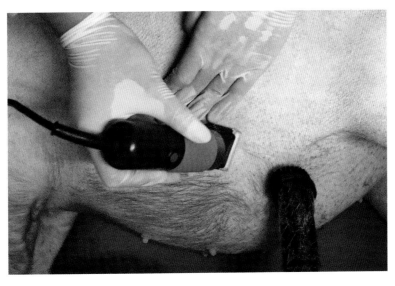

（四）致伤区域划定

小型猪体表面积通常根据体重和身长来计算。最为简易和通用的体表面积计算公式为 Meeb-Rubner 公式:体表面积 $S(cm^2)=K×W^{2/3}$,公式中 W 为体重(g),K 为常数,不同研究单位关于实验猪的 K 值有一定的差异,通常采用 9。根据公式计算 50%TBSA 的致伤面积值,用软尺测量,记号笔标记确定小型猪 50%TBSA 致伤区域,具体方法如下:在两耳连线中点连接尾根部,沿脊柱正中画线,在双侧躯干,前肢的肩胛部和臀部,及后肢的股部各标记 25%TBSA 致伤区域(图 11-11)。

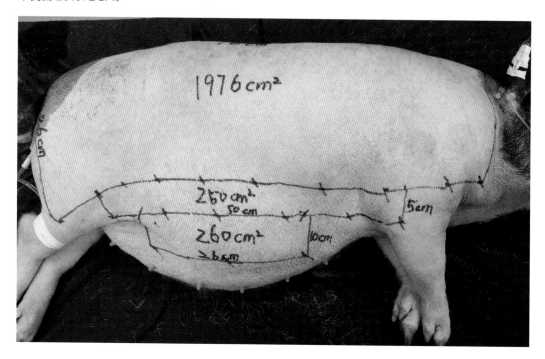

图 11-11　划定致伤区域
单侧占 25%TBSA。

（五）致伤

造成实验猪体表烧伤的方法较多,有热水烫伤、热力接触烧伤、光辐射烧伤、火焰烧伤和其他因素所致烧伤。小型猪重度烧伤模型通常采用火焰烧伤方法,常用燃料为煤油、无水酒精等。

3% 凝固汽油配制方法:将 3g 凝固汽油粉缓慢加入 100ml 汽油中,边加边搅拌,使均匀混合成胶冻状,密封置于冰箱冷藏。之后每天取出反复搅拌一次,1~2 周左右呈浆糊状即可使用。我们在实际操作中发现,俯卧位致伤时常会出现边缘燃烧不充分的现象,故笔者团队探索使用"侧卧两步法"致伤,取得较好的致伤效果。方法具体如下:

1. 将实验猪搬运至室外空旷、通风场地,放置于隔热防火材料上。
2. 致伤前 10 分钟可静脉注射布托啡诺止痛(0.1~0.3mg/kg)。

3. 先左侧卧位固定动物,在其右侧躯干和前后肢划定的致伤区域外,用湿棉垫(或者防火材料)覆盖保护周围不致伤区域皮肤。按照 1ml/10cm² 剂量在致伤区域使用软毛刷均匀涂抹 3% 凝固汽油 3 次,刷涂燃料时动作要迅速,以防汽油挥发影响烧伤深度。点燃凝固汽油,秒表计时 40 秒,即可实现皮肤Ⅲ度烧伤,立即以湿棉垫盖灭火苗,扑灭后更换干燥大棉垫(图 11-12~图 11-16)。

4. 右侧致伤完毕后,实验猪摆放右侧卧位,重复步骤 3,烧伤左侧致伤区域。

5. 观察致伤皮肤呈黑色焦痂,皮肤组织 HE 病理确认为Ⅲ度烧伤(图 11-17)。

图 11-12　湿棉垫和防火棉覆盖保护不烧伤部位

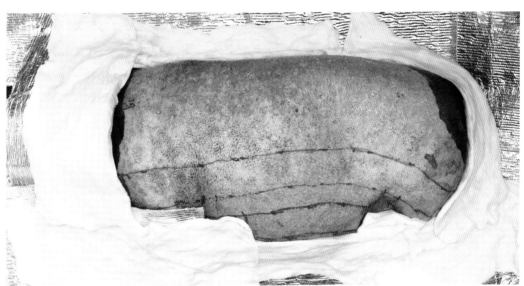

图 11-13　迅速均匀涂抹 3% 凝固汽油

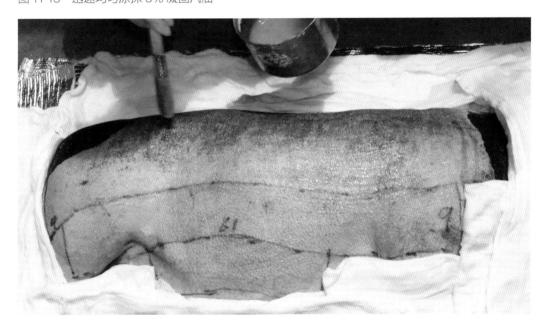

图 11-14　凝固汽油火焰烧伤

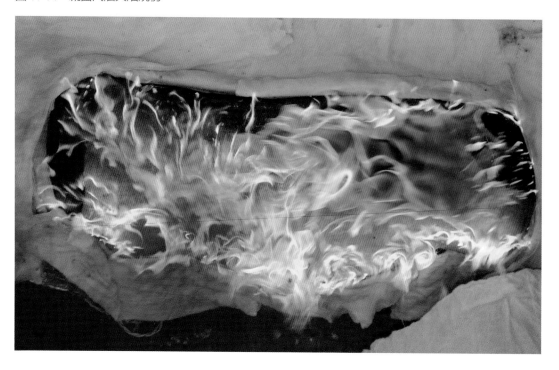

图 11-15　湿棉垫覆盖迅速灭火

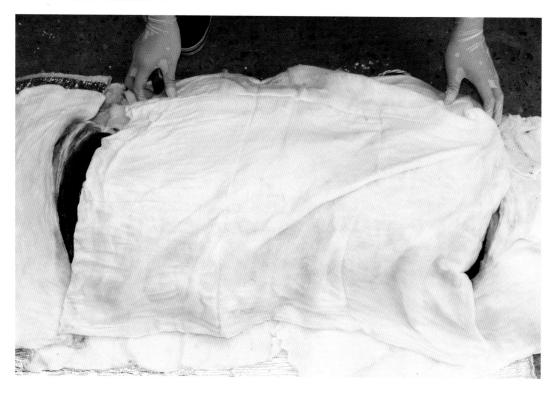

图 11-16　烧伤后创面呈黑色焦痂

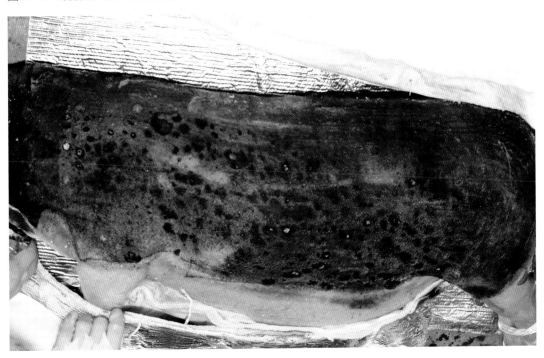

图 11-17　烧伤后皮肤病理 HE 染色确认为Ⅲ度（×50）

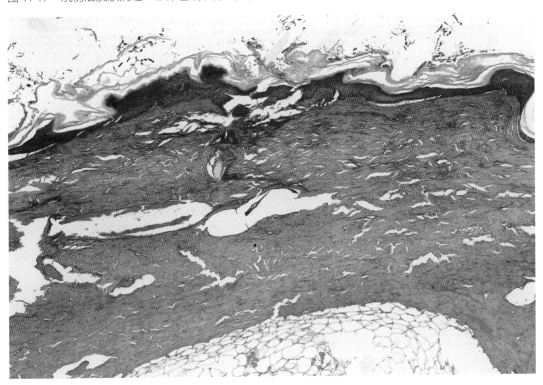

四、雌性小型猪经尿道留置导尿术

【新技术背景】

雄性小型猪尿道有三道锐角弯曲,无法采用经尿道留置导尿术,需采取膀胱穿刺或切开术导尿。雌性小型猪可在麻醉状态下经尿道留置导尿,但由于雌性小型猪特殊的会阴结构,尿道开口于尿生殖前庭腹侧壁,且位置较深,位于尿生殖道内距子宫颈1/3~1/2处,留置导尿时尿道外口显露较为困难,研究者往往因为找不到尿道口而放弃导尿,或者施行有创的膀胱穿刺术。但这两种方法会破坏膀胱的连续性,不能有效模拟临床尿道插管的使用,可能会影响实验结果。为解决这一问题,笔者所在课题组成功探索了可视喉镜引导下的雌性小型猪经尿道导尿术,取得了满意的效果。

【技术实施方案】

(一)操作前物品准备

1. 导尿包　内有方盘1个,治疗碗2只,止血钳2把,卵圆钳1把,大棉球3个,纱布3块,洞巾1块,手套1副。

2. 可视喉镜1台,一次性成人喉镜片1支。

3. 10号或12号乳胶Foley双腔导尿管1条。

4. 另备　1%苯扎溴铵,无菌液体石蜡,胶布,0.9%氯化钠注射液,100ml、10ml和20ml注射器各1支。

(二)操作流程

1. 动物麻醉　采用舒泰50 5mg/kg肌内注射麻醉,麻醉前15分钟采用硫酸阿托品按0.1mg/kg皮下注射。

2. 体位摆放　动物仰卧位摆放于V形台上,腰臀部适当垫高,双后肢弯曲并按压至腹侧。

3. 消毒　使用1%苯扎溴铵或氯己定棉球消毒阴唇、前庭和尿道口。

4. 铺巾　铺无菌洞巾。

5. 寻找尿道外口　导尿时需两人配合,一人先用两把Allis钳从左右两侧牵开外阴边缘。另一人左手持可视喉镜,利用可视喉镜光源照亮操作视野,并在可视喉镜屏幕影像引导下置入会阴前庭内约1/3~1/2处,在仰卧位10~2点钟位置的黏膜垂直皱襞间寻找尿道外口(图11-18,图11-19)。

6. 置入尿管　确认尿道外口后,右手用内含导丝的一次性无菌导尿管,采用无菌液体石蜡润滑后,轻轻插入尿道,若置入困难,可采用钝头钳(如卵圆钳)辅助,置入深度约5~8cm见淡黄色清亮尿液流出后,再插入约1cm,拔出导丝(图11-20,图11-21)。

图 11-18　左手持可视喉镜寻找尿道外口

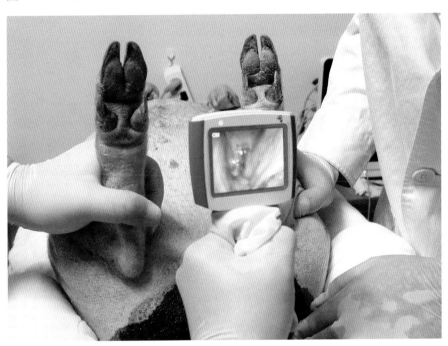

图 11-19　留置尿管前的可视喉镜下视野
绿色圆圈所示为尿道口。

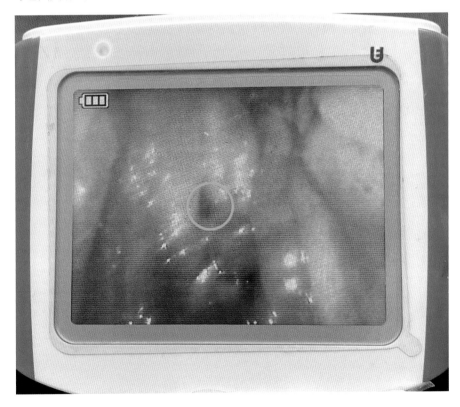

图 11-20　可视喉镜引导下置入导尿管

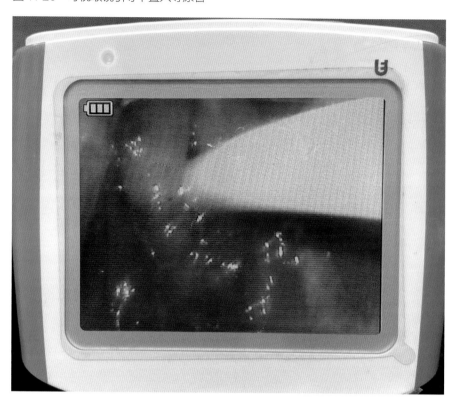

图 11-21　可视喉镜引导经尿道留置导尿管的示意图
注:①充分暴露尿道外口;②导尿管置于尿道外口;③置入导尿管。

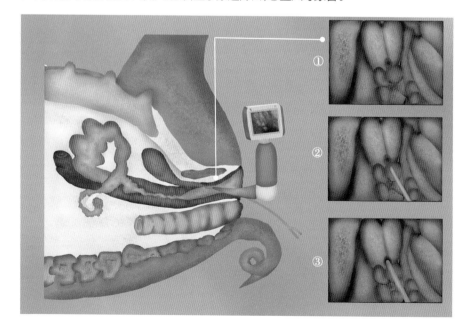

7. 确认尿管在位　为确认尿管留置在膀胱内,可采用 20ml 注射器抽取适量生理盐水注入膀胱并回抽尿液,确认导尿管在膀胱内。

8. 固定尿管　采用 10ml 注射器向球囊内注入 10ml 生理盐水固定,连接尿袋,并使用胶布将尿管固定于猪尾部,完成经尿道留置导尿术。

第二节　表皮干细胞的分离与培养新技术

【 新技术背景 】

细胞培养可分为原代培养和传代培养。直接从体内获取的组织细胞进行首次培养为原代培养;当原代培养的细胞增殖达到一定密度后,则需要再做培养,即将培养的细胞分散后,从一个容器以 1∶2 或其他比率转移到另一个或几个容器中扩大培养,为传代培养,传代培养的累积次数就是细胞的代数。原代培养的细胞由于刚离开活体,生物学特性与体内细胞比较接近,因此在研究中被广泛应用。

生理条件下,表皮干细胞维持皮肤的自我更新,保持皮肤正常的结构和功能;在创面修复过程中,表皮干细胞则是再上皮化的主要细胞来源。体外培养过程中,从有限的皮片中提取最大量的表皮干细胞无论是用于科学研究还是用于临床修复创面都有重要的意义。传统的方法在提取分离表皮干细胞过程中采用胰蛋白酶消化,将表皮层组织从刃厚皮片中分离出来,然后剪碎进行消化,分离出细胞进行培养,或者不经过消化直接进行组织块培养。近些年来,表皮干细胞培养技术取得了很多发展,例如,无血清、无滋养层、无胎牛垂体提取物、无成纤维细胞培养条件的培养方式可以使表皮干细胞传代培养更长时间。与此同时,各种各样的生长因子可以调节人表皮干细胞的生长增殖。然而,从单位皮肤标本中最大化地分离有增殖活性的表皮干细胞是细胞原代培养最关键的步骤。细胞的分离是在胰蛋白酶消化后进行离心所获取。通常选用的胰蛋白酶一般由动物胰腺提取,不同个体动物来源的胰蛋白酶差异性大,胰蛋白酶在作用于人表皮组织时可将其分离为单个细胞,但过度地消化也可造成对细胞的损伤。胰蛋白酶作用于表皮干细胞,从消化分离到不可逆的损伤只有一个较短的时间窗。在传统的消化方法中,较早分离的细胞由于要等待较晚消化的细胞,因而受到过长时间的消化。

【 技术实施方案 】

为了提取更多的表皮干细胞,对组织进行彻底地消化,同时避免胰蛋白酶的过消化作用,笔者研究团队设计了动态多次消化的方法,有效地提高了表皮干细胞的提取效率。具体实验方法如下:

(一) 皮肤的取材

取材过程要注意新鲜和保鲜,严格无菌,防止机械损伤,去除脂肪等无用组织并避免干燥。

1. 人皮肤的取材　皮肤标本来自泌尿外科青年男性包皮环切术后的组织。采集新鲜包皮组织标本在通过无菌手术切除离体后浸入无菌的生理盐水溶液,在 2~8℃ 的环境中保存并转移至实验室。

2. 大/小鼠乳鼠皮肤的取材　将新生乳鼠全身浸泡于 75% 酒精进行消毒,转移至无菌培养皿中,用无菌磷酸盐缓冲液(phosphate buffered saline,PBS)漂洗 2 次。断头处死乳鼠,直眼科剪离断四肢及尾部,沿背部中线剪开皮肤后,用弯眼科剪钝性分离皮下组织,将皮肤完整剥离。

(二) 表皮干细胞的分离

将组织标本用含有三抗(青霉素、链霉素、两性霉素 B) 的杜氏磷酸盐缓冲液(Dulbecco's phosphate buffered saline,DPBS)漂洗 3 次,眼科剪修剪皮下组织,并剪成 0.5cm×1cm 皮条转移至 15ml 离心管,加满用 DPBS 稀释的浓度为 2.3U/ml 的中性蛋白酶溶液,摇晃离心管至皮片在液体中均匀悬浮,平放于 4℃ 冰箱过夜。次日于超净台分离表皮。准备 50ml 离心管并加入 15ml 含 10% 胎牛血清的 DMEM 培养液,在分离表皮干细胞前预先将浓度为 0.25% 胰蛋白酶 -EDTA 溶液在水浴缸预热至 37℃,将称重后的实验组表皮层组织放入 60mm 培养皿中,加入 3ml 提前预热至 37℃ 的 0.25% 胰蛋白酶 -EDTA 溶液,用微量移液器吸头持续搅拌 2 分钟后可见胰蛋白酶溶液颜色转为黄褐色,将溶液吸取后加入上述备好完全培养液的离心管中,微量移液器吹吸混匀胰蛋白酶溶液和培养液,再取 3ml 的 0.25% 胰蛋白酶 -EDTA 溶液,用微量移液器吸头搅拌约 2 分钟后将溶液再次转移至离心管中,共重复 5 次,将 50ml 离心管中的液体用 200 目滤网过滤至另一支 50ml 离心管,加入少量 DPBS 清洗离心管中残留细胞后,再过滤至另一离心管,在室温下将滤液进行离心,180g,5 分钟。用 70μm 细胞滤器过滤,滤掉残渣,得到单细胞悬液。离心机 1 000rpm,离心 5 分钟,弃掉上清,用表皮干细胞培养基重悬。操作过程如图 11-22 所示。

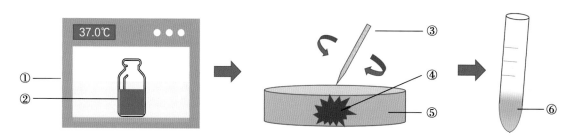

图 11-22　表皮细胞分离培养流程图
①0.25% 胰蛋白酶 -EDTA 溶液;②37℃ 水浴锅;③1ml 移液器吸头;④表皮层组织;⑤60mm 培养皿;⑥含有 10% 血清的完全培养液的 50ml 离心管。

采用动态消化方法每克组织提取的活细胞数量为 $(67.34 \pm 30.66) \times 10^6$ 个,显著高于采用传统方法时每克组织提取的活细胞数量 $(18.88 \pm 13.22) \times 10^6$ 个。采用动态消化法提取的表皮干细胞,呈小多角形、梭形或不规则形,部分细胞饱满,呈鹅卵石样,部分细胞扁平,与传统方法提取的表皮干细胞形态一致(图 11-23)。同时,采用动态消化法提取的表皮干细胞,其增殖、迁移、衰老、凋亡等细胞生物学过程均与传统方法提取的表皮干细胞无差异。

动态消化法在整个消化过程细胞和消化液充分的混匀,使细胞在最短的时间消化分离,反复多次的消化过程使得所分离细胞数量最大化。是一种有效的提取分离表皮干细胞的方式。

图 11-23　动态消化法与传统法提取表皮干细胞形态（×100）

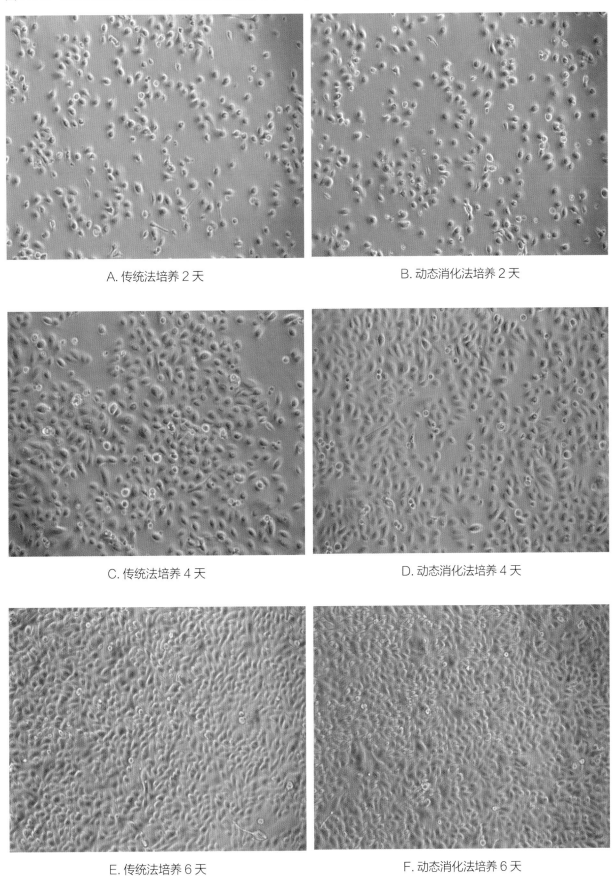

A. 传统法培养 2 天

B. 动态消化法培养 2 天

C. 传统法培养 4 天

D. 动态消化法培养 4 天

E. 传统法培养 6 天

F. 动态消化法培养 6 天

（三）表皮干细胞的培养

对分离得到的表皮干细胞进行细胞计数,并按照 10^5 个 /cm^2 的细胞密度接种;37℃,5%CO_2 的细胞培养箱进行培养,每 2 天换液一次。待细胞生长至 80%~90% 融合时进行传代。笔者团队研究发现,采用 0.25g/L 胰蛋白酶与 0.4g/L EDTA 消化,可显著提高细胞存活率和传代代数。传统方法进行细胞传代至第 5 代后无法继续传代培养,而使用新方法后细胞可连续传代至 18 代(图 11-24)。与传统使用 2.5g/L 胰蛋白酶与 0.4g/L EDTA 消化相比,第一代表皮干细胞存活率从 66.2%±2.6% 提高到 94.6%±1.7%。当传代至第 5 代时,新方法培养的细胞处于 S 期和(G_2/M+S)期的比例增高,衰老细胞比例降低。

图 11-24　表皮干细胞传代培养后细胞形态(×100)

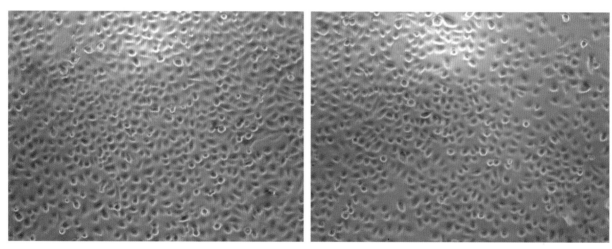

A. 采用新技术消化的原代培养表皮干细胞　　　　　B. 采用传统技术消化的原代培养表皮干细胞

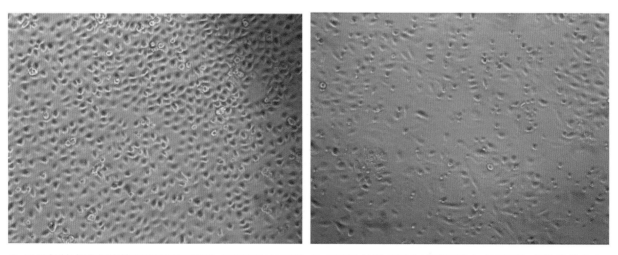

C. 采用新技术消化的第五代表皮干细胞,细胞形态与原代细胞相似　D. 采用传统技术消化的第五代表皮干细胞,细胞胞体变大,呈片状

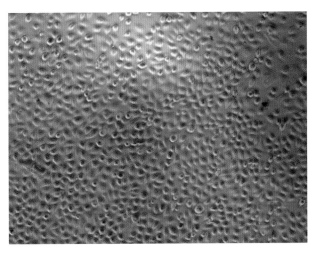

E. 第 18 代表皮干细胞,细胞形态与原代相似

采用低浓度胰蛋白酶消化法传代表皮干细胞,能减轻细胞损伤,提高细胞活性,增加传代次数,明显优于传统方法,可推广应用。

（申传安　李大伟　刘馨竹　王　鑫　尚玉茹）

【参考文献】

［1］KARASEK M A. Culture of human keratinocytes in liquid medium［J］. J Invest Dermatol,1983,81（Suppl 1）:24s-8s.

［2］YANO S,Okochi H. Long-term culture of adult murine epidermal keratinocytes［J］. Br J Dermatol,2005,153（6）:1101-1104.

［3］SEEGER M A,PALLER A S. The roles of growth factors in keratinocyte migration［J］. Adv Wound Care（New Rochelle）,2015,4（4）:213-224.

［4］GRAGNANI A,SOBRAL C S,FERREIRA L M. Thermolysin in human cultured keratinocyte isolation［J］. Braz J Biol,2007,67（1）:105-109.

［5］WALMSLEY S J,RUDNICK P A,LIANG Y,et al. Comprehensive analysis of protein digestion using six trypsins reveals the origin of trypsin as a significant source of variability in proteomics［J］. J Proteome Res,2013,12（12）:5666-5680.

［6］WANG X,SHEN C,LI Z,et al. Efficient isolation and high yield of epidermal cells from foreskin biopsies by dynamic trypsinization［J］. Burns,2018,44（5）:1240-1250.

［7］尚玉茹,申传安,柴家科,等. 低浓度胰蛋白酶消化法优化大鼠角质形成细胞的传代培养［J］. 中华烧伤杂志,2014,30（2）:179-181.

索 引

图书在版编目（CIP）数据

危重烧伤救治新技术体系 / 申传安主编 . —北京：
人民卫生出版社，2021.9
ISBN 978-7-117-32016-0

Ⅰ. ①危… Ⅱ. ①申… Ⅲ. ①烧伤 – 险症 – 治疗
Ⅳ. ①R644.05

中国版本图书馆 CIP 数据核字（2021）第 176967 号

| 人卫智网 | www.ipmph.com | 医学教育、学术、考试、健康，购书智慧智能综合服务平台 |
| 人卫官网 | www.pmph.com | 人卫官方资讯发布平台 |

危重烧伤救治新技术体系

Weizhong Shaoshang Jiuzhi Xinjishu Tixi

主　　编：申传安
出版发行：人民卫生出版社（中继线 010-59780011）
地　　址：北京市朝阳区潘家园南里 19 号
邮　　编：100021
E - mail：pmph @ pmph.com
购书热线：010-59787592　010-59787584　010-65264830
印　　刷：人卫印务（北京）有限公司
经　　销：新华书店
开　　本：889×1194　1/16　　印张：22
字　　数：527 千字
版　　次：2021 年 9 月第 1 版
印　　次：2021 年 9 月第 1 次印刷
标准书号：ISBN 978-7-117-32016-0
定　　价：329.00 元
打击盗版举报电话：010-59787491　E-mail：WQ @ pmph.com
质量问题联系电话：010-59787234　E-mail：zhiliang @ pmph.com